国家卫生城市标准
（2014版）
指 导 手 册

全国爱国卫生运动委员会办公室 编著

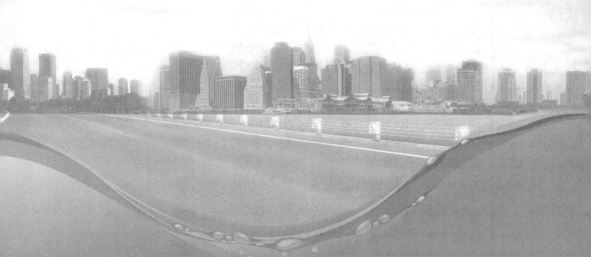

人民卫生出版社

图书在版编目（CIP）数据

国家卫生城市标准（2014版）指导手册/全国爱国卫生运动委员会办公室编著 . —北京：人民卫生出版社，2015

ISBN 978-7-117-21120-8

Ⅰ.①国… Ⅱ.①全… Ⅲ.①城市卫生–卫生标准–中国–手册 Ⅳ.①R126.2-65

中国版本图书馆 CIP 数据核字（2015）第 173938 号

人卫社官网　**www.pmph.com**	出版物查询，在线购书	
人卫医学网　**www.ipmph.com**	医学考试辅导，医学数据库服务，医学教育资源，大众健康资讯	

版权所有，侵权必究！

国家卫生城市标准（2014版）指导手册

编　　著：全国爱国卫生运动委员会办公室
出版发行：人民卫生出版社（中继线 010-59780011）
地　　址：北京市朝阳区潘家园南里 19 号
邮　　编：100021
E - mail： pmph @ pmph.com
购书热线：010-59787592　010-59787584　010-65264830
印　　刷：北京铭成印刷有限公司
经　　销：新华书店
开　　本：710×1000　1/16　印张：23
字　　数：376 千字
版　　次：2015 年 10 月第 1 版　2019 年 9 月第 1 版第 12 次印刷
标准书号：ISBN 978-7-117-21120-8/R·21121
定　　价：30.00 元

前　言

　　1989 年以来,全国爱卫会组织开展国家卫生城市创建活动,有效促进了城市面貌改善和人民健康水平的提高。研究表明,国家卫生城市创建活动提升了人民的健康水平,有效降低了传染病报告发病率;强化了卫生服务体系建设,人力、财力和物力的投入明显高于非卫生城市;改善了城市环境质量,水质达标率、良好天气比例、道路机械化清扫率、建成区绿化覆盖率等指标均处于全国前列;改善了城市发展的基础设施,污水处理系统、垃圾处理系统、医疗垃圾处理系统和粪便处理系统得到了建设和完善;提高了居民的社会满意度,创卫后居民对环境卫生、食品安生等工作的满意度提升了 3-5 倍。可以说,国家卫生城市创建活动是体现"政府主导、各部门参与、全社会动员"中国特色公共政策实践的典范,也引领了"将健康融入所有政策"的国际潮流和先进理念,这项工作已经成为爱国卫生工作的重要抓手和响亮品牌,近几年在全国形成了新的热潮。目前,全国爱卫会累计命名国家卫生城市 216 个、国家卫生区 42 个、国家卫生县城 230 个、国家卫生乡镇 449 个。

　　随着我国经济社会的快速发展以及人民群众对卫生和健康需求的不断提高,全国爱卫会多次对《国家卫生城市标准》进行了修订,并不断完善考核评估办法。为了适应新时期爱国卫生工作的需要,2014 年上半年全国爱卫办在充分调研、广泛征求意见的基础上,再次组织有关专家对《标准》进行了修订,并于 4 月份正式印发。修订后的《国家卫生城市标准》由 10 项 66 条精简为 8 项 40 条,增加了全民健身、数字城管、生活垃圾分类和餐厨垃圾管理、秸秆禁烧和综合利用、学校卫生、职业卫生、慢性病防控、精神疾病救治等内容,删除了一些不便于操作和过时的项目,调整了部分指标,提高了城市空气、绿化、保洁时间、生活垃圾和污水处理等指标要求,注重解决群众关心的社会卫生热点

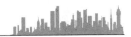

难点问题，更加体现了适用性和可操作性。新《国家卫生城市标准》及其管理办法的实施，标志着我国卫生创建活动进入了一个新的阶段。

为了帮助各地准确理解和把握新《国家卫生城市标准》，我们组织有关部门和专家编写了《国家卫生城市标准指导手册》，供各地开展卫生城市创建学习使用。在手册的编写过程中，我们力求做到释义与现行国家规定与标准相一致，但由于创建活动内容丰富，涉及法规和标准很多，手册中的诠释有错误和遗漏在所难免，希望各地在使用时多提宝贵意见，以使我们进一步修订完善。

我们愿意与大家共同努力，使卫生城市创建活动继续深入、全面发展，为打造健康中国、美丽中国作出新的更大贡献！

全国爱国卫生运动委员会办公室

2015 年 10 月

目　　录

国家卫生城市标准(2014 版)

国家卫生城市标准(2014 版)释义

相关的法律法规和文件

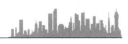

附录

国家卫生城市标准(2014 版)

本标准适用于除直辖市以外的设市城市和直辖市所辖行政区。

一、爱国卫生组织管理

(一)认真贯彻落实《国务院关于加强爱国卫生工作的决定》,将爱国卫生工作纳入辖区各级政府议事日程,列入社会经济发展规划,具有立法权的城市应当制订本市的爱国卫生法规,其他城市应当制订市政府规范性文件。城市主要领导高度重视,各部门、各单位和广大群众积极参与爱国卫生工作。

(二)辖区内各级爱卫会组织健全,成员单位分工明确、职责落实。爱卫会办公室独立或相对独立设置,人员编制能适应实际工作需要,爱国卫生工作经费纳入财政预算。街道办事处及乡镇政府配备专兼职爱国卫生工作人员,社区居委会及村委会协调做好爱国卫生工作。

(三)制订爱国卫生工作规划和年度计划,有部署、有总结。积极开展卫生街道、卫生社区、卫生单位等创建活动。辖区范围内建成不少于 1 个省级以上的卫生乡镇(县城)。在城乡广泛开展爱国卫生教育宣传活动。

(四)畅通爱国卫生建议与投诉平台,认真核实和解决群众反映的问题。群众对卫生状况满意率≥90%。

二、健康教育和健康促进

(五)以《中国公民健康素养—基本知识与技能》为主要内容,广泛开展健康教育和健康促进活动。居民健康素养水平达到卫生事业发展规划要求。

(六)健康教育网络健全,各主要媒体设有健康教育栏目。车站、机场、港口、广场和公园等公共场所设立的电子屏幕和公益广告等应当具有健康教育内容。社区、医院、学校等积极开展健康教育活动。

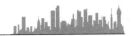

（七）广泛开展全民健身活动，机关、企事业单位落实工作场所工间操制度。80% 以上的社区建有体育健身设施。经常参加体育锻炼的人数比率达到 30% 以上。每千人口至少有 2 名社会体育指导员。

（八）深入开展禁烟、控烟宣传活动，禁止烟草广告。开展无烟学校、无烟机关、无烟医疗卫生机构等无烟场所建设。室内公共场所、工作场所和公共交通工具设置禁止吸烟警语和标识。

三、市容环境卫生

（九）市容环境卫生达到《城市容貌标准》要求。建成数字化城管系统，并正常运行。城市主次干道和街巷路面平整，主要街道无乱张贴、乱涂写、乱设摊点情况，无乱扔、乱吐现象，废物箱等垃圾收集容器配置齐全，城区无卫生死角。城市河道、湖泊等水面清洁，岸坡整洁，无垃圾杂物。建成区绿化覆盖率 ≥36%，人均公园绿地面积 ≥8.5 平方米。城市功能照明完善，城市道路装灯率达到 100%。

（十）生活垃圾收集运输体系完善，垃圾、粪便收集运输容器、车辆等设备设施全面实现密闭化，垃圾、粪便日产日清。主要街道保洁时间不低于 16 小时，一般街道保洁时间不低于 12 小时。建筑工地管理符合《建筑施工现场环境与卫生标准》要求。待建工地管理到位，规范围挡，无乱倒垃圾和乱搭乱建现象。

（十一）生活垃圾、污水、粪便无害化处理设施建设、管理和污染防治符合国家有关法律、法规及标准要求。推行生活垃圾分类收集处理，餐厨垃圾初步实现分类处理和管理，建筑垃圾得到有效处置。省会城市和计划单列市实现生活垃圾全部无害化处理，生活污水全部收集和集中处理；其他城市和直辖市所辖行政区生活垃圾无害化处理率 ≥ 90%，生活污水集中处理率 ≥85%。

（十二）生活垃圾转运站、公共厕所等环卫设施符合《城镇环境卫生设施设置标准》、《城市公共厕所卫生标准》等要求，数量充足，布局合理，管理规范。城市主次干道、车站、机场、港口、旅游景点等公共场所的公厕不低于二类标准。

（十三）集贸市场管理规范，配备卫生管理和保洁人员，环卫设施齐全。临时便民市场采取有效管理措施，保证周边市容环境卫生、交通秩序和群众正常生活秩序。达到《标准化菜市场设置与管理规范》要求的农副产品市场比例 ≥70%。

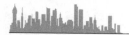

（十四）活禽销售市场的卫生管理规范，设立相对独立的经营区域，按照动物防疫有关要求，实行隔离宰杀，落实定期休市和清洗消毒制度，对废弃物实施规范处理。

（十五）社区和单位建有卫生管理组织和相关制度，卫生状况良好，环卫设施完善，垃圾日产日清，公共厕所符合卫生要求。道路平坦，绿化美化，无违章建筑，无占道经营现象。市场、饮食摊点等商业服务设施设置合理，管理规范。

（十六）城中村及城乡结合部配备专人负责卫生保洁，环卫设施布局合理，垃圾密闭收集运输，日产日清，清运率 100%。有污水排放设施。公厕数量达标，符合卫生要求。路面硬化平整，无非法小广告，无乱搭乱建、乱堆乱摆、乱停乱放、乱贴乱画、乱扔乱倒现象。无违规饲养畜禽。

四、环境保护

（十七）近 3 年辖区内未发生重大环境污染和生态破坏事故。

（十八）贯彻落实《中华人民共和国大气污染防治法》，环境空气质量指数（AQI）或空气污染指数（API）不超过 100 的天数≥300 天，环境空气主要污染物年均值达到国家《环境空气质量标准》二级标准。贯彻落实《秸秆禁烧和综合利用管理办法》，秸秆综合利用率达到 100%，杜绝秸秆焚烧现象。区域环境噪声平均值≤ 60 分贝。

（十九）贯彻落实《中华人民共和国水法》、《中华人民共和国水污染防治法》等法律法规，集中式饮用水水源地一级保护区水质达标率 100%，安全保障达标率 100%，城区内水环境功能区达到要求，未划定功能区的无劣五类水体。

（二十）医疗废弃物统一由有资质的医疗废弃物处置单位处置，无医疗机构自行处置医疗废物情况。医源性污水的处理排放符合国家有关要求。

五、重点场所卫生

（二十一）贯彻落实《公共场所卫生管理条例》，开展公共场所卫生监督量化分级工作。公共场所卫生许可手续齐全有效，从业人员取得有效健康合格证明。

（二十二）小餐饮店、小食品店、小浴室、小美容美发、小歌舞厅、小旅店等经营资格合法，室内外环境整洁，硬件设施符合相应国家标准要求，从业人员取得有效健康合格证明。

3

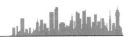

（二十三）贯彻落实《学校卫生工作条例》，学校和托幼机构教室、食堂（含饮用水设施）、宿舍、厕所等教学和生活环境符合国家卫生标准或相关规定。加强传染病、学生常见病的预防控制工作，设立校医院或卫生室，配备专职卫生技术人员或兼职保健教师。开展健康学校建设活动，中小学健康教育开课率达 100%。

（二十四）贯彻落实《中华人民共和国职业病防治法》，用人单位作业场所职业病危害因素符合国家职业卫生标准。按照《职业健康监护技术规范》要求，对从事接触职业病危害作业的劳动者开展职业健康检查，开展职业健康教育活动。近 3 年未发生重大职业病危害事故。

六、食品和生活饮用水安全

（二十五）贯彻落实《中华人民共和国食品安全法》，建立健全食品安全全程监管工作机制，近 3 年未发生重大食品安全事故。

（二十六）食品生产经营单位内外环境卫生整洁，无交叉污染，食品储存、加工、销售符合卫生要求。对无固定经营场所的食品摊贩实行统一管理，规定区域、限定品种经营。

（二十七）餐饮业、集体食堂餐饮服务食品安全监督量化分级管理率≥90%。食品从业人员取得有效的健康合格证明。落实清洗消毒制度，防蝇、防鼠等设施健全。

（二十八）牲畜屠宰符合卫生及动物防疫要求，严格落实检疫程序。

（二十九）按照《生活饮用水卫生监督管理办法》要求，市政供水、自备供水、居民小区直饮水管理规范，供水单位有卫生许可证。二次供水符合国家《二次供水设施卫生规范》的标准要求。开展水质监测工作，出厂水、管网末梢水、小区直饮水的水质检测指标达到标准要求。

七、公共卫生与医疗服务

（三十）贯彻落实《中华人民共和国传染病防治法》，近 3 年未发生重大实验室生物安全事故和因防控措施不力导致的甲、乙类传染病暴发流行。按期完成艾滋病、结核病、血吸虫病等重点疾病预防控制规划要求。

（三十一）以街道（乡、镇）为单位适龄儿童免疫规划疫苗接种率达到 90%以上。疫苗储存和运输管理、接种单位条件符合国家规定要求。制订流动人

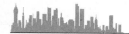

口免疫规划管理办法,居住满 3 个月以上的适龄儿童建卡、建证率达到 95% 以上。

(三十二)开展慢性病综合防控示范区建设。实施全民健康生活方式行动,建设健康步道、健康食堂(餐厅)、健康主题公园,推广减盐、控油等慢性病防控措施。

(三十三)贯彻落实《中华人民共和国精神卫生法》,健全工作机构,完善严重精神障碍救治管理工作网络,严重精神障碍患者管理率达到 75% 以上。

(三十四)辖区内疾病预防控制机构设置合理,人员、经费能够满足工作需要,疾病预防控制中心基础设施建设达到《疾病预防控制中心建设标准》要求,实验室检验设备装备达标率达到 90% 以上。

(三十五)无偿献血能够满足临床用血需要,临床用血 100% 来自自愿无偿献血。建成区无非法行医、非法采供血和非法医疗广告。

(三十六)每个街道办事处范围或 3-10 万服务人口设置一所社区卫生服务中心,每个乡镇设置一所政府举办的乡镇卫生院。基层医疗卫生机构标准化建设达标率达到 95% 以上。

(三十七)辖区婴儿死亡率≤12‰,5 岁以下儿童死亡率≤14‰,孕产妇死亡率≤22/10 万。

八、病媒生物预防控制

(三十八)贯彻落实《病媒生物预防控制管理规定》,建立政府组织与全社会参与相结合的病媒生物防控机制,机关、企事业单位和社区定期开展病媒生物预防控制活动,针对区域内危害严重的病媒生物种类和公共外环境,适时组织集中统一控制行动。建成区鼠、蚊、蝇、蟑螂的密度达到国家病媒生物密度控制水平标准 C 级要求。

(三十九)掌握病媒生物孳生地基本情况,制定分类处理措施,湖泊、河流、小型积水、垃圾、厕所等各类孳生环境得到有效治理。

(四十)开展重要病媒生物监测调查,收集病媒生物侵害信息并及时进行处置。重点行业和单位防蚊蝇和防鼠设施合格率≥95%。

国家卫生城市标准(2014 版)释义

【标准原文】

本标准适用于除直辖市以外的设市城市和直辖市所辖行政区。

【标准释义】

《国家卫生区标准(2010 版)》已废止,直辖市所辖行政区的创建工作依照本标准执行。本标准中明确为"辖区内"的指标指全部行政区划范围内;标准中未明示的指建成区范围内。

一、爱国卫生组织管理

【标准原文】

(一)认真贯彻落实《国务院关于加强爱国卫生工作的决定》,将爱国卫生工作纳入辖区各级政府议事日程,列入社会经济发展规划,具有立法权的城市应当制订本市的爱国卫生法规,其他城市应当制订市政府规范性文件。城市主要领导高度重视,各部门、各单位和广大群众积极参与爱国卫生工作。

【标准释义】

1. 1989 年国务院印发了《关于加强爱国卫生工作的决定》,2014 年又印发了《关于进一步加强新时期爱国卫生工作的意见》,创建城市应一并贯彻落实。

2. 市政府工作报告中应有爱国卫生或卫生城市创建的内容;政府召开专

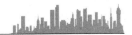

题会议和制定相关文件,部署爱国卫生工作。有创建卫生城市的方案、组织指挥体系、考核检查与奖惩制度。

3. 市政府制定的经济社会发展规划中,如"十三五规划",应有爱国卫生和国家卫生城市创建的内容。

4. 加强爱国卫生法制建设,依法开展爱国卫生工作。有立法权的城市,应制定爱国卫生地方性法规,其他城市应制定爱国卫生政府规章或规范性文件。

5. 市委、市政府主要领导应担任创建国家卫生城市组织协调机构负责人,统筹解决爱国卫生和创建卫生城市工作中的重大问题,为爱国卫生和创建卫生城市提供强有力的组织保障以及必要的经费保障。落实部门单位责任,建立创新群众参与爱国卫生工作机制。

【标准原文】

(二) 辖区内各级爱卫会组织健全,成员单位分工明确、职责落实。爱卫会办公室独立或相对独立设置,人员编制能适应实际工作需要,爱国卫生工作经费纳入财政预算。街道办事处及乡镇政府配备专兼职爱国卫生工作人员,社区居委会及村委会协调做好爱国卫生工作。

【标准释义】

6. 辖区内各级人民政府应设有爱国卫生运动委员会,政府主要领导或分管领导担任爱卫会主任。爱卫会应明确工作规则和成员单位职责分工。

7. 市、区爱卫会办公室在政府或部门内应独立设置,人员编制应适应工作的需要。

8. 爱国卫生经费应纳入年度政府财政预算,能满足爱国卫生工作需要。

9. 街道、乡镇应设有爱卫会,社区居委会和村委会应配备专职或兼职人员负责爱国卫生工作,确保事有人干,责有人负。

【标准原文】

(三) 制订爱国卫生工作规划和年度计划,有部署、有总结。积极开展卫生街道、卫生社区、卫生单位等创建活动。辖区范围内建成不少于1个省级以上的卫生乡镇(县城)。在城乡广泛开展爱国卫生教育宣传活动。

【标准释义】

10. 爱国卫生和创建卫生城市工作纳入政府目标管理。各级爱卫会必须制订有本地区爱国卫生中长期规划和年度计划,并认真做好工作总结。计划

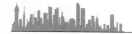

与总结应包括工作要点、预期目标、工作内容、成效评估等要素。

11. 开展卫生创建活动。各级爱卫会应积极组织开展卫生街道、卫生社区和卫生单位等创建活动，推动城市创建工作的扎实开展，并充分发挥卫生城市的辐射作用，带动城乡的卫生创建活动的全面开展。爱卫会办事机构应注意各项工作资料的积累和归档整理，确保档案资料齐全完整、真实可靠。

【标准原文】

（四）畅通爱国卫生建议与投诉平台，认真核实和解决群众反映的问题。群众对卫生状况满意率≥90%。

【标准释义】

12. 平台建设除了采用传统的来电来信模式外，要注意发挥好网络等新媒体和 12320 卫生热线的作用。建立并维护好爱国卫生建议与投诉平台包括以下内容：

（1）严格执行受理程序。明确来电、来访、来函等形式的建议投诉受理程序，严格按照受理、登记、批转、办理、反馈等工作流程进行。对属于受理范围的做到"有诉必理、有理必果"，对不属于职责范围内的投诉举报，及时向举报者解释并移交相关职能部门进行处理。

（2）严格保障渠道畅通。明确专人负责投诉举报的受理登记工作，对建议和举报热心接待、专心聆听、耐心询问、静心分析、细心解答。

（3）严格执行投诉处理时限。对每一起受理的建议投诉，坚持做到"及时批转、及时查处、及时办结、及时回复、及时报告"，严格执行投诉举报事项的受理时限、查处时限和反馈时限。

（4）严格落实投诉举报反馈制度。对投诉承办情况及事项处理结果，及时反馈给投诉举报人，做到有章可循、有据可查，事事有落实，件件有回音。

（5）投诉和处理原始资料保存完整。由城市调查队等第三方组织开展群众满意度调查活动，针对薄弱环节不断改进工作，提高群众对城市卫生状况的满意度，要求群众对本市卫生状况满意率≥90%。

二、健康教育和健康促进

【标准原文】

(五) 以《中国公民健康素养—基本知识与技能》为主要内容,广泛开展健康教育和健康促进活动。居民健康素养水平达到卫生事业发展规划要求。

【标准释义】

13. 健康素养是指个人获取和理解基本健康信息或服务,并运用这些信息和服务做出正确决策,以维护和促进自身健康的能力。健康素养包括基本知识和理念、健康生活方式与行为、基本技能三个维度,涵盖科学健康观、传染病防治、慢性病防治、安全与急救、基本医疗、健康信息、妇幼健康素养、中医养生保健素养等健康问题素养。

14. 2008 年 1 月,卫生部第 3 号公告发布《中国公民健康素养—基本知识与技能(试行)》(健康素养 66 条),作为全国各地提升公众健康素养的主要传播内容。每年围绕威胁群众健康的公共卫生问题开展健康促进和科普宣传活动。

15. 健康素养水平是衡量地区居民健康状况的重要参考指标,也是评价辖区开展公共卫生、健康教育与促进工作效果重要指标之一。健康素养监测应为近 3 年内公布的数据,监测方案符合国家要求,监测结果有数据分析报告,能科学反映本地居民健康素养水平。按照国家卫生计生委《全民健康素养促进行动规划(2014—2020 年)》(国卫宣传发〔2014〕15 号)要求,"到 2015 年,全国居民健康素养水平提高到 10%,东、中、西部地区居民健康素养水平分别提高到 12%、10% 和 8%;到 2020 年,全国居民健康素养水平提高到 20%。东、中、西部地区居民健康素养水平分别提高到 24%、20% 和 16%"。

【标准原文】

(六) 健康教育网络健全,各主要媒体设有健康教育栏目。车站、机场、港口、广场和公园等公共场所设立的电子屏幕和公益广告等应当具有健康教育内容。社区、医院、学校等积极开展健康教育活动。

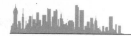

【标准释义】

16. 各地要建立、健全以健康教育专业机构为核心,以医疗卫生机构为骨干,以社区、学校、机关、企事业单位为基础的健康教育工作网络;同时,要建立并完善由各级政府领导、多部门合作、全社会参与的健康促进与健康教育工作体系。

17. 市、区设有健康教育专业机构,按照《全国健康教育专业机构工作规范》的要求,配备满足需要的工作用房、办公设备,开展健康教育活动所需交通工具及材料制作设备,人员配备以专业技术人员为主体,履行政策咨询与建议、业务指导与培训、总结及推广适宜技术、信息管理与发布、监测和评价等职能;健康教育业务经费纳入地方财政预算,并及时足额拨付到位。

18. 医院、学校、社区、机关、企事业单位等有专职或兼职人员负责健康教育工作,接受当地健康教育专业机构的业务指导和培训。健康教育工作有年度工作计划和总结,健康教育活动资料保存完好,管理规范。

19. 各地宣传、新闻出版广电部门要给予支持和指导,各地广播电台、电视台、报社、网站等新闻媒体设有固定的健康教育栏目,结合创卫、健康素养66条、重点公共卫生问题、辖区群众普遍关心的热点健康问题,开展针对性强的健康传播活动。广播电台、电视台健康教育栏目应每周至少播放1次,栏目刊播内容和刊播时间应提前预告,便于群众及时收听收看。卫生计生部门要对健康教育栏目给予必要的技术支持和指导,确保宣传信息科学、准确。

20. 车站、机场、港口、广场和公园等人群集中的重要公共场所应根据所服务对象集中、流动的特点,按照全市健康教育的总体安排,利用电子屏幕、宣传栏、宣传展板和电视终端等形式开展有针对性的健康教育宣传活动,提高居民的健康文明水平。

21. 社区紧紧围绕辖区居民的健康需求,以《中国公民健康素养—基本知识与技能》为主要内容,利用社区宣传栏、宣传长廊、健康主题公园等载体,通过组建志愿者队伍或利用辖区现有群众文体自发组织等多种形式,开展丰富多彩的健康教育活动,营造健康社会氛围,倡导健康生活方式。

22. 医院有负责健康教育的科室和专(兼)职人员。医护人员应掌握健康传播技术与技能,在门诊、住院、随访等临床诊疗过程中为患者和家属提供有针对性的健康指导。

23. 社区卫生服务中心(站)认真贯彻落实国家基本公共卫生服务项目工

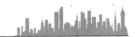

作要求,做好国家基本公共卫生服务健康教育服务项目,为辖区居民提供健康服务。

24. 学校定期组织学生进行健康体检;健康体检机构对主要健康问题进行分析,提出健康指导意见;学校根据指导意见,研究制订并落实促进学生健康的措施。学校设有心理辅导室,聘请具备资质的心理健康教育老师为学生提供心理辅导服务,缓解学生生活、学习上的压力。学校认真贯彻落实教育部印发的《中小学健康教育指导纲要》和《中小学生心理健康教育指导纲要(2012年修订)》,使学生掌握与其年龄水平相适应的健康知识和技能。

25. 企事业单位应定期为职工提供健康体检服务,掌握职工的基本健康状况,根据职工中存在的主要健康问题,开展多种形式的健康教育与促进活动。

26. 鼓励城市开展健康促进区县、健康促进医院、健康促进学校、健康促进企事业单位、健康家庭等健康促进场所建设工作。

【标准原文】

(七)广泛开展全民健身活动,机关、企事业单位落实工作场所工间操制度。80% 以上的社区建有体育健身设施。经常参加体育锻炼的人数比率达到 30% 以上。每千人口至少有 2 名社会体育指导员。

【标准释义】

27. 广泛开展全民健身活动。遵循“因地制宜、业余自愿、小型多样、就近就便”的原则,组织开展形式多样、丰富多彩的全民健身活动,不断创新活动形式和内容,提高活动普遍化、经常化、科学化、社会化水平。大力开展田径、游泳、乒乓球、羽毛球、足球、篮球、排球、网球等竞技性强、普及面广的体育运动项目,广泛组织健身操(舞)、传统武术、健身气功、太极拳(剑)、骑车、登山、跳绳、踢毽、门球等群众喜闻乐见、简便易行的健身活动和其他品牌特色活动。

28. 发挥行业体育协会、机关企事业单位工会、职工体育协会的作用,广泛建立职工体育俱乐部和体育健身团队,开展符合单位特点和职工喜闻乐见的体育健身和竞赛活动,国家机关、企业事业单位应坚持工间(前)操制度。

29. 80% 的街道(乡镇)、社区(行政村)建有便捷、实用的体育健身设施。有条件的公园、绿地、广场建有体育健身设施。

30. 城市居民经常参加体育锻炼人数比例达到 30% 以上。经常参加体育锻炼人数比例:指每周参加体育锻炼频度 3 次及以上,每次体育锻炼持续时间

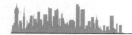

30 分钟及以上,每次体育锻炼的运动强度达到中等及以上的户籍人数,占户籍总人口数的比例。

31. 城市区县及以上地区体育总会和社会体育指导员协会全覆盖。社会体育指导员人数占本市户籍总人口数的 2‰(指经过注册登记的各级社会体育指导员人数,占本市户籍总人口数的千分比例)。

【标准原文】

(八)深入开展禁烟、控烟宣传活动,禁止烟草广告。开展无烟学校、无烟机关、无烟医疗卫生机构等无烟场所建设。室内公共场所、工作场所和公共交通工具设置禁止吸烟警语和标识。

【标准释义】

32. 各级政府高度重视控烟宣传工作,结合国家和当地控烟立法进展情况,以国家卫生计生委 2013 年 8 月 23 日发布的《控烟健康教育核心信息》为基准,充分利用传统媒体和新媒体,加强、加大烟草危害的宣传力度,提高公众对烟草危害的深刻认识。健康教育专业机构及学校、医院、社区、机关、企事业单位等人员集中的重点公共场所日常健康教育活动中应把烟草控制作为重点宣传内容。

33. 城市建成区禁止任何形式的烟草(含电子烟)广告。世界卫生组织《烟草控制框架公约》规定,烟草广告系指任何形式的商业性宣传推介活动,其目的效果或可能的效果在于直接或间接地推销烟草制品或促进烟草使用。《广告法》规定,禁止在大众传播媒介或者公共场所、公共交通工具、户外发布烟草广告。禁止向未成年人发送任何形式的烟草广告。禁止利用其他商品或者服务的广告、公益广告,宣传烟草制品名称、商标、包装、装潢以及类似内容。烟草制品生产者或销售者发布的迁址、更名、招聘启事中不得含有烟草制品名称、商标、包装、装潢以及类似内容。《广告法》同时禁止利用互联网、电子信息等形式发布烟草广告。变相烟草广告包括但不限于以下情形:

(1) 烟草生产、经营者发布的未注明烟草企业名称、烟草制品名称的广告,如果其主要画面、用语与该经营者发布的其他烟草广告的主要画面、用语相同或者相似,虽不出现烟草企业名称、标识以及烟草制品名称、商标、包装、装潢,也同样具有宣传烟草企业形象、直接或者间接宣传其烟草制品的作用,应认定为烟草广告。

(2) 其他商品、服务的商标名称及服务项目名称与烟草制品商标名称相

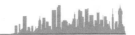

同的,在其广告宣传中,如果出现与烟草企业的烟草广告相同、近似的画面、用语,或者与烟草制品商标相同、近似的商标文字图形,属于与烟草制品有关的表示,应认定为烟草广告。

(3)非烟草制品生产经营者在广告宣传中,如果出现与烟草企业的烟草广告相同、近似的画面、用语,或者与烟草制品商标相同、近似的商标文字图形,属于与烟草制品有关的表示,应认定为烟草广告。

34. 辖区各级各类学校要认真贯彻落实教育部《关于在全国各级各类学校禁烟有关事项的通知》(教基一函〔2014〕1号)和教育部办公厅、卫生部办公厅联合下发的《关于进一步加强学校控烟工作的意见》(教体艺厅〔2010〕5号)精神,依据《无烟学校参考标准》开展无烟学校的创建工作。

35. 各级领导干部要认真贯彻落实中共中央办公厅、国务院办公厅印发的《关于领导干部带头在公共场所禁烟有关事项的通知》文件精神,做控烟的表率。鼓励机关、企事业单位等场所开展无烟环境的创建工作。

36. 辖区各级各类医疗卫生计生机构要认真贯彻落实国家卫生计生委办公厅《关于进一步加强控烟履约工作的通知》(国卫办宣传发〔2014〕8号)的文件精神,按照《无烟医疗卫生计生机构标准》和《无烟医疗卫生计生机构评分标准》开展无烟环境创建工作。

37. 室内场所不仅仅是指全面封闭的场所。只要该区域包括有顶部的遮蔽,或者有一处或多处墙壁或侧面环绕,不论该顶部、墙壁或侧面使用了何种物料,也不论该结构是永久的还是临时的,这类区域都定义为"室内场所"。公共场所涵盖公众可以进入的所有场所或供集体使用的场所,无论其所有权或进入权。

工作场所指工作人员在其就业或工作期间使用的任何场所。包括:进行工作的场所,如办公室、会议室、实验室等;还包括工作人员在工作期间使用的附属或关联场所,如走廊、升降梯、楼梯间、大厅、联合设施、咖啡厅、洗手间、休息室、餐厅、车辆等。

38. 辖区所有室内公共场所、工作场所及主要入口处,公共交通工具内应张贴醒目的禁烟标识和提示语。禁烟标识张贴要正确、规范。禁烟标识可以按照卫生部2008年第3号公告《中国公民健康素养—基本知识与技能试行》中规定的国家标准张贴。

三、市容环境卫生

（九）市容环境卫生达到《城市容貌标准》要求。建成数字化城管系统，并正常运行。城市主次干道和街巷路面平整，主要街道无乱张贴、乱涂写、乱设摊点情况，无乱扔、乱吐现象，废物箱等垃圾收集容器配置齐全，城区无卫生死角。城市河道、湖泊等水面清洁，岸坡整洁，无垃圾杂物。建成区绿化覆盖率≥36%，人均公园绿地面积≥8.5平方米。城市功能照明完善，城市道路装灯率达到100%。

39. 城市市容环境卫生应达到《城市容貌标准》（GB 50449—2008）的要求。城市中的建（构）筑物、道路、园林绿化、公共设施、广告标志、照明、公共场所、城市水域、居住区等的容貌，均适用本标准。各城市可根据本地区具体情况，制定高于国家规定的城市容貌标准，并公布实施。

40. 市政府应根据住房和城乡建设部《数字化城市管理信息系统建设技术指南》、《数字化城市管理模式建设导则（试行）》等一系列政策和标准，结合本市发展实际，研究和制订推广数字化城市管理模式的工作计划，健全机构建设、工作机制等方面制度，确保数字城管工作有效推进和处置效率不断提高。已经投运的城市要不断完善体制机制，拓展数字化城管系统的覆盖面积和管理内容，保障其正常运行，并向深度和广度延伸发展。

41. 城市道路应保持平坦、完好，便于通行。路面出现坑凹、碎裂、隆起、溢水等情况，应及时修复。城市道路在进行新建、扩建、改建、养护、维修等施工作业时，在施工现场应设置明显标志和安全防护设施。施工完毕后应及时平整现场、恢复路面、拆除防护设施。坡道、盲道等无障碍设施应畅通、完好，道缘石应整齐、无缺损。道路上设置的井（箱）盖等应保持齐全、完好、正位，无缺损，不堵塞。交通护栏、隔离墩应经常清洗、维护，路面上的各类井盖应及时

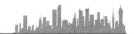

加固、更换、归位和补齐。

42. 城市主要街道两侧建(构)筑物应保持外形完好、整洁,定期粉刷、修饰,建筑物沿街立面设置的遮阳帐篷、空调外机等设施的下沿高度应符合现行国家标准《民用建筑设计通则》(GB 50352—2005)的规定;无乱张贴、乱涂写、乱设摊点情况,无乱扔、乱吐现象,废物箱等垃圾收集容器配置齐全;户外广告、牌匾规范,按照批准的要求和期限设置,无破损、残缺等;建筑物屋顶应保持整洁、美观,不得堆放杂物,屋顶安装的设施、设备应规范设置。

43. 城区无卫生死角,街巷里弄路面普遍硬化,无残垣断壁和严重影响市容环境卫生的乱搭建等违法建筑;保持环境卫生整洁,无暴露垃圾、粪便、污水,无污迹,无渣土。

44. 城市河道、湖泊等水域水面应保持清洁,及时清除垃圾、油污、水生植物等漂浮废物;岸坡应保持整洁完好,无破损,无堆放垃圾;各类船舶及码头等临水建筑应保持容貌整洁,各种废弃物不得排入水体。

45. 完成城市绿地系统规划编制工作,建立城市绿化管制制度;城市绿化养护应符合有关规范要求;经遥感技术鉴定核实,建成区绿化覆盖率≥36%,人均公园绿地面积≥8.5 平方米。

46. 城市功能照明设施应完好,城市道路及公共场所装灯率达到 100%,亮灯率达到 95% 以上;城市景观照明与功能照明应统筹兼顾,做到经济合理,满足使用功能,景观效果良好。

【标准原文】

(十)生活垃圾收集运输体系完善,垃圾、粪便收集运输容器、车辆等设备设施全面实现密闭化,垃圾、粪便日产日清。主要街道保洁时间不低于 16 小时,一般街道保洁时间不低于 12 小时。建筑工地管理符合《建筑施工现场环境与卫生标准》要求。待建工地管理到位,规范围挡,无乱倒垃圾和乱搭乱建现象。

【标准释义】

47. 城市环境卫生作业达到《城市环境卫生质量标准》(建城〔1997〕21 号)的要求,做到文明、清洁、卫生,最大限度地减少对环境的污染和对城市生活的影响。各城市可根据本地区具体情况,制定高于国家规定的城市环境卫生质量标准,并公布实施。

48. 生活垃圾收集清运要求

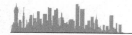

（1）生活垃圾收集在符合相关标准的基础上,应做到:日产日清,无堆积;垃圾收集容器整洁,定位设置,封闭完好,无散落垃圾和积留污水,无恶臭,基本无蝇,摆放整齐;危险废物、工业废物和建筑垃圾必须与生活垃圾分别收集,分类处理;生活垃圾全部实行容器收集,按照《城市生活垃圾分类标志》(GB/T 19095—2003)、《城市生活垃圾分类及其评价标准》(CJJ/T 102—2004)的要求,全面推广开展分类收集。

（2）生活垃圾运输在符合相关标准的基础上,应做到:使用生活垃圾专用密闭运输车辆,车容整洁,标志清晰,车体外部无污物、灰垢;运输垃圾应密闭,在运输过程中无垃圾扬、撒、拖挂和污水滴漏;垃圾装运量以车辆的额定荷载和有效容积为限,不得超重、超高运输;运输作业结束,车辆及时清洗干净;船舶运输垃圾参照车辆运输要求。

49. 粪便收集清运要求

（1）粪便收集在符合相关标准的基础上,应做到:收集设施外形清洁、美观,密闭性好,粪便不应暴露,臭气不扩散,无蝇蛆孳生,基本无蝇;地下贮粪池无渗、无漏、无溢;收集设施有专人管理和保洁,倒粪口、取粪口清洁,地面无粪迹、垃圾和污水;收集居民粪便的容器应完好、密闭,无粪水洒漏。

（2）粪便运输质量要求在符合相关标准的基础上,应做到:使用粪便专用密闭运输车辆,车容完好整洁,车体无粪迹污物;装载容器密闭性好,运输过程中无滴漏洒落;装载适量无外溢,及时卸清;按指定地点及时卸粪,不得任意排放;运输作业结束后,及时清洗车辆和辅助设施;船舶运输粪便参照车辆运输要求。

50. 道路清扫和保洁要求

（1）道路清扫保洁范围应为车行道、人行道、车行隧道、人行过街地下通道、地铁站、高架路、桥梁、人行过街天桥、立交桥及其他设施等,不得有道路清扫保洁空白或未落实地段。

（2）根据道路所处地段和人流量等合理确定道路清扫保洁等级,不得有降低道路清扫保洁等级现象发生。

（3）严格执行《城镇市容环境卫生劳动定额》(建标〔2008〕101号),合理配置环卫清扫保洁作业人员和机械设备,提高道路清扫和保洁质量。

（4）城市道路在符合道路清扫保洁相关标准的基础上,主要街道保洁时间不低于16小时,一般街道保洁时间不低于12小时。

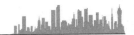

(5) 道路机械化清扫或高压冲水率≥50%。

(6) 高温季节,大城市、特大城市应每天进行道路洒水作业,干旱、严重缺水城市的路面冲洗,可根据具体情况决定。

51. 建筑工地环境卫生管理

(1) 执行国家和地方制定的城市容貌标准、城市环境卫生质量标准和《建筑施工现场环境与卫生标准》(JGJ 146—2013),并保持环境卫生设施的整洁完好。

(2) 施工现场临时设施、临时道路设置科学合理,施工区、材料加工及存放区应与办公区、生活区划分清晰。

(3) 施工现场应实行封闭管理,并应采用硬质围挡。市区主要路段的施工现场围挡调度不应低于 2.5 米,一般路段围挡调度不应低于 1.8 米。

(4) 施工现场的主要道路应进行硬化处理。裸露场地和堆放土方应采取覆盖、固化或绿化等措施。

(5) 土方和建筑垃圾必须采用封闭式运输车辆或采取覆盖措施。施工现场出口处应设置车辆冲洗设施,并应对驶出车辆进行清洗。

(6) 建筑物内垃圾应采用容器或搭设专用封闭式垃圾道的方式清运,严禁凌空抛掷。

(7) 施工现场应设置排水沟及沉淀池,施工污水应经沉淀处理达标后,方可排入市政污水管网。

(8) 施工现场应设置封闭式建筑垃圾站,生活垃圾应分类存放,及时清运、消纳。

(9) 待建的工地管理到位,规范围挡,无乱倒垃圾和乱搭乱建现象。

【标准原文】

(十一) 生活垃圾、污水、粪便无害化处理设施建设、管理和污染防治符合国家有关法律、法规及标准要求。推行生活垃圾分类收集处理,餐厨垃圾初步实现分类处理和管理,建筑垃圾得到有效处置。省会城市和计划单列市实现生活垃圾全部无害化处理,生活污水全部收集和集中处理;其他城市和直辖市所辖行政区生活垃圾无害化处理率≥90%,生活污水集中处理率≥85%。

【标准释义】

52. 生活垃圾无害化处理要求

(1) 各城市应编制生活垃圾处理设施规划,统筹安排城市生活垃圾收集、

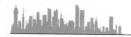

处置设施的布局、用地和规模,并纳入土地利用总体规划、城市总体规划和近期建设规划。生活垃圾无害化处理场建设应根据处理方式,分别符合《生活垃圾卫生填埋处理工程项目建设标准》(建标〔2009〕151号)、《生活垃圾卫生填埋处理技术规范》(GB 50869—2013)、《城市生活垃圾焚烧处理工程项目建设标准》(建标〔2010〕142号)、《生活垃圾焚烧技术导则》(RISN-TG 009—2010)、《生活垃圾焚烧处理工程技术规范》(CJJ 90—2009)、《城市生活垃圾堆肥处理工程项目建设标准》(建标〔2001〕213号)等标准规范的要求。生活垃圾综合处理项目应符合《生活垃圾综合处理与资源利用技术要求》(GB/T 25180—2010)。城市生活垃圾无害化处理场建设程序应符合国家基本建设规定和标准规范要求,严格选址、勘察、设计、施工、监理、竣工验收等各个环节管理,建设资料齐全。生活垃圾处理所用技术、设备应进行严格充分论证,符合城市生活垃圾处理技术标准的要求。

(2)生活垃圾处理场运行管理应做到各项管理台账、监测资料齐全,各种规章制度落实规范到位,生产正常,运行安全。生活垃圾卫生填埋场应达到《生活垃圾填埋无害化评价标准》(CJJ/T 107—2005)填埋场等级Ⅱ级以上要求;生活垃圾焚烧厂应严格执行《生活垃圾焚烧厂运行维护与安全技术规程》(CJJ 128—2009),达到《生活垃圾焚烧厂评价标准》(CJJ/T 137—2010)综合等级评价B级以上要求;生活垃圾堆肥处理厂运行应符合《城市生活垃圾堆肥处理厂运行维护及其安全技术规程》(CJJ/T 86—2000)、《城市生活垃圾堆肥处理厂技术评价指标》(CJ/T3059—1996)要求,农用的应达到《城镇垃圾农用控制标准》(GB 8172—1987)的要求。

(3)生活垃圾处理场污染防治应符合《生活垃圾填埋污染控制标准》(GB 16889—2008)、《生活垃圾焚烧污染控制标准》(GB 18485—2014)等标准规范的要求。

53. 生活污水无害化处理要求

(1)城市污水处理厂污水处理量是指经过城市集中污水处理厂二级或二级以上处理并达到与受纳水体功能相应的排放标准的城市污水量。二级处理指在一级处理的基础上,增加活性污泥或生物膜等生化处理工艺及其由此衍变出的AB法处理工艺及相应的处理设施;有专门的管理机构和管理措施,处理后的出水水质化学需氧量(CODcr)、悬浮物(SS)、生化需氧量(BOD5)、氨氮(NH₃-N)等指标达到相应的标准要求。

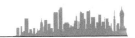

(2) 城市污水处理厂管理运营应加强设备管理、工艺管理和水质管理,严格执行《城市污水处理厂运行、维护及其安全技术规程》(CJJ 60—2011)的要求。

(3) 城市污水处理厂污染防治应符合《城镇污水处理厂污染物排放标准》(GB 18918—2002)等标准规范的要求。

54. 粪便无害化处理

(1) 粪便无害化处理设施的建设应符合《粪便处理厂设计规范》(CJJ 64—2009)的要求。

(2) 未经无害化处理的粪便不得直接用做农肥,经无害化处理的粪便,符合现行国家《粪便无害化卫生标准》(GB 7959—1987)的有关规定。

(3) 粪便无害化处理设施的运行管理按照《城市粪便处理厂运行、维护及其安全技术规程》(CJJ 30—2009)执行粪便处理在密闭状态下进行,粪便不裸露,臭气不扩散。

(4) 对粪便处理过程中产生的残渣以及浓缩或脱水后的粪污泥,进行无害化处理;对浓缩脱出的粪水进行无害化处理或经预处理后排入污水管网,由污水处理厂集中处理。

(5) 经处理的粪污水,在排入地表水前,其排放水质符合现行国家《污水综合排放标准》(GB 8978—2002)的有关规定。

55. 生活垃圾分类收集处理

(1) 各城市应根据《城市生活垃圾分类及其评价标准》(CJJT 102—2004),结合当地的生活垃圾特性、处理方式和管理水平,科学制定生活垃圾分类办法,明确工作目标、实施步骤和政策措施,逐步推行垃圾分类。同步完善收运网络,建立与垃圾分类、资源化利用以及无害化处理相衔接的生活垃圾收运体系。

(2) 进一步加强餐饮业和单位餐厨垃圾分类收集管理,应按照《国务院办公厅关于加强地沟油整治和餐厨废弃物管理的意见》(国办发〔2010〕36号)建立餐厨废弃物排放登记制度,实行分类投放、专业收集和运输,加快餐厨废弃物无害化处置设施建设,初步实现分类处理和管理。

(3) 建筑垃圾应按照《城市建筑垃圾管理规定》(建设部令第139号)的要求,全面实行城市建筑垃圾处置核准管理制度,实行建筑垃圾减量化、资源化、无害化处置,不得随意倾倒、抛撒或者堆放建筑垃圾。

56. 省会城市和计划单列市实现生活垃圾全部无害化处理,生活污水全部收集和集中处理;其他城市和直辖市所辖行政区生活垃圾无害化处理

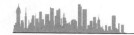

率≥90%,生活污水集中处理率≥85%。其指标按城市生活垃圾和生活污水产生量统计计算,其中生活垃圾产生量应根据《城市环境卫生设施规划规范》(GB 50337—2003)和《城市生活垃圾产量计算及预测方法》(CJ/T 106—1999)计算,按当地实际资料采用,若无资料时,一般可采用人均 0.8~1.8 千克／日;生活污水按自来水供应量 ×0.85(该系数适用于生活区、商业区的城区,对于工业区,系数做相应调整)计算。

【标准原文】

(十二)生活垃圾转运站、公共厕所等环卫设施符合《城镇环境卫生设施设置标准》、《城市公共厕所卫生标准》等要求,数量充足,布局合理,管理规范。城市主次干道、车站、机场、港口、旅游景点等公共场所的公厕不低于二类标准。

【标准释义】

57. 城市政府应把市容环境卫生设施建设纳入城市总体规划当中,作为城市总体规划中不可缺少的重要组成部分;市容环境卫生管理部门作为政府职能部门,应根据城市总体规划和《城市环境卫生设施规划规范》(GB 50337—2003)、《城镇环境卫生设施设置标准》(CJJ 27—2005)等要求,结合当地发展需要,编制市容环境卫生专业规划,报同级政府批准后,组织实施。

58. 生活垃圾中转站、公共厕所等环卫设施应当规范设置,布局合理,数量足够。

59. 生活垃圾中转站的建设符合《城市生活垃圾转运站设计规范》(CJJ 47—2006)的要求;公共厕所的建设符合《城市公共厕所卫生标准》(GB/T 17217—1998)、《城市公共厕所设计标准》(CJJ 14—2005)要求,城市主次干路、行人交通量大的道路沿线、公共汽车首末站、汽车客运站、火车站、机场、码头、旅游景点所设置的公厕不低于二类标准。

60. 生活垃圾中转站、公共厕所管理规范

(1)生活垃圾中转实行机械化、密闭化,在运距、经济成本等因素适合的条件下,推行压缩化,减少对周围环境的影响。生活垃圾中转站符合《城市环境卫生质量标准》有关垃圾中转质量标准:有防尘、防污染扩散及污水处置等设施;内外场地整洁,无撒落垃圾和堆积杂物,无积留污水;室内通风良好,无恶臭;生活垃圾当天转运,有贮存设施的,加盖封闭,定时转运,每天转运站过夜积存垃圾不超过一车;垃圾装运容器整洁、无积垢、无吊挂垃圾;场地周围设置

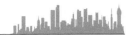

不低于 2.5 米的实体防护围栏，垃圾渗沥液及污水排入城市污水管网；装卸垃圾采用降尘措施；蚊蝇孳生季节定时喷药灭蚊蝇；场地有专人管理，工具、物品放置有序整洁。

（2）公共厕所符合《城市环境卫生质量标准》有关公共厕所质量标准：公厕内地面保持整洁，粪槽、便槽（斗）和管道无破损，内外墙无剥落；有防蝇、防蚊和除臭设施或措施；有经过培训的专人管理，有保洁制度；公厕内采光、照明和通风良好，无明显臭味；环境卫生良好，坐便器、蹲位整洁，管道畅通；照明灯具、洗手器具等设施完好；公厕设有醒目标志牌，标志标识应当符合《环境卫生图形符号标准》（CJJT 125—2008），方便群众如厕；水冲式公厕的粪污水不得直接排入雨水管网、河流，有污水处理厂的地区，将粪污水纳入城市污水管网进入污水处理厂集中处理，无污水处理厂的，建造化粪池或其他处理措施；蚊蝇孳生季节，定时喷洒灭蚊蝇药物，有效控制蝇蛆孳生。

【标准原文】

（十三）集贸市场管理规范，配备卫生管理和保洁人员，环卫设施齐全。临时便民市场采取有效管理措施，保证周边市容环境卫生、交通秩序和群众正常生活秩序。达到《标准化菜市场设置与管理规范》要求的农副产品市场比例≥70%。

【标准释义】

61. 集贸市场管理规范，商品划行归市，摊位摆放整齐，无占道经营，从业人员个人卫生良好。

62. 配备卫生管理和保洁人员，落实清扫保洁制度；室内菜场、农贸集市的清扫、保洁，不得低于二级道路保洁标准；露天菜场和农贸集市周围的清扫和保洁，不得低于三级保洁标准；各类经营摊点备有垃圾收集容器，摊点整洁，摊点及其周围 2 米范围内无垃圾、杂物和污迹；环卫设施齐全，给、排水设施完善，公厕、垃圾站建设符合卫生要求，公厕设置不低于二类标准。

63. 临时便民市场、疏导点设置规范合理，定时定点开放，配备专门管理人员，设置生活垃圾收集容器，落实清扫保洁制度，划定临时停车区域，保证周边市容环境卫生、交通秩序和群众正常生活秩序。

64. 达到《标准化菜市场设置与管理规范》（商商贸发〔2009〕290 号）要求的农副产品市场比例≥70%。

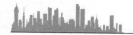

【标准原文】

(十四) 活禽销售市场的卫生管理规范,设立相对独立的经营区域,按照动物防疫有关要求,实行隔离宰杀,落实定期休市和清洗消毒制度,对废弃物实施规范处理。

【标准释义】

65. 按照《动物检疫法》、《动物防疫法》及《活禽经营市场高致病性禽流感防控管理办法》等规定,相关监管部门应加强对活禽销售市场的监管,督促市场经营者落实主体责任。

66. 建立健全活禽销售市场卫生、检疫、休市、消毒、无害化处理等管理制度。

67. 实施活禽销售区、宰杀加工区与消费者之间实施物理隔离。

68. 对进入市场经营的活禽严格实行查证验物,没有检疫合格证明的或证物不符的,一律不得进场销售。

69. 对禽类及禽类产品的运载工具进行严格消毒,监督经营者每天收市后对禽类存放、宰杀、销售摊位等场所和笼具、宰杀器具等用具进行清洗;每天收市后对禽类经营场所及设备、设施进行清洗、消毒,对废弃物和物理性原因致死的禽类集中收集并进行无害化处理。

70. 严格落实定期休市或市场区域轮休消毒制度,在休市或市场区域轮休期间,对禽类经营场所及设备、设施等进行彻底的清洗消毒。

【标准原文】

(十五) 社区和单位建有卫生管理组织和相关制度,卫生状况良好,环卫设施完善,垃圾日产日清,公共厕所符合卫生要求。道路平坦,绿化美化,无违章建筑,无占道经营现象。市场、饮食摊点等商业服务设施设置合理,管理规范。

【标准释义】

71. 社区、单位能够结合地区和行业特点,制订切合实际的各项卫生规章制度,积极开展各项爱国卫生活动,搞好环境卫生和绿化美化。

72. 社区和单位市容和环境卫生责任区制度落实,卫生状况良好,垃圾收集容器(房)、垃圾压缩收集站、公共厕所等环卫设施应规范设置,定期保洁和维护。垃圾日产日清,生活垃圾收集清运密闭化,路面、绿地、院落等外部环境无暴露垃圾、无卫生死角、无违章建筑,环境整洁。公共厕所达到三类或三类

23

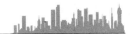

以上标准,厕所内清洁卫生,无蝇无蛆,基本无异臭味。

73. 社区和单位道路硬化平坦,整洁卫生,无违章搭建、占路设摊,无乱堆乱停。绿化植物应定期养护,无明显病虫害,无死树,无种植农作物、违章搭建等毁坏、侵占绿化用地现象。楼道整洁,无乱堆杂物,门窗无破损。

74. 社区和单位公共设施应规范设置,合理布局,整洁完好。座椅(具)、书报亭、邮箱、报栏、电线杆、变电箱等设施无乱张贴、乱刻画、乱涂写。各类架设管线应符合现行国家标准《城市居住区规划设计规范》(GB 50180)的有关规定,不得乱拉乱设。

75. 居住区内不得利用居住建筑从事经营加工活动,严禁饲养鸡、鸭、鹅、兔、羊、猪等家禽家畜。居民饲养宠物和信鸽不得污染环境,对宠物在道路和其他公共场地排放的粪便,饲养人应当及时清除。

76. 社区和单位范围内的市场、饮食摊点等商业服务设施设置合理,街巷两侧无乱设摊点、占道经营现象。食品生产经营单位和美容美发、旅店、歌舞厅、公共浴室等公共场所的硬件设施,从业人员培训和卫生管理等,符合食品安全和公共场所卫生管理要求。

【标准原文】

(十六) 城中村及城乡结合部配备专人负责卫生保洁,环卫设施布局合理,垃圾密闭收集运输,日产日清,清运率 100%。有污水排放设施。公厕数量达标,符合卫生要求。路面硬化平整,无非法小广告,无乱搭乱建、乱堆乱摆、乱停乱放、乱贴乱画、乱扔乱倒现象。无违规饲养畜禽。

【标准释义】

77. "城中村"是指城市建成区范围内仍然保留的实行农村集体所有制和农村经营体制的地区。"城中村"是都市中的村庄,城乡结合部是城市的窗口,均与城区紧密相连,这些地区环境卫生状况的好坏,直接影响着城市整体卫生水平。"城中村"及城乡结合部普遍存在基础设施落后、环境脏乱差、外来流动人口居多等问题,是目前影响城市形象和疾病预防控制工作的主要薄弱环节。各级政府和有关部门应从加快城市现代化建设和建设社会主义新农村的高度出发,通过创卫促进这一地区的综合整治,使城市和谐发展。

78. 落实专业人员管理,制定卫生保洁制度。城市政府应积极支持和协助村委会落实清扫保洁队伍,制定卫生保洁制度,做到每天清扫,专人保洁,清扫保洁质量要求不低于《城市环境卫生质量标准》四级道路清扫保洁质量要求。

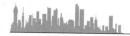

79. 环卫设施齐全，按《城镇环境卫生设施设置标准》（CJJ 27—2005）要求，设置果皮箱、垃圾收集箱、垃圾转运站和公共厕所。垃圾容器有盖，不得有无顶盖的垃圾池。严禁垃圾长期积存，做到密闭运输和日产日清，清运率100%。污水排放设施完善，无明沟排污设置。公共厕所数量达标，有专人管理，厕所内外环境清洁卫生。积极开展改水改厕和环境整治，做到安全供水，使用卫生厕所，居住环境清洁卫生。

80. 积极组织开展"城中村"基础设施建设和环境综合整治活动，"城中村"应道路硬化平整，无坑洼、积水及泥土裸露，村内基本消除非法小广告、乱搭乱建、乱堆乱摆、乱停乱放、乱贴乱画、乱扔乱倒等现象。

四、环 境 保 护

【标准原文】

(十七) 近 3 年辖区内未发生重大环境污染和生态破坏事故。

【标准释义】

81. 按照国务院《国家突发环境事件应急预案》事件分级标准,近 3 年城市辖区内未发生由企业违法排污造成的特别重大突发环境事件和重大突发环境事件。凡符合下列情形之一的,均为重大环境污染和生态破坏事故:

(1) 因环境污染直接导致 10 人以上死亡或 50 人以上中毒或重伤的。

(2) 因环境污染疏散、转移人员 1 万人以上的。

(3) 因环境污染造成直接经济损失 2000 万元以上的。

(4) 因环境污染造成区域生态功能部分丧失或该区域国家重点保护野生动植物种群大批死亡的。

(5) 因环境污染造成县级以上城市集中式饮用水水源地取水中断的。

(6) Ⅰ、Ⅱ类放射源丢失、被盗的;放射性核素和射线装置失控导致人员急性死亡或者 10 人以上急性重度放射病、局部器官残疾的;放射性物质泄漏,造成较大范围辐射污染后果的。

(7) 造成重大跨国境或跨省级行政区域影响的突发环境事件。

82. 上一年未发生环境保护部通报的重大违反环保法律法规的案件;未有国内外重要媒体曝光的、有严重影响的环境违法和环境污染事件。

83. 城市制定环境突发事件应急预案并进行演练,有突发环境事件应急响应机构和信息报送系统。

【标准原文】

(十八) 贯彻落实《中华人民共和国大气污染防治法》,环境空气质量指数(AQI)或空气污染指数(API)不超过 100 的天数≥300 天,环境空气主要污染物年均值达到国家《环境空气质量标准》二级标准。贯彻落实《秸秆禁烧和

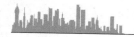

综合利用管理办法》，秸秆综合利用率达到 100%，杜绝秸秆焚烧现象。区域环境噪声平均值≤60 分贝。

【标准释义】

84. 环境空气质量监测技术和评价方法要符合国家相关技术规范要求，全年优良天数≥300 天，主要污染物年均值达到国家《环境空气质量标准》二级标准。

（1）地级城市所有纳入国家环境空气监测网的点位，除清洁对照点外均参加结果评价。县级市监测点位按其上级环境保护局认证的点位进行监测和评价。所有监测点位均采用自动监测设备。

（2）环境空气质量指数（AQI）计算方法、评价方法和标准及首要污染物的确定符合国家环境保护标准《环境空气质量指数（AQI）技术规定（试行）》HJ 633—2012 的要求，全年 AQI 指数小于 100（含等于）的天数≥300 天。

（3）环境空气污染指数（API 指数）分指数的计算方法与环境空气质量（AQI）的分指数相同，空气污染分指数值对应的各项污染物浓度见表 4-1。污染分指数都计算出后，取污染分指数最大者为城市当天的空气污染指数 API。

表 4-1　空气污染指数分级浓度限值

污染指数 API	污染物浓度（mg/m³）		
	PM10	SO₂	NO₂
50	0.050	0.050	0.080
100	0.150	0.150	0.120
200	0.350	0.800	0.280
300	0.420	1.600	0.565
400	0.500	2.100	0.750
500	0.600	2.620	0.940

（4）环境空气中主要污染物年均值的有效数据量符合《环境空气质量标准》（GB 3095—2012）表 4-1 的要求，主要污染物浓度年均值逐年下降。

85. 城市政府要将秸秆综合利用作为推进节能减排、发展循环经济、治理大气污染、促进生态文明建设的重要内容，结合实际，划定秸秆禁烧的区域。将人口集中地区、机场周边、高速公路沿线、铁路重要干线等区域纳入禁烧区。根据《国务院办公厅关于加快推进农作物秸秆综合利用的意见》，城市发展改革部门要会同农业部门、环保部门制定秸秆综合利用和禁烧工作方案，因地制

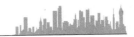

宜采取秸秆燃料化、饲料化、肥料化、基料化等综合措施，推进秸秆高效综合利用。秸秆禁烧的区域要杜绝秸秆露天焚烧现象。

86. 区域环境噪声监测和管理工作规范，数据统计与评价方法正确。

（1）区域环境噪声点位设置应符合《环境噪声监测技术规范》HJ 640 的要求，并经上一级环保部门认证。昼间监测每年一次，监测应在正常工作时段进行，并覆盖整个工作时段；每个测点（网格）测量 10 分钟的等效声级，噪声测量仪器的精度、气象条件和采样的方式符合 GB 3096 的相应要求。测量过程中凡是自然社会可能出现的声音（如叫卖声、说话声、小孩哭声、家用电器声等），均不得视作偶发噪声而予以排除。

（2）将全部有效网格测得的昼间等效声级进行算术平均计算即为整个城市昼间区域环境噪声平均值。凡是在非正常工作时间段内测得的数据，监测点位不符合认证结果，测量仪器不符合要求的监测数据视为无效数据，全市有效数据量必须大于测点总数的 95% 以上。昼间区域环境噪声平均值 ≤60 分贝。

【标准原文】

（十九）贯彻落实《中华人民共和国水法》、《中华人民共和国水污染防治法》等法律法规，集中式饮用水水源地一级保护区水质达标率 100%，安全保障达标率 100%，城区内水环境功能区达到要求，未划定功能区的无劣五类水体。

【标准释义】

87. 饮用水源地安全保障措施到位

（1）按照《中华人民共和国水法》、《中华人民共和国水污染防治法》的要求，划定饮用水源保护区，建立饮用水源保护区制度。饮用水水源保护区划由省、自治区、直辖市人民政府批准。

（2）地方人民政府在饮用水水源保护区的边界设立明确的地理界标和明显的警示标志，各类标志符合《饮用水水源保护区标志技术要求》HJ/T 433。饮用水水源一级保护区内无排污口，无从事网箱养殖、旅游、游泳、垂钓或者其他可能污染饮用水水体的活动。

（3）建成水源地污染来源防护和预警、水质安全应急处置以及净水厂应急处理等饮用水安全保障体系。制定水源地污染事故应急预案，定期开展应急演练，配备应急物资和器材。

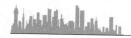

88. 集中式饮用水水源地监测工作符合国家要求,水质达标。

(1)所有在用的并向市区供水的集中式生活饮用水水源地均按要求开展水质监测,监测点位、项目、频次均符合国家和省级环境保护主管部门制定的《环境监测要点》及《监测工作方案》的要求。

地表水作为饮用水源的,按《地表水环境质量标准》(GB 3838—2002)表1 的基本项目(23 项,化学需氧量除外,河流总氮除外)、表 2 的补充项目(5 项)和表 3 的优选特定项目(33 项)开展监测,共 61 项。地级市每月监测一次,县级市每季度监测一次。

地下水作为饮用水源的,按《地下水质量标准》(GBT 14848—93)监测 pH、总硬度、硫酸盐、氯化物、高锰酸盐指数、氨氮、氟化物、总大肠菌群、挥发酚、硝酸盐氮、亚硝酸盐氮、铁、锰、铜、锌、阴离子合成洗涤剂、氰化物、汞、砷、硒、镉、铬(六价)、铅 23 个项目。地级市每月监测一次,县级市每 6 个月监测一次。

要定期开展饮用水源指标全分析监测,地表水源为 109 项,地下水源为39 项。地级以上城市集中式生活饮用水水源地每年进行一次水质全分析监测,县级城镇集中式生活饮用水水源地每 2 年(第双数年)开展一次水质全分析监测。

(2)地表水源达到《地表水环境质量标准(GB 3838)》Ⅲ类水质,地下水源达到《地下水质量标准(GB/T 14848)》Ⅲ类水质。对有多个监测点位的同一水源,则按多个点位的浓度平均值评价达标情况。

89. 城区内水环境功能区划分合理,监测符合要求,水质达到功能区类别。

(1)划定水环境功能区划,并经省级人民政府或城市人民政府批准实施。

(2)每年按照国家和省级环境保护主管部门制定的《环境监测要点》及《监测工作方案》的要求开展地表水水质监测工作,监测项目、频次符合要求,城区内划定水环境功能区的水质达到相应功能水质的要求。

(3)未划定水环境功能的水体,无黑臭现象,无居民投诉。

【标准原文】

(二十)医疗废弃物统一由有资质的医疗废弃物处置单位处置,无医疗机构自行处置医疗废物情况。医源性污水的处理排放符合国家有关要求。

【标准释义】

90. 医疗废物的处置包括医疗废物的收集、运送、贮存、处置以及监督管理等活动。医疗废物处置单位要严格执行《中华人民共和国固体废物污染环

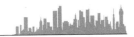

境防治法》、《医疗废物管理条例》（国务院令第 380 号）、《危险废物经营许可证管理办法》等法律、规章、规范和标准的规定。

91. 医疗卫生机构负责医疗废物产生后的分类收集管理并及时将医疗废物交由医疗废物集中处置单位处置。未发现医疗机构自行处置医疗废物的情况。

92. 从事医疗废物集中处置活动的单位，必须具有危险废物处置经营许可证，未发生超出经营许可证规定内容从事危险废物收集、贮存、利用、处置的经营活动。

93. 医疗废物处置单位要制定突发环境事件的防范措施和应急预案，配置应急防护设施设备，定期开展应急演练；建立危险废物经营情况记录簿，定期向环保部门报告经营活动情况。要建立日常环境监测制度，自行或委托有资质的单位对污染物排放进行监测，主要污染物排放达到国家规定的排放标准限值要求。

94. 医疗废物处置单位相关管理人员和从事危险废物收集、运送、暂存、利用和处置等工作的技术人员要掌握国家相关法律法规、规章和有关规范性文件的规定；熟悉本单位制定的危险废物管理规章制度、工作流程和应急预案等各项工作要求；掌握危险废物分类收集、运送、暂存的正确方法和操作程序，提高安全防护和应急处置能力。

95. 医源性污水的处理排放符合国家有关要求，医疗机构应建有污水处理站，污水经处理后主要污染物达到《医疗机构水污染物排放标准》（GB 18466—2005）的排放限值后方可排放。带有传染病房的综合医疗机构，应将传染病房污水与非传染病房污水分开。传染病房的污水、粪便经消毒后方可与其他污水合并处理。

五、重点场所卫生

【标准原文】

（二十一）贯彻落实《公共场所卫生管理条例》,开展公共场所卫生监督量化分级工作。公共场所卫生许可手续齐全有效,从业人员取得有效健康合格证明。

【标准释义】

96. 贯彻落实《公共场所卫生管理条例》及《公共场所卫生管理条例实施细则》,掌握本地公共场所单位基本情况。制定卫生许可流程并对外公示,审批程序规范,档案资料齐全。

97. 根据本地实际,结合国家和省确定的专项行动和重点抽检计划,制订并实施本地年度公共场所卫生监督、监测计划和专项行动方案,工作有总结。

98. 按要求开展公共场所卫生监督量化分级工作,制订量化分级方案、标准,实施等级评定、等级公示工作。

99. 公共场所监督监测工作符合公共场所相关卫生法律、法规、标准和规范的要求,档案资料齐全。

100. 公共场所经营者应在醒目位置公示卫生许可证、卫生信誉度等级和一年内的卫生检测报告。

101. 公共场所经营者应当设立卫生管理部门或者配备专(兼)职卫生管理人员,建立健全卫生管理制度和卫生管理档案。

102. 公共场所卫生管理档案应当包括以下方面:

(1) 卫生管理部门、人员设置情况及卫生管理制度。

(2) 空气、微小气候(湿度、温度、风速)、水质、采光、照明、噪声的检测情况。

(3) 顾客用品用具的清洗、消毒、更换及检测情况。

(4) 卫生设施的使用、维护、检查情况。

(5) 集中式空调通风系统的清洗、消毒情况。

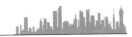

（6）安排从业人员健康检查情况和培训考核情况。

（7）公共卫生用品进货索证管理情况。

（8）公共场所危害健康事故应急预案或者方案。

103．公共场所经营者应当组织从业人员每年进行健康检查和卫生知识培训，从业人员在取得有效健康合格证明和培训考核合格后方可上岗。患有痢疾、伤寒、甲型病毒性肝炎、戊型病毒性肝炎等消化道传染病的人员，以及患有活动性肺结核、化脓性或者渗出性皮肤病等疾病的人员，治愈前不得从事直接为顾客服务的工作。

104．公共场所经营者配备相应的卫生设施设备，清洗、消毒、保洁、通风、病媒生物防制等措施落实，从业人员操作规范，卫生指标达到国家有关标准要求。

105．公共场所经营者应建立危害健康事故报告制度，明确事故报告方式、报告责任人。

【标准原文】

（二十二）小餐饮店、小食品店、小浴室、小美容美发、小歌舞厅、小旅店等经营资格合法，室内外环境整洁，硬件设施符合相应国家标准要求，从业人员取得有效健康合格证明。

【标准释义】

106．小餐饮店基本要求

（1）依法取得《餐饮服务许可证》，按照许可范围依法经营。

（2）内外环境整洁，应距离污水池、暴露垃圾场（站）等污染源25米以上，并设置在粉尘、有害气体、放射性物质和其他扩散性污染源的影响范围之外。

（3）地面硬化、平整、无裂缝，并有排水系统。门、窗装配严密，有纱窗（门）、灭蝇灯和防鼠板等防虫防鼠设施。

（4）设置与食品供应方式和品种相适应的粗加工、切配、烹饪、餐用具清洗消毒等加工操作场所，以及食品存储、更衣、清洁工具存放等场所，各场所均设在室内。各加工操作场所按照原料进入、原料处理、半成品加工、成品供应的顺序合理布局，并能防止食品在存放、操作中产生交叉污染。食品处理区面积与就餐场所面积之比和最大供餐人数符合《餐饮服务食品安全操作规范》等要求。

（5）粗加工操作场所分别设动物性食品、植物性食品、水产品3类食品原

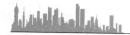

料的清洗水池,水池数量或容量与加工食品的数量相适应,各类水池以明显标识标明其用途。

(6) 设置餐用具清洗消毒专用水池,采用化学消毒的,至少设有3个专用水池。采用人工清洗热力消毒的,可设置2个专用水池,各类水池以明显标识标明其用途。配备能正常运转且满足需要的餐用具清洗、消毒、保洁设备设施。设专供存放消毒后餐用具的保洁设施,标记明显,结构密闭并易于清洁。

(7) 接触食品的设备、工具、容器、包装材料等符合食品安全标准或要求,标志或者区分明显,并做到分开使用,定位存放,用后洗净,保持清洁。

(8) 食品处理区设存放废弃物或垃圾的容器,废弃物容器与加工用容器有明显区分的标识。

(9) 配备满足需要的冷藏、冷冻柜(库)等专用冷藏设备,半成品、成品存放有明显区分标识。

(10) 进行凉菜配制、裱花操作,分别设置相应操作专间。制作现榨果蔬汁和水果拼盘及加工生食海产品,设置相应的专用操作场所。专间入口处设置洗手、消毒、更衣设施,专间应符合《餐饮服务食品安全操作规范》要求。

(11) 从业人员操作时应穿戴清洁的工作衣帽,保持良好的个人卫生,接触直接入口食品的应取得有效健康合格证明。

107. 小食品店基本要求

(1) 依法取得《食品流通许可证》,按照许可范围依法经营。

(2) 具有与经营的食品品种、数量相适应的经营场所,保持该场所环境整洁,并与有毒、有害场所以及其他污染源保持规定的距离。食品经营场所与生活区分(隔)开。有仓储场所的,食品存放应设专门区域,不得与有毒有害物品同库存放。

(3) 具有与经营的食品品种、数量相适应的设备或者设施,有相应的采光、照明、通风、防腐、防尘、防蝇、防鼠、防虫及存放垃圾和废弃物的设备或者设施。

(4) 食品经营者采购食品,应当查验供货者的许可证、营业执照和食品合格的证明文件。

(5) 食品与非食品、生食品与熟食品分开摆放。散装食品应有明显的区域或隔离措施,接触食品的人员、工具、容器、包装材料等符合食品卫生要求。

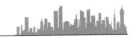

（6）食品经营从业人员保持良好的个人卫生，接触直接入口食品的应取得有效健康合格证明。

108. 小浴室基本要求

（1）有有效的卫生许可证，从业人员持有有效健康合格证明。

（2）有给水排水设施，给水水质符合《生活饮用水卫生标准》（GB 5749—2006）要求。

（3）地面采用防滑、不渗水、易于清洗的材料，墙体采用防水、防霉无毒材料覆涂，浴池池壁、池底光洁，采用白色材料铺设。

（4）设置有淋浴喷头，喷头间距大于 0.9 米；浴池每晚彻底清洗，经过消毒后再换水。池水每天补充新水，每次补充水量不少于总量的 20%。

（5）室内通风良好，宜采用机械通风，采用气窗通风的气窗面积不少于地面面积的 5%。使用燃煤或液化气供应热水的，应使用强排式通风装置。淋浴间内不得设置直排式燃气热水器，不得摆放液化石油气瓶。

（6）公用茶具一客一洗一消毒，拖鞋每客用后应消毒。

（7）浴室内若提供脸巾、浴巾，必须做到一客一换一消毒。

（8）有禁止患有传染性皮肤病和性病者入浴的标识。

（9）修脚工具执行《理发店、美容店卫生标准》（GB 9666—1996）有关理发用具消毒要求。

109. 小美容美发店基本要求

（1）有有效的卫生许可证，从业人员持有有效健康合格证明。

（2）理发、美容分区设置；染、烫发区相对独立设置，有机械排风设施。

（3）有给水排水设施，给水水质符合《生活饮用水卫生标准》（GB 5749—2006）要求。

（4）使用燃煤或液化气供应热水的，应使用强排式通风装置。

（5）理发工具应用后消毒；理发、美容用毛巾、脸巾、脸盆等用品用具做到一客一换一消毒。

110. 小歌舞厅基本要求

（1）有有效的卫生许可证，从业人员持有有效健康合格证明。

（2）有机械通风装置，使用分体空调的，空调滤网应定期清洗，每月不少于1 次，保持滤网整洁无积尘。

（3）有专用的茶具清洗消毒工具和容器，配置容量足够的保洁柜和数量足

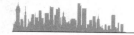

够的茶具,茶具经清洗消毒后方可提供顾客使用(提供一次性杯具的除外)。

111. 小旅店基本要求

(1) 有有效的卫生许可证,从业人员持有有效健康合格证明。

(2) 客房通风良好,无自然通风条件的,每间客房必须安装独立的机械排、送风设施;使用分体空调的房间,空调滤网应定期清洗,每月不少于1次,保持滤网整洁无积尘。

(3) 设有专用的清洗消毒间,配备专用的清洗消毒工具和容器。

(4) 配置容量足够的保洁柜和数量足够的茶具,茶具经清洗消毒后方可提供顾客使用(提供一次性杯具的除外)。

(5) 无卫生间的客房,每个床位应配备脸盆、脚盆,脸盆、脚盆标记明显,脸盆、脚盆和拖鞋一客一换一消毒。有专用的脸盆、脚盆和拖鞋浸泡消毒容器。

(6) 床上用品一客一换,长住客一周至少更换一次,有床上用品洗涤、烘干设备(如洗衣机、干衣机等),提供的床上用品须经清洗消毒,感官性状良好,无毛发、无污迹、无异味、无潮湿感。

(7) 公共卫生间为水冲式,有流动水洗手设施,每天清扫,做到无积水、无积粪、无蚊蝇、无异味;无自然通风条件的,要有机械排风设施。

(8) 淋浴室有机械排风设施,淋浴室内不得安装直排式燃气热水器和放置液化石油气瓶。

(9) 客房内设置独立卫生间的,按普通旅店卫生要求进行管理。

(10) 饮用水采用市政自来水,有二次供水设施的,按《二次供水设施卫生规范》的要求进行管理。

【标准原文】

(二十三) 贯彻落实《学校卫生工作条例》,学校和托幼机构教室、食堂(含饮用水设施)、宿舍、厕所等教学和生活环境符合国家卫生标准或相关规定。加强传染病、学生常见病的预防控制工作,设立校医院或卫生室,配备专职卫生技术人员或兼职保健教师。开展健康学校建设活动,中小学健康教育开课率达100%。

【标准释义】

112. 创建城市应贯彻落实《学校卫生工作条例》,将学校和托幼机构教室、食堂、宿舍、厕所等教学和生活设施建设纳入卫生城市建设工作中,进行设计和建设。

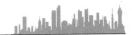

113. 学校和托幼机构教室、食堂、宿舍、厕所等设计、布局、内部配置应符合《中小学校设计规范》(GB 50099—2011)、《中小学校教室采光和照明卫生标准》(GB 7793—2010)、《学校课桌椅功能尺寸》(GB/T 3976—2002)及《国家学校体育卫生条件试行基本标准》,食堂建设、管理符合《学校食堂与学生集体用餐卫生管理规定》,宿舍建设、管理符合《农村寄宿制学校生活卫生设施建设与管理规范》,厕所达到无害化卫生厕所的要求,饮用水设施应符合国家卫生标准和相关规定,为学生提供充足的符合《生活饮用水卫生标准》(GB 5749—2006)的饮用水,卫生状况应达到《学校卫生综合评价》(GB/T 18205—2012)的要求。

114. 学校按照《中小学校传染病预防控制工作管理规范》(GB 28932—2012)要求,加强对传染病预防控制;政府承担建立和完善学生健康体检制度的责任,学生每年应进行一次健康体检,义务教育阶段学生健康体检的费用纳入义务教育经费保障机制,其他学生由省级政府制定统一的费用标准和解决办法,健康体检依据《中小学生健康体检管理办法》、《中小学生健康检查表规范》(GB 16134—2011)、《学生健康检查技术规范》(GB/T 26343—2010)进行,并开展学生近视、营养不良、超重肥胖、龋齿、贫血等常见病的预防控制。

115. 中小学校设立卫生室或保健室,寄宿制中小学校或 600 名学生以上的非寄宿制中小学校配备卫生专业技术人员,卫生专业技术人员应持有卫生专业执业资格证书,按学生人数 600∶1 的比例配备卫生专业技术人员;600 名学生以下的非寄宿制中小学校,应配备保健教师或卫生专业技术人员。

116. 学校开展健康学校建设活动,依据《中小学健康教育指导纲要》和《中小学心理健康教育指导纲要(2012 年修订)》,对学生进行健康教育,培养学生良好的卫生习惯和心理素质;学校开展健康活动符合《中小学健康教育规范》(GB/T 18206—2011)、《学生心理健康教育指南》(GB/T 29433—2012)要求;中小学健康教育开课率达 100%。

【标准原文】

(二十四)贯彻落实《中华人民共和国职业病防治法》,用人单位作业场所职业病危害因素符合国家职业卫生标准。按照《职业健康监护技术规范》要求,对从事接触职业病危害作业的劳动者开展职业健康检查,开展职业健康教育活动。近 3 年未发生重大职业病危害事故。

【标准释义】

117. 用人单位作业场所职业病危害因素符合国家职业卫生标准。

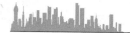

（1）用人单位应当依照法律、法规要求，认真执行新建、改建、扩建建设项目和技术引进、技术改造项目职业病危害管理制度和工作场所日常监测与定期检测制度，严格遵守国家职业卫生标准，落实职业病预防措施，从源头上控制和消除职业病危害。

（2）用人单位各类作业场所和工作岗位空气中有毒物质的浓度符合国家职业卫生标准，职业病危害因素的强度符合国家职业卫生标准，不得有超过国家职业卫生标准的情形。职业病危害因素包括化学因素、物理因素、生物因素等来源于生产工艺流程的因素，生产管理产生的有害因素，以及自然环境和毗邻环境产生的有毒有害因素。

118. 按照《职业健康监护技术规范》要求，对从事接触职业病危害作业的劳动者开展职业健康检查。

（1）存在职业病危害的用人单位建立、健全职业健康监护制度并认真实施。

（2）接触职业病危害因素劳动者的上岗前体检率、在岗期间体检率、离岗时体检率符合《职业病防治法》和《职业病防治规划》规定。

（3）接触职业病危害因素劳动者的上岗前、在岗期间、离岗时等体检内容、项目、周期符合《职业健康监护技术规范》规定。

（4）用人单位按照职业健康检查机构要求，及时安排职业健康检查异常人员进行复查，及时安排疑似职业病人进行诊断，对职业病人及时安排治疗或妥善安置，对职业禁忌证者及时调离所禁忌的作业。

（5）取得职业健康检查资质机构的配置、分布、能力适应当地需求。

（6）用人单位、职业健康检查机构及时、规范报告疑似职业病人和职业病人。

（7）职业健康检查活动符合《职业健康监护技术规范》规定。

119. 开展职业健康教育活动。

（1）市、区政府应当加强对职业病防治的宣传教育，普及职业病防治的知识，增强用人单位的职业病防治观念，提高劳动者的职业健康意识、自我保护意识和行使职业卫生保护权利的能力。

（2）市、区政府应当制订职业健康教育规划、年度计划和评价指标体系，安排职业健康教育专项经费，设置或指定职业健康教育专门机构，制作职业健康教育资料(声像、图片、画册、教材、挂图、小册子)，开展职业健康教育活动，对

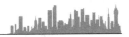

职业健康教育工作定期组织考核和评价。

120. 重大职业病事故

重大职业病事故是指发生急性职业病 10 人以上 50 人以下或者死亡 5 人以下的,或者发生职业性炭疽 5 人以下的职业病事故。评审年度的前三年不得发生此类事故。

六、食品和生活饮用水安全

【标准原文】

（二十五）贯彻落实《中华人民共和国食品安全法》，建立健全食品安全全程监管工作机制，近 3 年未发生重大食品安全事故。

【标准释义】

121. 市政府应建立健全食品安全全程监管工作机制，形成政府统一领导、部门各司其职、企业守法诚信经营、社会齐抓共管的氛围，实现食品安全"从农田到餐桌"的全程无缝隙监管格局。

122. 建立食品安全应急处置机构和队伍，制订重大食品安全事故应急预案和工作规范，适时开展食品安全事故应急演练，本辖区近 3 年未发生重大食品安全事故。

123. 重大食品安全事故是指：

（1）事故危害严重，影响范围涉及省内两个以上市级行政区域的。

（2）造成伤害人数 100 人以上，并出现死亡病例的。

（3）造成 10 例以上死亡病例的。

（4）学校发生食物中毒事故、造成伤害人数 50 人以上的。

（5）在全国性或地区性重大活动、重要会议造成伤害人数 50 人以上的。

（6）省级以上人民政府认定的其他重大食品安全事故。

【标准原文】

（二十六）食品生产经营单位内外环境卫生整洁，无交叉污染，食品储存、加工、销售符合卫生要求。对无固定经营场所的食品摊贩实行统一管理，规定区域、限定品种经营。

【标准释义】

124. 食品生产经营单位外部环境清洁，地面硬化或绿化，应距离污水池、暴露垃圾场（站）等污染源 25m 以上；内部环境整洁，各种物品定位整齐摆放，

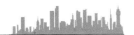

地面平整，无垃圾、无积水、无破损；墙壁、门窗及顶棚表面光洁，无污垢、无塔灰、无霉斑，空调出风口无积尘；产生垃圾的场所要设置密闭的垃圾桶，专间内要设置脚踏式垃圾桶。

125. 加工或盛放生食、半成品、熟食品的工具、容器等要分开，并根据用途标记明显的区分标志，防止发生交叉污染。

126. 储藏食品的场所、设备应保持清洁，采取有效的防鼠、防蝇、防虫设施，不存放有毒、有害物品、非食品或个人物品；储藏食品时要按照类别分库、分类、分架、隔墙、离地，按食品标识的要求常温、冷藏、冷冻等存放，尽量缩短贮存时间，并定期检查，以防发生过期变质；冷藏、冷冻柜(库)应定期除霜、清洁、维修、检查温度，以确保达到冷藏、冷冻温度要求。

127. 食品加工应符合如下要求：

（1）加工前应认真检查待加工食品，发现有腐败变质迹象或者其他感官性状异常的，不得加工和使用。

（2）食品原料在使用前应洗净，动物性食品原料、植物性食品原料、水产品原料应分池清洗，禽蛋在使用前应对外壳进行清洗，必要时进行消毒。

（3）易腐烂变质食品应尽量缩短在常温下的存放时间，加工后应及时使用或冷藏。

（4）加工好的半成品应避免受到污染，与原料分开存放，并应根据性质分类存放，在规定时间内使用。

（5）用于盛装食品的容器不得直接放置于地面，以防止食品受到污染。

（6）加工食品时，要按照原料进入、原料加工、半成品加工、成品包装等流程合理布局，处理流程应为生进熟出的单一流向。

（7）凉菜配制、裱花操作、生食海产品加工应在专间内由专人加工制作，使用前应使用紫外线灯等消毒设施对空气和操作台消毒30分钟以上，并做好记录。

（8）食品添加剂应在标有"食品添加剂"字样的专柜内加锁存放，实行专人采购、专人保管、专人领用、专人登记、专柜保存，食品添加剂的使用应符合国家有关规定，采用精确的计量工具称量，并有详细记录。

（9）直接接触食品的工具、容器、设备、餐饮具及重复使用的包材等使用后应及时洗净消毒，定位存放，保持清洁；消毒后的餐饮具应贮存在专用保洁设施内备用，保洁设施应有明显标识。餐用具保洁设施应定期清洗，保持洁净；

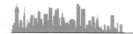

定期检查消毒设备、设施是否处于良好状态；适用热力消毒的最好采用热力消毒，采用化学消毒的应定时测量有效消毒浓度。

（10）运输食品的车辆应保持清洁，每次运输食品前应进行清洗消毒，应根据配送食品的产品特性选择适宜的保存条件、保质期和温度；在运输装卸过程中应注意车厢内温度，保持清洁，运输后进行清洗，防止食品在运输过程中受到污染。

128. 对于无固定经营场所的食品摊贩实行统一管理。

（1）结合本地区实际，可采取规定区域、限定时间、统一配送、限定经营品种管理方式。

（2）对食品摊贩可采取许可、备案方式规范准入。

（3）对从业人员要进行岗前健康体检和培训，每年进行一次复检、复训，并发放体检培训合格证。

（4）出售散装熟食品的摊贩要着工作服、发帽、口罩，采取货款分开销售，并设置防蝇、防尘、防食品污染措施，需要冷藏的食品应添置冷藏设施。

【标准原文】

（二十七）餐饮业、集体食堂餐饮服务食品安全监督量化分级管理率≥90%。食品从业人员取得有效的健康合格证明。落实清洗消毒制度，防蝇、防鼠等设施健全。

【标准释义】

129. 餐饮服务食品安全监督量化分级管理要求

（1）对持《餐饮服务许可证》的餐饮服务单位，进行餐饮服务食品安全等级评定，食品安全监督量化分级管理率≥90%以上。

（2）评定项目主要包括：许可管理、人员管理、场所环境、设施设备、采购贮存、加工制作、清洗消毒、食品添加剂和检验运输等。

（3）餐饮服务食品安全等级公示牌应摆放、悬挂、张贴在餐饮服务单位门口、大厅等显著位置，严禁涂改、遮盖。

130. 食品从业人员管理要求

（1）食品从业人员必须经岗前食品安全法律、法规、业务技能的培训合格并持有效健康证明方可上岗，且每年进行一次复检、复训，患有痢疾、伤寒、病毒性肝炎等消化道传染病的人员，以及患有活动性肺结核、化脓性或者渗出性皮肤病等国务院卫生行政部门规定的有碍食品安全的疾病的人员，不得从事

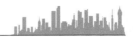

接触直接入口食品的工作。

（2）食品从业人员要勤洗澡、勤理发、勤洗手、勤剪指甲、勤换工作服,随身携带健康合格证备查。

（3）上岗时应穿工作服、戴发帽,头发必须全部戴入帽内;不戴戒指、手表、手镯等首饰,不染指甲油;接触直接入口食品时要戴口罩和手套,使用专用工具取货。

（4）不准穿工作服上厕所,大小便后坚持洗手消毒;工作时严禁吸烟,不嚼口香糖、进食;不能随地吐痰,不准对着食品咳嗽或打喷嚏;私人物品、食品必须存放在指定的区域或更衣室内;不可放置在工作区内。

131. 清洗消毒制度

（1）餐饮具及接触直接入口食品的工具、容器等建议采用热力消毒方式,采用煮沸蒸汽消毒100℃蒸10分钟以上;采用红外消毒柜消毒120℃,15分钟以上;采用洗碗机消毒应按洗碗机技术参数操作。不易热力消毒的采用药物消毒,有效氯浓度250PPM,浸泡5分钟以上。

（2）清洗消毒必须严格按规定的程序操作,热力消毒程序:一刮、二洗、三冲、四消毒、五保洁;药物消毒程序:一刮、二洗、三消毒、四冲、五保洁。

（3）使用过的餐饮具应一餐一清、及时清洗消毒,消毒后的餐饮具应立即放于密闭的保洁柜内保洁存放,并记录当餐消毒情况,防止再污染。

（4）清洗消毒过程中产生的垃圾应日产日清,交予有清运资质的单位清运,严禁在操作间内过夜。

132. 防蝇防鼠等设施要求

（1）防蝇防鼠网要求:与外界相通下水道、通风管道、排风扇等出入口应加设防蝇防鼠网,材质最好采用不锈钢网;通风管道、排风扇等出入口的防蝇防鼠网眼径要小于0.6厘米;下水道防鼠网眼要小于1厘米,防鼠网前30厘米要加设栏栅阻挡垃圾堵塞网眼;管线入口等缝隙要用水泥填封。

（2）防鼠板要求:在与外界相通门窗最好采用金属材质,与门框或地面间的门窗缝隙要小于0.6厘米;食品库房等在食品库房等入口处设置63厘米以上的铁皮防鼠板,两边设置凹槽,以固定防鼠板。

133. 防蝇设施要求

（1）纱门纱窗要求:在生产经营场所的入口处要设置防蝇沙门、塑料门帘、风幕或风道等设施;对外能够开启与外界相通的开启式窗户的窗口要设置纱

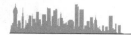

窗,所设置的防蝇设施要有效防止苍蝇进入。

(2)灭蝇灯:在生产经营场所的入口处或通道处安置灭蝇灯,设置高度1.5~2米,晚上开灯,在光线较暗处的,白天也可开灯,严禁在食品储存地或食品操作台的上方设置灭蝇灯。

【标准原文】

(二十八)牲畜屠宰符合卫生及动物防疫要求,严格落实检疫程序。

【标准释义】

134. 严格执行《肉类加工厂卫生规范》和《生猪屠宰操作规程》等有关规定,规范动物检疫和屠宰等有关要求。

135. 经检疫合格的牲畜才可准予入场;发现疑似染疫的,证物不符、无免疫耳标、检疫证明逾期的,检疫证明被涂改、伪造的,禁止入场,并依法处理。

136. 待宰牲畜经检疫合格后由检疫员出具准宰通知书后,方可进入屠宰线;凡发现使用违禁药物、投入品以及注水等情况的牲畜,应禁止入场屠宰,并向畜牧兽医行政管理部门报告。

137. 对宰前检疫检出染疫的牲畜,依据耳标编码和检疫证明,通报产地动物检疫监督机构追查疫源。

138. 检疫人员在宰前检疫的过程中,要对检疫合格证明、免疫耳标、准宰通知书等检疫结果及处理情况,做出完整记录,并保存12个月备查。

139. 生猪宰后实行同步检疫,对头(耳朵)、胴体、内脏在流水线上编记同一号码,以便查对;对检疫不合格的立即摘除耳标,凭耳标编码追溯疫源;经检疫合格的,由检疫员在胴体上加盖统一的检疫验讫印章,签发《动物产品检疫合格证明》;宰后检疫各项记录应填写完整,保存5年以上。

140. 集中屠宰所检出的病害牲畜及内脏,应采取深埋或焚烧等无害化处理,并建立无害化处理台账;加工过程中产生的粪便和污水要经过处理,达到相应标准后才能排放。

【标准原文】

(二十九)按照《生活饮用水卫生监督管理办法》要求,市政供水、自备供水、居民小区直饮水管理规范,供水单位有卫生许可证。二次供水符合国家《二次供水设施卫生规范》的标准要求。开展水质监测工作,出厂水、管网末梢水、小区直饮水的水质检测指标达到标准要求。

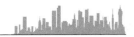

【标准释义】

141. 市政供水、自备供水单位必须取得卫生计生行政部门颁发的卫生许可证方可供水；二次供水、小区直饮水的许可准入，各地可自行确定。

142. 市政供水、自备供水单位应满足以下要求：

（1）应建立饮用水卫生管理规章制度，配备专职或兼职人员负责饮用水卫生日常管理工作。

（2）应配备符合净水工艺要求的水净化处理设备、设施和相应的消毒设施，保证正常运转；定期对各类贮水设备进行清洗、消毒；定期对管网末梢放水清洗，防止水质污染。

（3）生活饮用水的输水、蓄水和配水等设施应密封，不得与排水设施及非生活饮用水的管网连接。

（4）水处理剂和消毒剂的投加和贮存间应通风良好，防腐蚀、防潮，备有安全防范和事故的应急处理设施，并有防止二次污染的措施。

（5）应划定生产区的范围。生产区外围 30m 范围内应保持良好的卫生状况，不得设置生活居住区，不得修建渗水厕所和渗水坑，不得堆放垃圾、粪便、废渣和铺设污水渠道。单独设立的泵站、沉淀池和清水池的外围 30m 的范围内，其卫生要求与生产区相同。

（6）应配置必要的水质检验设备和检验人员，对水质进行日常检验。水质检验记录应完整清晰，档案资料保存完好。水质检验的项目、频次按国家规定标准执行，并保障供给的生活饮用水符合《生活饮用水卫生标准》（GB 5749）。

（7）直接从事供管水的人员应当进行卫生知识培训和健康体检，取得考核合格和取得体检合格证后方能上岗，并每年至少组织一次健康检查，不合格者不得安排上岗工作。

（8）供水单位在购买或使用涉及饮用水卫生安全产品时，必须向生产企业索取卫生许可批件。

（9）供水单位应制定本单位的生活饮用水污染事件具体应急预案，定期检查生活饮用水卫生安全防范措施的落实情况，及时消除安全隐患。

143. 二次供水单位应满足以下要求：

（1）饮用水箱或蓄水池应专用，无渗漏。

（2）蓄水池周围 10 米以内不得有渗水坑和堆放的垃圾等污染源；水箱周

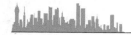

围2米内不应有污水管线及污染物。

(3) 设置在建筑物内的水箱其顶部与屋顶的距离应大于80厘米,水箱应有透气管和罩,入孔位置和大小应满足水箱内部清洗消毒工作的需要,入孔或水箱入口应有盖或门,并高出水箱面5厘米以上,且有上锁装置,水箱内外应设有爬梯。

(4) 水箱应安装在有排水条件的底盘上,泄水管应设在水箱的底部,溢水管与泄水管均不得与下水管道直接连通,水箱的容积设计不得超过用户48小时的用水量。

(5) 水箱的材质和内壁涂料应无毒无害,二次供水设施中使用的涉及饮用水卫生安全产品应具有卫生计生行政部门颁发的卫生许可批件。

(6) 二次供水管理单位每年应对供水设施进行一次全面清洗、消毒,对水质进行检验合格后方可恢复使用,以保证居民饮水的卫生安全。

144. 小区直饮水应满足以下要求:

(1) 使用的净水设备、输配水设备等涉及饮用水卫生安全产品应具有卫生许可批件。原水水质应符合《生活饮用水卫生标准》(GB 5749)要求。采用反渗透水质净化技术时,出水水质应符合《生活饮用水水质处理器卫生安全与功能评价规范——反渗透处理装置》要求;采用纳滤水质净化技术时,出水水质应符合《饮用水净水水质标准》(CJ 94)要求;采用其他水质净化技术时,出水水质应符合《生活饮用水水质处理器卫生安全与功能评价规范——一般水质处理器》要求。

(2) 现制现售饮用水设备应取得卫生计生行政部门颁发的卫生许可批件。设备的放置应远离垃圾房(箱)、厕所、禽畜饲养、粉尘和有毒有害气体等污染源。原水水质和出水水质卫生要求与管道直饮水相同。现制现售饮用水经营单位应对制水设备的安全负责,加强日常管理和检测,安排专门人员每天对制水设备巡查一次,确保设备正常运转;根据制水设备的技术要求定期进行消毒、更换滤材、开展检测,并将消毒、更换滤材、检测、每天巡查等卫生相关信息及时在制水设备的醒目位置进行公示。

七、公共卫生与医疗服务

【标准原文】

（三十）贯彻落实《中华人民共和国传染病防治法》,近3年未发生重大实验室生物安全事故和因防控措施不力导致的甲、乙类传染病暴发流行。按期完成艾滋病、结核病、血吸虫病等重点疾病预防控制规划要求。

【标准释义】

145. 各级人民政府应加强对传染病防治工作的领导,制定传染病防治规划,加强疾病预防控制机构和基层预防保健组织建设,完善由疾病预防控制机构和其他医疗卫生机构组成的疾病预防控制网络;健全覆盖城乡的疫情信息监测报告网络,提高突发公共卫生事件的预警、处置和指挥能力。依据国家相关法律法规,紧密结合本地实际,将艾滋病、结核病等本地重点疾病防治作为公共卫生工作的重点纳入本地规划,并将防治经费列入本级财政。

146. 贯彻落实《中华人民共和国传染病防治法》,加强协调配合,建立健全各部门联防联控工作机制,形成合力,切实落实"四方责任",即属地责任、部门责任、单位责任、个人责任。行政区域内的机关、社会团体、企业事业单位和其他组织主要负责人对本辖区、系统及单位防控工作负有全面责任,要加强监督检查,确保传染病防控各项措施落到实处。

147. 医疗机构按规定开展传染病诊疗服务设有负责传染病管理的专门部门和人员,承担医疗活动中传染病疫情报告、信息登记与医院感染有关的危险因素监测、安全防护、消毒、隔离和医疗废物处置工作。有健全的控制院内感染制度、疫情登记和报告制度,门诊日志齐全。二级以上综合医院设立感染性疾病科,其他医院设立传染病预检分诊点。防止传染病的医源性感染和医院感染。

148. 查阅相关资料,近3年未发生导致实验室污染和工作职员感染的重

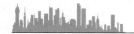

大责任事故以及由院内感染引起重大疫情或导致死亡的事故;辖区出现传染病疫情局部发生时,政府及卫生行政部门能够采取有效措施开展防控,有效预防控制传染病疫情的扩散和传播,未发生因防控措施不力导致的甲、乙类传染病暴发流行。

149. 按照《艾滋病防治条例》、《中国遏制与防治艾滋病"十二五"行动计划》、《全国结核病防治规划(2011—2015年)》、《国务院办公厅关于转发卫生部等部门全国预防控制血吸虫病中长期规划纲要(2004—2015年)的通知》(国办发〔2004〕59号)等规划文件要求,贯彻落实预防为主方针,加强对艾滋病、结核病、血吸虫病、乙肝、鼠疫、霍乱、传染性非典型肺炎、人感染高致病性禽流感等重大、新发传染病及地方人民政府认为严重威胁当地人民健康的疾病的防治工作。明确工作目标、任务和政策措施,加强疾病监测、大众健康教育和专业技术人员培训,制订针对性预案,提高疫情应急处置能力。

【标准原文】

(三十一)以街道(乡、镇)为单位适龄儿童免疫规划疫苗接种率达到90%以上。疫苗储存和运输管理、接种单位条件符合国家规定要求。制订流动人口免疫规划管理办法,居住满3个月以上的适龄儿童建卡、建证率达到95%以上。

【标准释义】

150. 接种单位应按照国家免疫规划和当地预防接种工作计划,定期为适龄人群提供预防接种服务。按照《疫苗流通和预防接种管理条例》和《预防接种工作规范》的规定,科学、规范地实施预防接种,提高预防接种工作质量,避免预防接种事故的发生。儿童免疫规划接种率,要求免疫规划疫苗接种率≥90%。

151. 按照《疫苗储存和运输管理规范》要求,疾病预防控制机构、接种单位、疫苗生产企业、疫苗批发企业应配备保证疫苗质量的储存、运输设施设备,建立疫苗储存、运输管理制度,做好疫苗储存运输管理工作。

(1)对验收合格的疫苗,应按照其温度要求储存于相应的冷藏设施设备中,并按疫苗品种、批号分类码放。按照先产先出、先进先出、近效期先出的原则销售、供应或分发疫苗。

(2)疫苗运输过程中,温度条件应符合疫苗储存要求。并对储存疫苗的温度进行监测和记录。

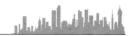

（3）市级、县级疾病预防控制机构应具备符合疫苗储存、运输温度要求的设施设备：①专门用于疫苗储存的冷库或冰箱，其容积应与使用规模相适应；②冷库应配有自动监测、调控、显示记录温度状况以及报警设备，备用发电机组或安装双电路，备用制冷机组；③用于疫苗运输的冷藏车或配有冷藏设备的车辆；④冷藏车应能自动调控、显示和记录温度状况。乡级预防保健服务机构应配备冰箱储存疫苗，使用配备冰排的冷藏箱（包）运输疫苗。并配备足够的冰排供村级接种单位领取疫苗时使用。接种单位应具备冰箱或使用配备冰排的疫苗冷藏箱（包）储存疫苗。

152. 接种单位，应根据责任区的人口密度、服务人群数以及服务半径等因素设立规范化预防接种门诊，实行按日（周）进行预防接种。

（1）遵守国家制定的免疫程序、疫苗使用指导原则和接种方案，并在其接种场所显著位置公示第一类疫苗的品种、接种方法和注意事项。

（2）按规定为适龄儿童建立预防接种证；对适龄儿童实施预防接种时，应查验预防接种证，并按规定做好记录。同时，做好其他适龄人群预防接种的记录工作。

（3）按规定进行接种前告知和健康状况询问。

（4）实施接种时必须严格执行预防接种工作规范，安全注射率100%。

（5）在儿童入托、入学时查验预防接种，县级疾病预防控制机构或者儿童居住地承担预防接种工作的接种单位接到发现未依照国家免疫规划受种儿童的报告后，应在托幼机构、学校配合下督促其监护人及时带儿童到接种单位补种。

153. 制定流动人口免疫规划管理办法，对流动儿童的预防接种实行现居住地管理。应对居住期限3个月以上的小于7周岁的流动儿童建卡，建卡率≥95%。各级疾病预防控制机构应制定针对流动儿童预防接种管理措施。县级疾病预防控制机构定期对流动儿童的接种情况进行调查。流动人口相对集中的地方，可设立临时接种点，提供便利的接种服务。接种单位应主动掌握责任区内流动儿童的预防接种管理情况。对主动搜索到的适龄流动儿童，应及时登记，建立接种卡（簿）、证，实行单独的卡（簿）管理，并及时接种。接种单位应做好本地外出儿童管理工作，掌握儿童外出、返回时间，及时转卡；利用春节等节假日对长期外出儿童进行查漏补种或索查外地的接种资料。

154. 儿童入托、入学时查验预防接种证。教育行政部门应加强对托幼机

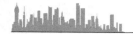

构和学校查验预防接种证工作的领导和管理,将其纳入传染病防控管理内容,开展定期检查。卫生计生行政部门应加强对漏种儿童补种工作的领导和管理,疾病预防控制机构应积极指导托幼机构和学校开展预防接种宣传工作。托幼机构和学校应按照《疫苗流通与预防接种管理条例》要求,在儿童入托、入学时查验预防接种证,查验情况必须如实填写并登记造册。

【标准原文】

(三十二)开展慢性病综合防控示范区建设。实施全民健康生活方式行动,建设健康步道、健康食堂(餐厅)、健康主题公园,推广减盐、控油等慢性病防控措施。

【标准释义】

155. 按照《中国慢性病防治工作规划(2012—2015年)》、《慢性非传染性疾病综合防控示范区管理办法》、《慢性非传染性疾病综合防控示范区工作指导方案》、《国家慢性非传染性疾病综合防控示范区考核评价工作手册(试行)》、《全民健康生活方式行动健康支持性环境建设指导方案》要求开展慢性病综合防控示范区建设。

156. 重点做好高危人群健康管理

(1)全人群健康管理率达到70%,并逐年上升。

(2)各级医疗机构和基层医疗卫生机构35岁以上人群首诊测血压率达到90%及以上。

(3)机关、大中型企业、事业单位积极推行健康体检制度,至少每2年1次为单位职工提供体检,将慢性病核心指标作为必查项目,并对体检发现的慢性病高风险人群建立档案,实施健康管理。每2年1次为机关、企事业单位职工提供体检的单位覆盖率达到50%。

(4)在社区、医疗卫生机构、公共场所等设立健康指标自助检测点,数量不少于10个。

(5)80%的社区卫生服务中心/乡镇卫生院开展血糖测定;40%的社区卫生服务中心和20%的乡镇卫生院开展口腔预防保健服务。

157. 加强高血压、糖尿病患者管理工作

(1)高血压、糖尿病患者登记率达到当地调查患病率或全国平均患病率的60%及以上。

(2)高血压、糖尿病患者规范化管理率达到40%及以上。

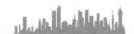

（3）管理高血压、糖尿病患者血压、血糖控制率达到 60% 及以上。

158. 开展死因监测、心脑血管及肿瘤发病登记及行为危险因素监测，健全慢病综合监测系统，为慢病防控效果评价提供依据。

159. 推进全民健康生活方式行动，开展健康社区、健康单位、健康食堂、健康餐厅、健康主题公园、健康酒店、健康学校、健康步道、健康小屋、健康一条街等示范场所创建工作。

160. 重点加强食品加工企业、餐饮单位落实减盐控油措施。食药监局、工信委负责推进食品加工企业、餐饮单位开展低盐低油健康食品生产与销售，商务部门负责推进超市等销售企业设立减盐减油食品专柜。

【标准原文】

（三十三）贯彻落实《中华人民共和国精神卫生法》，健全工作机构，完善严重精神障碍救治管理工作网络，严重精神障碍患者管理率达到 75% 以上。

【标准释义】

161. 市、区卫生计生行政部门应当依托辖区有条件的精神卫生医疗机构（包括精神专科医院和综合医院精神科）设立精神卫生防治技术管理与指导机构（简称"精防机构"），承担严重精神障碍救治管理技术指导、人员培训、健康教育、信息采集等管理工作。开展本地区综合医院精神科/心理科门诊建设工作，并在有条件的综合医院设置精神科病房。对于目前尚未建立精神专科医院或未在综合医院设精神科的县（区），市级卫生计生行政部门应当制订对口帮扶计划，或指定上级精神卫生医疗机构承担技术支持等相关工作。

162. 辖区卫生计生行政部门应统筹安排，建立逐级"分片包干"的严重精神障碍患者救治管理责任制。承担精防机构职能的精神卫生医疗机构应当按照同级卫生计生行政部门要求，对辖区内各区县、乡镇/社区进行划片，将医院内有关医疗人员及防治管理人员组成若干工作团队，开展对口指导与帮扶，承担相应片区的疑似患者诊断、随访技术指导、应急医疗处置、人员培训、技术督导与质控等公共卫生任务。开展流浪精神疾病患者救治工作，由民政部门负责。要求严重精神障碍患者管理率达到 75% 以上。

严重精神障碍患者管理率 = 在管患者人数 / 辖区所有登记在册的确诊严重精神障碍患者人数 × 100%。（在管患者为每年至少有一次完整随访记录的患者，以录入国家严重精神障碍信息系统中的人数为准。）

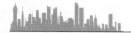

【标准原文】

（三十四）辖区内疾病预防控制机构设置合理，人员、经费能够满足工作需要，疾病预防控制中心基础设施建设达到《疾病预防控制中心建设标准》要求，实验室检验设备装备达标率达到 90% 以上。

【标准释义】

163. 按照《关于疾病预防控制中心机构编制标准指导意见》（中央编办发〔2014〕2 号），各级疾病预防控制机构人员，满足不同地区基本工作需要来按照编制部门核定的编制数执行。专业人员编制不得低于 85%，卫生专业技术人员不得低于 70%。各级疾病预防控制机构应加强规范化建设，提高疾控体系的总体服务能力。严格执行执业资格、岗位准入以及内部考核制度。配备能够熟练掌握疾病与健康危害因素监测、流行病学调查、疫情信息管理、消毒和控制病媒生物危害、实验室检验等相关技能的工作人员。加强现场流行病学调查和突发公共卫生事件应急处置能力建设，具备现场流行病学调查能力人员数量的比例在规定编制内为：设区的市级 30%~40%、县级 40%~50%。加强人员培训，重点提高疾病预防控制人员的现场流行病学、实验室检测检验和应急处置等能力。

164. 疾病预防控制中心建设规模按照卫生部办公厅、国家发展改革委办公厅"关于印发《省、地、县级疾病预防控制中心实验室建设指导意见》的通知"（卫办疾控发〔2004〕108 号）执行。实验室面积占建筑面积比例达市级 40%~48%、县级 35%~42% 标准。其中实验室用房指疾病预防控制、应对突发公共卫生事件处置所必需的从事实验活动的用房，包括微生物、寄生虫、理化、毒理、消毒与病媒生物、放射等各类基本项目功能实验室。

（1）人均房屋面积达标率 = 人均房屋面积数 / 国家标准人均房屋面积数 × 100%

（2）实验室面积达标率 = 实验室面积数 / 国家标准实验室面积数 × 100%

165. 实验室仪器设备达标率，考核年度辖区疾病预防控制机构中依据《疾病预防控制中心建设标准》（建标 127—2009），A 类仪器设备台（件）配置率达 90% 以上的机构数 A 类仪器设备：市级为 57 类 115 台（件），县级为 39 类 61 台（件）。实验仪器设备达标率 = 已达到国家标准的 A 类仪器设备种数 / 国家标准 A 类仪器设备总数 × 100%。

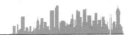

【标准原文】

(三十五)无偿献血能够满足临床用血需要,临床用血100%来自自愿无偿献血。建成区无非法行医、非法采供血和非法医疗广告。

【标准释义】

166. 城市无偿献血量大于辖区内医疗机构临床用血量;医疗机构临床用血必须符合《医疗机构临床用血管理办法》第十三条的规定,使用卫生计生行政部门指定血站提供的血液。建立血液库存动态预警机制,保障临床用血需求和正常医疗秩序。

167. 卫生计生行政部门、食品药品监管部门、工商行政部门和公安机关严格依法履行工作职责,制订工作计划和方案,加强对非法行医、非法采供血和非法医疗广告的监管,推动工作落实。

168. 建成区区域内无未取得《医疗机构执业许可证》开展诊疗活动的单位和个人;医疗机构内无非卫生技术人员从事诊疗活动,诊疗活动中无超出《医疗机构执业许可证》核准范围的执业行为。采供血机构无非法采集血液、原料血浆行为;辖区内无组织他人卖血(浆)或以暴力胁迫及其他方法迫使他人卖血浆的"血头、血霸"犯罪行为;单采血浆站无手工采集、跨区域采集、超量频繁采集和采集冒名顶替者原料血浆等违法行为;血液制品生产单位无违法收购原料血浆的行为。各种媒体及医疗广告宣传场所,医疗广告行为人无未经审查出证或超出《医疗广告审查证明》核准的内容发布医疗广告;医疗广告中无夸大疗效,宣传保证治愈的宣传内容;无对医疗机构名称、资质、荣誉、规模、医资力量等作虚假宣传;无以新闻形式发布医疗广告误导消费者,包括利用健康专题节(栏)目发布违法医疗广告;医疗广告宣传中无利用患者或者专家和医生的名义作证明;无以义诊名义发布虚假违法医疗服务信息。

【标准原文】

(三十六)每个街道办事处范围或3~10万服务人口设置一所社区卫生服务中心,每个乡镇设置一所政府举办的乡镇卫生院。基层医疗卫生机构标准化建设达标率达到95%以上。

【标准释义】

169. 按照《中共中央国务院关于深化医药卫生体制改革的意见》(中发〔2009〕6号)的要求,设置公益性基层医疗卫生服务机构,加强基层卫生服务工作。每个街道办事处范围或3~10万服务人口设置一所社区卫生服务中心,

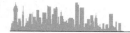

每个乡镇设置一所政府举办的乡镇卫生院。

170. 社区卫生服务中心用房建筑面积不低于 1400 平方米,乡镇卫生院用房建筑面积不低于 200 平方米。基层医疗卫生机构在选址与规划布局、建筑标准、医疗设备配备等方面达到《社区卫生服务中心、站建设标准》(建标163—2013)和《乡镇卫生院建设标准》(建标 107—2008)的要求,标准化建设达标率达到 95% 以上。

171. 按照《国务院关于建立全科医学制度的指导意见》(国发〔2011〕23号)的要求,城乡每万名居民有 2~3 名合格的全科医生。

172. 按照"关于印发《社区卫生服务机构绩效考核办法(试行)》的通知"(卫办妇社发〔2011〕83 号)和《乡镇卫生院管理办法(试行)》(卫农卫发〔2011〕61 号)的要求,基层医疗卫生机构布局合理,内外环境整洁、温馨、舒适,标识和标牌规范、清楚、醒目,设置无障碍通道,医疗垃圾和污水处理符合国家规定的有关标准。职业道德规范与行为准则、各类人员岗位责任制、医疗废弃物管理制度、卫生服务质量管理与绩效考核评价制度等管理规章制度健全。具备开展基本公共卫生和基本医疗工作的基本设备以及必要的通讯、信息、交通设备功能比较完善,为城乡居民提供综合、连续、协调的基本公共卫生和基本医疗服务。能够开展主动服务、签约服务和团队服务,签约服务人口数达到 40%以上。按照《国家基本公共卫生服务规范(2011 年版)》开展国家基本公共卫生服务项目。

【标准原文】

(三十七)辖区婴儿死亡率≤12‰,5 岁以下儿童死亡率≤14‰,孕产妇死亡率≤22/10 万。

【标准释义】

173. 婴儿死亡率是指婴儿出生后不满周岁死亡人数同出生人数的比率。一般以年度为计算单位,以千分比表示。

174. 5 岁以下儿童死亡率是指规定年份出生的儿童在年满 5 岁前死亡的概率(表示每 1000 名活产的比率),但须以现有年龄死亡率为准。5 岁以下儿童死亡率 = 同年 5 岁以下儿童死亡数 / 同年活产儿总数 ×1000‰。

175. 孕产妇死亡率是指从妊娠开始到产后 42 天内,因各种原因(除意外事故外)造成的孕产妇死亡均计在内。即每万例活产或每 10 万例活产中孕产妇的死亡数为孕产妇死亡率。

八、病媒生物预防控制

（三十八）贯彻落实《病媒生物预防控制管理规定》，建立政府组织与全社会参与相结合的病媒生物防控机制，机关、企事业单位和社区定期开展病媒生物预防控制活动，针对区域内危害严重的病媒生物种类和公共外环境，适时组织集中统一控制行动。建成区鼠、蚊、蝇、蟑螂的密度达到国家病媒生物密度控制水平标准 C 级要求。

【标准释义】

176. 制定本地病媒生物控制规范性文件，有本级政府颁布的病媒生物控制管理规定或办法，或为实施上级颁布的相应规定或办法而制定的实施细则。按照《病媒生物综合管理技术规范 城镇》（GB/T 27775—2011）的要求制订病媒生物控制计划，并组织实施。依据《病媒生物预防控制管理规定》，落实爱卫会、部门、单位、社区和个人的职责。区、街道、社区、单位等有病媒生物控制的专、兼职管理人员；疾控中心有病媒生物控制专业人员，并具备独立开展业务工作、技术指导和专业培训的能力。

177. 各单位、社区应根据本区域病媒生物危害情况，定期开展日常控制活动。针对群众反映强烈，调查监测显示危害严重的病媒生物种类，应组织开展专项控制活动。爱卫会要动员社会力量，组织各部门、单位和群众共同参与区域内控制活动，每年组织不少于 2 次统一活动。控制活动应采用以环境治理为主的综合防制措施，化学防制应遵循安全、环保、有效的原则，科学选择、合理使用化学杀虫剂。政府购买市场化服务应进行规范化管理，以保证成效。

178. 通过持续有效的控制，创卫城市建成区鼠、蚊、蝇、蟑螂的密度保持在国家标准之内，其中，鼠类密度控制水平不低于 GB/T 27770—2011 规定的 C 级要求。蚊虫密度控制水平不低于 GB/T27771—2011 规定的 C 级要求。蝇类密度控制水平不低于 GB/T 27772—2011 规定的 C 级要求。蟑螂密度控制水平

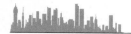

不低于 GB/T 27773—2011 规定的 C 级要求。创卫城市要按规范和标准要求定期开展病媒生物防制效果自查评估，控制效果获得省级爱卫办认可。

【标准原文】

（三十九）掌握病媒生物孳生地基本情况，制定分类处理措施，湖泊、河流、小型积水、垃圾、厕所等各类孳生环境得到有效治理。

【标准释义】

179. 开展孳生地调查，掌握辖区河流、沟渠、景观水体、污水井等蚊虫孳生地和垃圾房、垃圾中转站、垃圾处置场、公共厕所等蝇类孳生地本底情况，有调查方案、孳生地台账，定期检查，了解孳生情况，每年及时对孳生地变化情况进行补充完善。

180. 针对不同类型的孳生地，分别制订相应的治理方案，有管理制度、环境整治方案和孳生地日常治理措施、有检查、处理及消杀记录，辖区的孳生地得到有效管理和治理。

【标准原文】

（四十）开展重要病媒生物监测调查，收集病媒生物侵害信息并及时进行处置。重点行业和单位防蚊蝇和防鼠设施合格率≥95%。

【标准释义】

181. 了解和掌握辖区主要病媒生物种类、分布、季节消长规律，完善监测网络。疾控中心应开展蚊、蝇、鼠、蟑螂等重要病媒生物监测，监测点涵盖病媒生物危害主要场所。每类病媒生物的监测点均能覆盖所辖各区（县级市覆盖所辖各街道）。监测方法符合国家标准和规范的要求，监测结果定期向有关部门和单位通报，指导防制。各街道要定期开展病媒生物危害调查，根据日常监督检查情况，了解掌握辖区居民社区、农贸市场、小餐饮单位、食品加工企业等重点行业、重点单位和重点区域病媒生物危害情况及防制工作情况。

182. 掌握常用杀虫剂对辖区主要病媒生物抗药性水平，有抗药性监测方案，监测方法按国家标准要求。市疾控中心有相应的实验设备和条件，能独立开展抗药性监测工作，每年开展至少一种虫种对当地常用的 5 种杀虫剂的抗药性检测，3 年完成一轮蚊、蝇、蟑螂抗药性监测，监测结果用于指导杀虫剂的选择和使用。

183. 建立市民虫情报告渠道，市民能通过服务热线等多种形式反映病媒生物危害情况。有病媒生物危害与控制咨询电话或（和）网站，有专门机构和

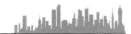

人员负责。对反映病媒生物危害的相关问题,有记录、有安排、有回访、有反馈。有为市民提供咨询、技术指导、购买防制药品器械、现场控制等服务的平台和网络。

184. 防鼠设施按国家标准《病媒生物密度控制水平 鼠类》(GB/T 27770—2011)要求建设,防蝇设施按国家标准《病媒生物密度控制水平 蝇类》(GB/T 27772—2011)要求建设;结合当地实际因地制宜开展防蚊设施的建设。

相关的法律法规和文件

一、综 合 类

国务院关于进一步加强新时期
爱国卫生工作的意见

（国发〔2014〕66号）

各省、自治区、直辖市人民政府，国务院各部委、各直属机构：

党的十八大明确提出，开展爱国卫生运动，促进人民身心健康。党的十八届三中、四中全会作出全面深化改革、全面推进依法治国的重大战略部署，对深化医药卫生体制改革、创新社会治理、促进人的全面发展提出明确要求。国务院强调把爱国卫生工作深入持久地开展下去，进一步提高群众的健康意识和健康水平。为贯彻落实党的十八大、十八届三中、四中全会精神和国务院决策部署，进一步加强新时期爱国卫生工作，不断改善城乡环境，提高人民健康水平，推动经济社会协调发展，现提出以下意见：

一、深刻认识新时期爱国卫生工作的重要意义

爱国卫生运动是党和政府把群众路线运用于卫生防病工作的伟大创举和成功实践，是中国特色社会主义事业的重要组成部分。长期以来，在党和政府的坚强领导下，爱国卫生工作始终以解决人民群众生产生活中的突出卫生问题为主要内容，将我国的政治优势、组织优势、文化优势转化为不断增进

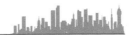

人民群众健康福祉的具体行动,有力推动了全民族文明卫生素质的提高,不断满足了人民群众日益增长的身心健康需求,赢得了广大群众和国际社会的高度评价。

随着我国经济社会快速发展,爱国卫生工作面临一些新情况、新问题。一是健康影响因素日益复杂。我国地区、城乡之间发展不平衡,一些地方卫生基础设施不健全、环境卫生脏乱差的问题仍然比较突出。同时,随着工业化进程加快,环境污染日益严重,食品、饮水安全问题时有发生,群众生产生活方式发生了很大变化,影响健康的因素日益增多。二是城市卫生管理面临严峻挑战。随着城镇化快速发展,大中城市人口过快增加、交通堵塞、公共服务不足、居民精神压力大等威胁健康的"城市病"逐渐凸显,城市卫生综合管理和服务能力难以适应发展需要,寓健康于所有公共政策的社会大卫生工作格局尚未形成。三是群众健康素养有待提升。随着生活水平显著提升,人民群众对身心健康有了更高期待,但权威、科学、准确的健康知识获取途径尚不通畅,健康教育的针对性和有效性不强,吸烟、过量饮酒、缺乏运动、膳食不合理等不健康生活方式较为普遍。四是爱国卫生工作方式亟需改进。随着社会结构变动和利益格局调整,人们的价值观念、行为方式发生巨大变化,给传统爱国卫生工作方式带来很大挑战。与新时期的要求相比,爱国卫生工作还存在法制化水平不高、协调功能不充分、群众工作方法有待创新、基层能力弱化等薄弱环节。

做好新时期的爱国卫生工作,是坚持以人为本、解决当前影响人民群众健康突出问题的有效途径,是改善环境、加强生态文明建设的重要内容,是建设健康中国、全面建成小康社会的必然要求。各地区、各部门要进一步提高对爱国卫生工作重要性的认识,继承和发扬爱国卫生运动优良传统,适应新形势新任务,不断丰富工作内涵,完善工作机制,创新工作方法,以改革创新的精神切实加强新时期爱国卫生工作。

二、新时期爱国卫生工作的指导思想和总体目标

(一) 指导思想。以邓小平理论、"三个代表"重要思想、科学发展观为指导,深入贯彻落实党的十八大和十八届三中、四中全会精神,结合深化医药卫生体制改革,坚持政府领导、部门协作、群众动手、社会参与、依法治理、科学指导,全面推进改革创新,充分发挥群众运动的优势,着力治理影响群众健康的危害

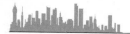

因素,不断改善城乡环境,切实维护人民群众健康权益,为经济社会协调发展提供有力保障。

（二）**总体目标**。通过广泛开展爱国卫生运动,城乡环境卫生条件明显改善,影响健康的主要环境危害因素得到有效治理;人民群众文明卫生素质显著提升,健康生活方式广泛普及;有利于健康的社会环境和政策环境进一步改善,重点传染病、慢性病、地方病和精神疾病等公共卫生问题防控干预取得明显成效,城乡居民健康水平明显提高。

三、努力创造促进健康的良好环境

（一）**深入开展城乡环境卫生整洁行动**。结合社会主义新农村建设、美丽乡村建设、改善农村人居环境和农村社区建设试点工作,以农村垃圾污水处理和城市环境卫生薄弱地段整治为重点,持续深入开展整洁行动,统筹治理城乡环境卫生问题。推行县域城乡生活垃圾和污水统筹治理,实施统一规划、统一建设、统一管理、统一运行,有条件的地方推进城镇垃圾污水处理设施和服务向农村延伸,不断提高对生活垃圾和污水进行处理的行政村比例。推行垃圾分类收集处理和资源回收利用,逐步实现垃圾处理减量化、资源化、无害化。防治畜禽养殖污染,推进畜禽粪污综合治理利用,加强病死畜禽无害化收集处理,规范农药包装物、农膜等废弃物处置,大力推广秸秆综合利用,严禁秸秆随意焚烧。严格活禽市场准入,监督规范活禽经营市场秩序,逐步推行"禽类定点屠宰、白条禽上市"制度。开展生态清洁型小流域治理,改善农村河道水环境。以雾霾频发地区为重点,坚持源头管控,狠抓细颗粒物和可吸入颗粒物综合治理。制订或修订村规民约,落实清扫保洁制度,组织开展义务劳动,清理乱堆乱放,拆除违章建筑,疏浚坑塘河道,营造清洁有序、健康宜居的生产生活环境。

（二）**切实保障饮用水安全**。建立从水源地保护、自来水生产到安全供水的全程监管体系,强化水质检测监测,确保饮用水安全。加强饮用水水源保护和管理,开展饮用水水源地规范化建设,实施水源保护区污染综合整治。加快全国城镇供水设施改造和建设,加强农村特别是重点寄生虫病流行区和地方病病区饮水安全工程建设,建立健全供水设施维护的长效机制,进一步提高供水水质。在有条件的地方,优先采取城镇供水管网向农村延伸或建设跨村、跨乡镇连片集中供水工程等方式,大力发展规模化集中供水,统筹解决农村

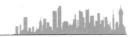

学校的饮水安全问题。加强饮用水卫生监测能力建设，抓紧建立覆盖城乡的饮用水卫生监测网络，逐步实现地市级地区具备《生活饮用水卫生标准》（GB 5749—2006）规定的全部106项水质指标检测能力，县级地区具备水质常规指标的检测能力。

（三）加快农村改厕步伐。坚持因地制宜、集中连片、整村推进，加快农村无害化卫生厕所建设进程，力争到2020年东部地区和有条件的中西部地区基本完成农村户厕无害化建设改造，有效预防控制肠道传染病、寄生虫病的发生流行。农村新建住房和保障性安居工程等项目要配套建设无害化卫生厕所，中小学校、乡镇卫生院、社区综合服务中心、集贸市场、乡镇政府机关等公共场所和旅游景点、铁路公路沿线要建设无害化卫生公厕。加强改厕后续服务和管理，教育和引导农民使用卫生厕所，建立卫生厕所建、管、用并重的长效管理机制。加强改厕适宜技术研究，在有条件的农村地区推广粪便统一收集、集中处理的"四格式生态厕所"等新技术。发挥财政资金的引导作用，合理整合项目资源，有效调动社会力量参与，形成多方投入的改厕筹资模式。

（四）科学预防控制病媒生物。建立健全病媒生物监测网络，定期开展监测调查，有针对性地组织开展"除四害"活动。实施以环境治理为主的综合预防控制策略，清除病媒生物孳生地，防止登革热、流行性出血热等病媒生物传播疾病的发生流行。加强边境口岸病媒生物监测与预防控制，最大限度防止病媒生物跨境传播。加强病媒生物预防控制药物、器械和技术研究，完善管理规范和技术标准，提高预防控制效果，减少环境污染。病媒生物预防控制使用的药物、器械必须符合国家的相关规定，严禁使用违禁药物。推进病媒生物预防控制服务市场化发展，规范服务行为。

四、全面提高群众文明卫生素质

（一）加强健康教育和健康促进。培育和践行社会主义核心价值观，大力开展讲卫生、树新风、除陋习活动，摒弃乱扔、乱吐、乱贴、乱行等不文明行为，提高群众文明卫生意识，营造社会和谐、精神文明的社会新风尚。加大新闻媒体无偿开展卫生防病知识公益宣传力度，将健康教育纳入国民教育体系，结合各类健康主题日，组织开展经常性宣传教育活动。创新健康教育的方式和载体，充分利用互联网、移动客户端等新媒体传播健康知识，提高健康教育的针

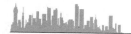

对性、精准性和实效性。加强健康教育的内容建设，组织发布科学防病知识，及时监测纠正虚假错误信息，坚决取缔虚假药品等广告、打击不实和牟利性误导宣传行为。继续实施健康中国行、全民健康素养促进行动、全民健康生活方式行动、全民健康科技行动等活动，打造一批健康教育的品牌活动。医疗卫生机构在提供诊疗服务时要积极开展健康教育，推动重点人群改变不良生活习惯，形成健康生活方式。

（二）**推进全民健身活动。**建设健康步道、健康主题公园等支持性环境，改善城乡居民运动健身条件，提高公共体育设施的开放率和利用率，形成覆盖城乡比较健全的全民健身公共服务体系。加强青少年体育工作，着力提高青少年体质，在政策、措施上加大对青少年体质健康的扶持力度，学生在校期间每天至少参加1小时的体育锻炼活动。加强职工体育，推动机关、企事业单位落实工间操制度，建立职工健身团队，开展符合单位特点的健身和竞赛活动。加强全民健身科学研究，推广体质监测和科学健身方法，指导个人根据体质和健康状况开展适合的健身活动，提高群众科学健身水平。开展形式多样的社区健身活动，建立激励机制，引导和鼓励群众经常、持久地参加健身活动。发挥中医治未病优势，大力推广和规范传统养生健身活动。

（三）**落实控烟各项措施。**积极开展控烟宣传教育，研究改进烟盒健康警语和标识，提高公众对烟草危害的正确认识，促进形成不吸烟、不敬烟、不劝烟的社会风气。各级领导干部要主动发挥带头表率作用，模范遵守公共场所禁烟规定。严格落实不向未成年人售烟的有关法律规定，将青少年作为吸烟预防干预的重点人群，努力减少新增吸烟人群。开展戒烟咨询热线和戒烟门诊等服务，提高戒烟干预能力。认真履行《烟草控制框架公约》，全面推行公共场所禁烟，创建无烟医疗卫生机构、无烟学校、无烟单位，努力建设无烟环境。

五、积极推进社会卫生综合治理

（一）**深入推进卫生城镇创建。**将卫生城镇创建作为提高城镇卫生管理水平的有效载体，推动形成卫生计生、城建、环保、交通、农业、工商、食品药品监管等部门齐抓共管、全社会广泛参与的工作格局，加快卫生基础设施建设，健全卫生管理长效机制，有效破解城镇卫生管理难题。各地要根据实际情况，制定科学合理的创建目标和实施方案，量力而行开展创建工作，提高卫生城镇

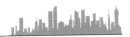

创建质量,避免"形象工程"等问题。加强对卫生城镇创建的技术指导和监督管理,改进评价标准和办法,完善退出机制,对卫生城镇实行动态管理。发挥卫生城镇创建的典型示范作用,带动城乡人居环境质量的整体提升。争取到2020年,国家卫生城市数量提高到全国城市总数的40%,国家卫生乡镇(县城)数量提高到全国乡镇(县城)总数的5%。

（二）探索开展健康城市建设。结合推进新型城镇化建设,鼓励和支持开展健康城市建设,努力打造卫生城镇升级版,促进城市建设与人的健康协调发展。根据城市发展实际,编制健康城市发展规划,围绕营造健康环境、构建健康社会、培育健康人群等重点,将健康政策相关内容纳入城市规划、市政建设、道路交通、社会保障等各项公共政策并保障落实。紧密结合深化医改,不断优化健康服务,大力推进基本公共卫生服务均等化,促进卫生服务模式从疾病管理向健康管理转变。推动健康城市理念进社区、进学校、进企业、进机关、进营院,提高社会参与程度。借鉴国际经验,建立适合我国国情的健康城市建设指标和评价体系,组织第三方专业机构开展建设效果评价,研究推广健康城市建设的有效模式。

六、提高爱国卫生工作水平

（一）**积极发挥爱国卫生运动在疾病防控中的统筹协调作用。** 在传染病、地方病、慢性病、精神疾病等疾病防控工作中,要充分发挥各级爱国卫生运动委员会的组织协调作用,推动相关部门各负其责、协作配合,共同落实传染源管理、危险因素控制、防病知识普及、社会心理支持等综合防控措施。落实预防为主的方针,根据疾病流行规律和研判情况,发挥爱国卫生工作的独特优势,及早动员部署,调动各方力量,从源头上控制疾病的发生与传播。坚持群防群控,发挥乡镇(街道)、城乡社区、机关、企事业单位等基层爱国卫生机构队伍的群众工作优势,强化专业防控和群众参与的协作配合,形成共同防治疾病、促进健康的工作格局。协调做好突发公共卫生事件处置、重大疫情防控、大型活动卫生防疫保障等工作。在重大自然灾害应对中组织开展环境和饮用水消毒、食品安全保障、病媒生物预防控制和垃圾粪便收集处理等工作,确保大灾之后无大疫。

（二）**提高爱国卫生工作依法科学治理水平。** 深入开展政策研究,注重经验总结,提炼工作规律,形成可推广的爱国卫生理论成果。适应新的形势需

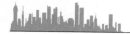

要,研究推进爱国卫生相关立法工作,将实践证明行之有效的经验和好的做法及时上升为法律,进一步完善法律法规制度和标准体系。贯彻实施传染病防治法等法律法规,切实采取措施将各项法律制度落到实处,提高依法行政、依法治理水平。加强爱国卫生相关法律法规普法教育,推动领导干部、工作人员和广大群众自觉守法。加强信息化建设,推进爱国卫生相关基础数据在部门间信息共享,强化信息资源开发利用。开展国际交流与合作,学习借鉴健康管理、健康促进等方面的先进理念和技术,推介我国爱国卫生运动取得的成绩。

(三)改革创新动员群众的方式方法。建立政府和市场有机结合的机制,通过政府转移职能和购买服务等方式,鼓励和吸引社会力量参与环境整治、改水改厕、病媒生物预防控制、健康教育等工作。改进爱国卫生活动形式和内容,动员单位、社会组织和个人通过捐赠、创办服务机构、提供志愿服务、参加义务劳动等方式,参与爱国卫生公益活动。探索推广居民健康自我管理小组、病友互助小组、健身小组、社区健康讲堂等有效形式,发挥群众组织在自我教育、自我管理、自我服务等方面的积极作用,为广大群众开展自我健康管理搭建平台、提供便利。大力宣传典型事迹和先进经验,按照国家有关规定对作出突出贡献的单位和个人予以表彰奖励,营造良好社会氛围。坚持开展爱国卫生月活动,每年确定一个主题,推动解决1~2个社会关注、群众关心的突出卫生问题。

(四)加强组织领导。各级人民政府要将爱国卫生工作作为一项重要民生工程,纳入经济社会发展规划,列入政府重要议事日程,定期研究解决爱国卫生工作中的重大问题。各级爱国卫生运动委员会要研究制订爱国卫生工作规划,每年召开会议,制订年度工作计划,研究部署重要工作任务。各成员单位要加强部门联动,按照职责分工落实年度工作计划和重点工作任务,形成推进工作的整体合力。各地要加强爱国卫生运动委员会建设,健全爱国卫生组织体系,特别要加强基层工作能力建设,确保事有人干、责有人负。中央财政继续通过现行专项转移支付方式给予必要支持。加强人员培训和队伍建设,推进目标管理和责任制考核,不断提高工作水平。

全国爱国卫生运动委员会办公室要会同有关部门加强督导检查,掌握工作进展,定期交流信息,督促各项工作落到实处。对工作突出、成效明显的,要给予表扬;对工作不力的,要及时督促整改。各地要加强对爱国卫生工作的考

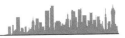

核,考核结果作为综合考核评价领导班子和有关领导干部的重要依据。要畅通监督渠道,主动接受社会和公众监督,认真梳理、整改群众反映的问题,不断提高群众对爱国卫生工作的满意度。

国务院关于加强爱国卫生工作的决定

（国发〔1989〕22 号）

　　爱国卫生工作,是具有中国特色的一种卫生工作方式,符合我国社会主义初级阶段的国情。当前,爱国卫生工作的任务十分繁重,而且面临许多新的课题。国务院认为,应当在总结经验的基础上,切实加强这项工作,以便更好地适应新形势的需要。为此,特作如下决定。

　　一、用开展群众性爱国卫生工作的办法,同疾病作斗争,是我国创造的成功经验。我国人口多,底子薄,在社会主义初级阶段,要充分运用开展爱国卫生工作的方式,发动和依靠群众来解决卫生防病问题。鉴于社会卫生和除害防病任务的长期性、艰巨性、复杂性和社会性,应当把爱国卫生工作深入持久地开展下去,进一步提高群众的健康意识和健康水平。各级政府要把爱国卫生工作纳入社会发展规划,切实加强领导,使卫生条件的改善以及卫生水平的提高,与"四化"建设同步发展。

　　二、全国和各级爱国卫生运动委员会是国务院和各级人民政府的非常设机构,负责统一领导、统筹协调全国和各地爱国卫生和防治疾病工作。它的主要任务是:拟定、组织贯彻国家和地方爱国卫生和防治疾病的方针、政策和措施;统筹协调国务院和各级人民政府的有关部门及社会各团体,发动广大群众,开展除四害、讲卫生、防治疾病活动;广泛进行健康教育,普及卫生知识,提高人口卫生素质;开展群众性卫生监督,不断改善城乡生产、生活环境的卫生质量;检查和进行卫生效果评价,提高人民健康水平。爱国卫生工作的基本方针和方法是:政府组织,地方负责,部门协调,群众动手,科学治理,社会监督。各级人民政府每年都要召开一两次会议,专门研究爱国卫生工作,特别要引起对社会卫生问题的足够重视,把医疗卫生工作的重点放在预防工作上。各有关部门要在爱卫会及其办事机构的协调下,做好工作。对于开展爱国卫生工作所需的人力、物力、财力,政府要给予应有的支持。同时,要根据群众的承受能力,因地制宜地开展社会集资,义务服务,并开展有偿服务,办好公益性卫生事业,体现取之于民用之于民的精神;热情欢迎海内外有识之士捐赠投资,兴

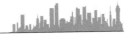

建卫生福利设施。

三、社会主义初级阶段爱国卫生工作任务是十分繁重的。必须牢固树立社会大卫生观念,坚持不懈地抓好群体性、社会性卫生工作。在今后相当长的时期内,要围绕"2000年人人享有卫生保健"的战略目标,开展活动。当前的主要任务是:

1. 坚持用科学方法,继续组织领导除四害活动。制定以灭鼠为中心的除四害规划,督促、检查年度目标的实现,组织考核、评比、验收;在巩固成效的基础上,扩大成果,有计划、有步骤地把四害的危害,降到最低限度。

2. 全国城乡,特别是大中城市、开放旅游区,要组织社会力量和有关部门,统一部署,有重点、有步骤地治理内外环境,增添卫生基础设施,加强卫生监督,进一步改善环境卫生面貌,为群众的生产、工作、生活、学习提供卫生整洁、优美舒适的环境。

3. 协调有关部门,落实"七五"计划规定的农村改水任务,到1990年使80%的农村人口饮用安全卫生水,以期从根本上控制水传疾病的发生和流行。

4. 大力发展全民的健康教育事业,普及卫生科学知识,提高群众的自我保健能力。各级爱卫会和卫生部门要有计划地建设健康教育的专业网络;宣传、文化、教育、广播电视、新闻出版和工、青、妇等有关部门及团体,都应紧密配合,认真做好这项工作,在全国城乡形成"以卫生为光荣,不卫生为耻辱"的社会新风尚。

5. 组织协调有关部门制定重大疫情、中毒事故等突发事件的防范措施和应急对策,做好人力、物力准备,控制此类突发事件的发生和减轻其危害。

四、发动群众自觉地同病害和不卫生行为作斗争是爱国卫生工作的基本出发点。当前要深化改革,探索运用新机制、新方法,加强对爱国卫生工作的管理。

评比竞赛是激励群众的有效方法,应当继续采用。以精神鼓励为主,适当给予必要的物质奖励。通过检查评比竞赛活动,推动卫生预防工作深入发展。

建立爱国卫生月制度。在开展经常性卫生活动的同时,每年都要根据不同情况,提出不同要求。在爱国卫生月活动中,要有计划地办几件有利于群众的实事,强化群众和社会各部门的大卫生观念。

加强卫生法制观念,制订爱国卫生工作条例和法规,把爱国卫生工作纳入法制管理轨道。要组织群众参与卫生法制监督活动,作为专业、专职卫生执法

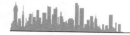

监督队伍的强大后盾。

要实行科学管理,落实远、近期规划目标,奖优罚劣,逐步使爱国卫生工作经常化、制度化、规范化。

五、全国和各级爱卫会办公室,是全国和各级爱卫会的办事机构,担负着委员会日常大量的、繁重的工作任务,要配备与工作任务相适应的人员。各级爱卫会办公室应承担组织、协调各部门共同履行社会卫生工作职责的任务。办公室的工作人员,在职称评定、职务晋升和生活福利等各方面,都应得到妥善的解决。

全国爱卫会关于印发国家卫生城市评审与管理办法的通知

（全爱卫发〔2015〕4号）

各省、自治区、直辖市和新疆生产建设兵团爱卫会：

为贯彻落实国务院《关于进一步加强新时期爱国卫生工作的意见》和全国爱国卫生工作电视电话会议精神，进一步完善国家卫生城市评审工作，提高管理规范化、科学化水平，全国爱卫会在2011年《国家卫生城市考核命名和监督管理办法》基础上，修订起草了《国家卫生城市评审与管理办法》，现印发给你们，请遵照执行。本办法自发布之日起施行，原《国家卫生城市考核命名和监督管理办法》同时废止。

请各地按照《国家卫生城市评审与管理办法》要求，认真组织开展好国家卫生城市创建活动，特别是要加强长效机制建设，杜绝突击创建、弄虚作假、"形象工程"等问题，切实提高卫生城市创建质量，创造整洁有序、健康宜居的城市环境。

全国爱国卫生运动委员会

2015年9月10日

（信息公开形式：主动公开）

国家卫生城市评审与管理办法

根据国务院《关于进一步加强新时期爱国卫生工作的意见》(国发〔2014〕66号),为确保国家卫生城市评审工作公开、公平、公正,进一步规范评审程序,提高创建水平,特制定本办法。

一、申报

本办法所称国家卫生城市,含直辖市的国家卫生区。国家卫生城市评审每3年为一个周期,每周期第2年6月底前均可申报,原则上第三年集中命名。

(一)**申报**。国家卫生城市申报遵循自愿的原则。除直辖市以外的设市城市和直辖市所辖行政区(以下统称城市),各项指标达到国家卫生城市标准要求的,可自愿向所在省(自治区、直辖市)爱卫会提出申请报告,并提供如下材料:

1. 申报城市人民政府制定的创建国家卫生城市工作规划、实施方案及工作汇报。

2. 申报城市的相关本底资料,包括区域范围、地理位置、人口、经济和社会发展情况,建成区所含区、街道、乡镇、社区、村的名单,建成区内集贸市场名单及地址,公共厕所的数量和地址,餐饮业名录,建成区规划图及城市交通图。

3. 爱国卫生工作管理法规或规范性文件,爱卫会办公室机构设置和人员组成等情况,城市生活垃圾无害化处理率,城市生活污水集中处理率,建成区绿化覆盖率和人均公园绿地面积,环境空气质量指数(AQI)或空气污染指数(API)达标情况,鼠、蚊、蝇、蟑螂等病媒生物控制达标情况,近3年环境污染和生态破坏事故、食品安全事故、职业病危害和实验室生物安全事故发生情况,近3年甲、乙类传染病暴发疫情情况,建成区烟草广告情况,群众对卫生状况满意率等11项必备条件的完成情况。上述情况需提供省级行政主管部门的证明材料。

(二)**推荐**。收到城市申报后,各省(自治区、直辖市)爱卫会根据申报情况,

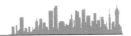

经考核后确定推荐城市,于评审周期第 2 年 6 月底前向全国爱卫会推荐,并提供推荐报告、考核鉴定意见等材料。推荐前要采取适当方式征求申报城市市民意见,对市民支持率低于 70% 的城市不予推荐。

（三）资料审核。全国爱卫会办公室接到省（自治区、直辖市）爱卫会的推荐报告后,对推荐材料进行审核以决定是否受理申报,并将审核结果告知推荐单位。

二、评审

全国爱卫会办公室组建评审专家库,专家库专家由全国爱卫会有关成员单位和各省（自治区、直辖市）爱卫会推荐,并根据实际工作需要定期进行调整。每次评审由全国爱卫会办公室从专家库中随机抽取专家组成评审专家组,具体承担评审工作,并对评审结果负责。

评审工作包括暗访、技术评估、综合评审和社会公示等程序。

（一）暗访。

对于申报受理的城市,全国爱卫会办公室适时派出专家组进行暗访。暗访重点是抽查申报城市日常卫生管理和城市基础设施建设情况,并听取当地群众意见。暗访意见应于暗访结束后 30 个工作日内书面反馈省（自治区、直辖市）爱卫会办公室。

通过暗访的城市应根据暗访意见进行整改,并由省（自治区、直辖市）爱卫会办公室验收合格后,向全国爱卫会办公室提交申请技术评估的报告。未通过暗访的城市经过不少于 2 个月的整改,由所在省（自治区、直辖市）爱卫会办公室复核合格后向全国爱卫会办公室申请再次暗访,再次暗访仍未通过的城市,本周期评审工作即终止。

（二）技术评估。

全国爱卫会办公室在接到省（自治区、直辖市）爱卫会办公室关于对申报城市进行技术评估的申请报告后,适时派出专家组对申报城市进行技术评估。专家组按照国家卫生城市标准的要求,通过听取情况介绍、查阅有关文件资料和现场随机抽查等方式,全面评估申报城市卫生状况。技术评估意见应于技术评估结束后 30 个工作日内书面反馈省（自治区、直辖市）爱卫会办公室。

通过技术评估的城市应根据技术评估意见进行整改,由所在省（自治区、

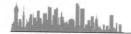

直辖市)爱卫会办公室验收合格后,向全国爱卫会办公室提交整改报告。未通过技术评估的城市,经过不少于 2 个月的整改,由所在省(自治区、直辖市)爱卫会办公室复核合格后,向全国爱卫会办公室申请再次技术评估。再次评估仍未通过的城市,本周期评审工作即终止。

(三)综合评审。

全国爱卫会办公室根据暗访和技术评估情况,组织全国爱卫会成员单位和相关专家对申报城市进行综合评审,确定拟命名为国家卫生城市的城市名单。

(四)社会公示。

拟命名国家卫生城市名单在国家卫生计生委网站和申报城市当地主要媒体上进行为期 2 周的公示,广泛听取社会各界的意见。对有争议的城市,由全国爱卫会办公室组织或委托省(自治区、直辖市)爱卫会办公室调查核实。

三、命名

全国爱卫会办公室根据评审结果,将拟命名国家卫生城市有关材料报全国爱卫会批准后,予以命名。

四、复审

国家卫生城市自命名后每 3 年复审一次。复审城市所在省(自治区、直辖市)爱卫会办公室应按照现行国家卫生城市标准,提前组织省级复查,并于第 3 年 4 月底前将复查意见报全国爱卫会办公室。全国爱卫会办公室结合省(自治区、直辖市)的复查意见组织复审,复审方式以暗访为主,并根据需要进行明查。根据复审结果,全国爱卫会对符合标准的城市予以重新确认命名。

五、评审要求

(一)省级爱卫会。

省(自治区、直辖市)爱卫会办公室应当认真做好辖区内新申报城市的推荐和国家卫生城市的复审工作。对于未认真审查申报城市材料的,全国爱卫会办公室将提出批评。对于同一评审周期内 30% 以上申报城市未通过评审或者同一年有 30% 以上接受复审的国家卫生城市未通过复审的,予以通报批

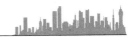

评并暂停该省（自治区、直辖市）下一周期推荐国家卫生城市资格。

（二）申报城市。

在国家卫生城市评审过程中，实行申报城市回避制度。申报城市有关材料需经由省（自治区、直辖市）爱卫会办公室报全国爱卫会办公室。整个评审期间，申报城市不得自行前往全国爱卫会办公室汇报工作。

卫生创建工作应实事求是，不得搞形式主义和弄虚作假，不得阻碍群众反映问题，不得与评审专家接触，不得干预评审工作。技术评估期间，评审专家一切费用由全国爱卫会办公室承担，申报城市应认真贯彻落实中央八项规定和相关廉政纪律要求，不得超标准安排专家食宿，不得安排与评审无关的活动，不得向评审专家赠送任何钱物。违反上述规定的，申报城市的评审工作即予终止。

（三）评审专家。

评审专家要严格按照标准和程序开展评审工作，不受外界干扰，实事求是作出结论，并对评审结论负责。要严格遵守评审纪律，保守工作秘密，不得擅自透露评审情况。要坚持廉洁自律，不得通过评审专家身份谋求私利，不得在评审工作中收受钱物，不得参加与检查评审无关的活动。专家每次参加评审均需签订国家卫生城市评审工作责任书。

违反上述规定的，全国爱卫会办公室将取消其国家卫生城市评审专家资格并通知其所属单位。

六、监督管理

国家卫生城市应当加强自身管理，发挥典型示范作用，并在城市醒目位置设置"国家卫生城市"标识，畅通爱国卫生建议与投诉平台，接受社会监督。

各省（自治区、直辖市）爱卫会办公室要加强对辖区内国家卫生城市的日常监督管理，建立健全社会监督制度，公布监督电话或邮箱等接受群众反映意见，并于每年12月底前向全国爱卫会办公室提交国家卫生城市巩固情况书面报告。

全国爱卫会办公室将不定期对国家卫生城市进行抽查，并将结果予以通报，对于巩固国家卫生城市工作成效显著的城市予以表扬；对于工作不力，城市卫生状况不符合卫生城市标准的，予以批评直至撤销命名。

（一）工作滑坡严重，群众意见较大，经全国爱卫会办公室抽查不合格的，

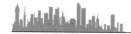

给予通报批评;连续 2 次抽查不合格的,撤销其命名。

（二）发生因防控措施不力导致的甲乙类传染病暴发疫情,或发生重大环境污染、生态破坏、食品安全、职业病危害、实验室生物安全事故的,给予通报批评;性质特别严重的,撤销其命名。

（三）复审未达标准的,撤销其命名。

二、健康教育和健康促进类

公共文化体育设施条例

（2003 年国务院第 382 号令公布）

第一章 总   则

第一条 为了促进公共文化体育设施的建设,加强对公共文化体育设施的管理和保护,充分发挥公共文化体育设施的功能,繁荣文化体育事业,满足人民群众开展文化体育活动的基本需求,制定本条例。

第二条 本条例所称公共文化体育设施,是指由各级人民政府举办或者社会力量举办的,向公众开放用于开展文化体育活动的公益性的图书馆、博物馆、纪念馆、美术馆、文化馆(站)、体育场(馆)、青少年宫、工人文化宫等的建筑物、场地和设备。

本条例所称公共文化体育设施管理单位,是指负责公共文化体育设施的维护,为公众开展文化体育活动提供服务的社会公共文化体育机构。

第三条 公共文化体育设施管理单位必须坚持为人民服务、为社会主义服务的方向,充分利用公共文化体育设施,传播有益于提高民族素质、有益于经济发展和社会进步的科学技术和文化知识,开展文明、健康的文化体育活动。

任何单位和个人不得利用公共文化体育设施从事危害公共利益的活动。

第四条 国家有计划地建设公共文化体育设施。对少数民族地区、边远贫困地区和农村地区的公共文化体育设施的建设予以扶持。

第五条 各级人民政府举办的公共文化体育设施的建设、维修、管理资金,应当列入本级人民政府基本建设投资计划和财政预算。

第六条 国家鼓励企业、事业单位、社会团体和个人等社会力量举办公共文化体育设施。

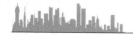

国家鼓励通过自愿捐赠等方式建立公共文化体育设施社会基金,并鼓励依法向人民政府、社会公益性机构或者公共文化体育设施管理单位捐赠财产。捐赠人可以按照税法的有关规定享受优惠。

国家鼓励机关、学校等单位内部的文化体育设施向公众开放。

第七条 国务院文化行政主管部门、体育行政主管部门依据国务院规定的职责负责全国的公共文化体育设施的监督管理。

县级以上地方人民政府文化行政主管部门、体育行政主管部门依据本级人民政府规定的职责,负责本行政区域内的公共文化体育设施的监督管理。

第八条 对在公共文化体育设施的建设、管理和保护工作中做出突出贡献的单位和个人,由县级以上地方人民政府或者有关部门给予奖励。

第二章 规划和建设

第九条 国务院发展和改革行政主管部门应当会同国务院文化行政主管部门、体育行政主管部门,将全国公共文化体育设施的建设纳入国民经济和社会发展计划。

县级以上地方人民政府应当将本行政区域内的公共文化体育设施的建设纳入当地国民经济和社会发展计划。

第十条 公共文化体育设施的数量、种类、规模以及布局,应当根据国民经济和社会发展水平、人口结构、环境条件以及文化体育事业发展的需要,统筹兼顾,优化配置,并符合国家关于城乡公共文化体育设施用地定额指标的规定。

公共文化体育设施用地定额指标,由国务院土地行政主管部门、建设行政主管部门分别会同国务院文化行政主管部门、体育行政主管部门制定。

第十一条 公共文化体育设施的建设选址,应当符合人口集中、交通便利的原则。

第十二条 公共文化体育设施的设计,应当符合实用、安全、科学、美观等要求,并采取无障碍措施,方便残疾人使用。具体设计规范由国务院建设行政主管部门会同国务院文化行政主管部门、体育行政主管部门制定。

第十三条 建设公共文化体育设施使用国有土地的,经依法批准可以以划拨方式取得。

第十四条 公共文化体育设施的建设预留地,由县级以上地方人民政府

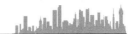

土地行政主管部门、城乡规划行政主管部门按照国家有关用地定额指标，纳入土地利用总体规划和城乡规划，并依照法定程序审批。任何单位或者个人不得侵占公共文化体育设施建设预留地或者改变其用途。

因特殊情况需要调整公共文化体育设施建设预留地的，应当依法调整城乡规划，并依照前款规定重新确定建设预留地。重新确定的公共文化体育设施建设预留地不得少于原有面积。

第十五条　新建、改建、扩建居民住宅区，应当按照国家有关规定规划和建设相应的文化体育设施。

居民住宅区配套建设的文化体育设施，应当与居民住宅区的主体工程同时设计、同时施工、同时投入使用。任何单位或者个人不得擅自改变文化体育设施的建设项目和功能，不得缩小其建设规模和降低其用地指标。

第三章　使用和服务

第十六条　公共文化体育设施管理单位应当完善服务条件，建立、健全服务规范，开展与公共文化体育设施功能、特点相适应的服务，保障公共文化体育设施用于开展文明、健康的文化体育活动。

第十七条　公共文化体育设施应当根据其功能、特点向公众开放，开放时间应当与当地公众的工作时间、学习时间适当错开。

公共文化体育设施的开放时间，不得少于省、自治区、直辖市规定的最低时限。国家法定节假日和学校寒暑假期间，应当适当延长开放时间。

学校寒暑假期间，公共文化体育设施管理单位应当增设适合学生特点的文化体育活动。

第十八条　公共文化体育设施管理单位应当向公众公示其服务内容和开放时间。公共文化体育设施因维修等原因需要暂时停止开放的，应当提前 7日向公众公示。

第十九条　公共文化体育设施管理单位应当在醒目位置标明设施的使用方法和注意事项。

第二十条　公共文化体育设施管理单位提供服务可以适当收取费用，收费项目和标准应当经县级以上人民政府有关部门批准。

第二十一条　需要收取费用的公共文化体育设施管理单位，应当根据设施的功能、特点对学生、老年人、残疾人等免费或者优惠开放，具体办法由省、

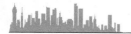

相关的法律法规和文件

自治区、直辖市制定。

第二十二条　公共文化设施管理单位可以将设施出租用于举办文物展览、美术展览、艺术培训等文化活动。

公共体育设施管理单位不得将设施的主体部分用于非体育活动。但是，因举办公益性活动或者大型文化活动等特殊情况临时出租的除外。临时出租时间一般不得超过 10 日；租用期满，租用者应当恢复原状，不得影响该设施的功能、用途。

第二十三条　公众在使用公共文化体育设施时，应当遵守公共秩序，爱护公共文化体育设施。任何单位或者个人不得损坏公共文化体育设施。

第四章　管理和保护

第二十四条　公共文化体育设施管理单位应当将公共文化体育设施的名称、地址、服务项目等内容报所在地县级人民政府文化行政主管部门、体育行政主管部门备案。

县级人民政府文化行政主管部门、体育行政主管部门应当向公众公布公共文化体育设施名录。

第二十五条　公共文化体育设施管理单位应当建立、健全安全管理制度，依法配备安全保护设施、人员，保证公共文化体育设施的完好，确保公众安全。

公共体育设施内设置的专业性强、技术要求高的体育项目，应当符合国家规定的安全服务技术要求。

第二十六条　公共文化体育设施管理单位的各项收入，应当用于公共文化体育设施的维护、管理和事业发展，不得挪作他用。

文化行政主管部门、体育行政主管部门、财政部门和其他有关部门，应当依法加强对公共文化体育设施管理单位收支的监督管理。

第二十七条　因城乡建设确需拆除公共文化体育设施或者改变其功能、用途的，有关地方人民政府在作出决定前，应当组织专家论证，并征得上一级人民政府文化行政主管部门、体育行政主管部门同意，报上一级人民政府批准。

涉及大型公共文化体育设施的，上一级人民政府在批准前，应当举行听证会，听取公众意见。

77

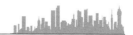

经批准拆除公共文化体育设施或者改变其功能、用途的,应当依照国家有关法律、行政法规的规定择地重建。重新建设的公共文化体育设施,应当符合规划要求,一般不得小于原有规模。迁建工作应当坚持先建设后拆除或者建设拆除同时进行的原则。迁建所需费用由造成迁建的单位承担。

第五章　法　律　责　任

第二十八条　文化、体育、城乡规划、建设、土地等有关行政主管部门及其工作人员,不依法履行职责或者发现违法行为不予依法查处的,对负有责任的主管人员和其他直接责任人员,依法给予行政处分;构成犯罪的,依法追究刑事责任。

第二十九条　侵占公共文化体育设施建设预留地或者改变其用途的,由土地行政主管部门、城乡规划行政主管部门依据各自职责责令限期改正;逾期不改正的,由作出决定的机关依法申请人民法院强制执行。

第三十条　公共文化体育设施管理单位有下列行为之一的,由文化行政主管部门、体育行政主管部门依据各自职责责令限期改正;造成严重后果的,对负有责任的主管人员和其他直接责任人员,依法给予行政处分:

（一）未按照规定的最低时限对公众开放的;

（二）未公示其服务项目、开放时间等事项的;

（三）未在醒目位置标明设施的使用方法或者注意事项的;

（四）未建立、健全公共文化体育设施的安全管理制度的;

（五）未将公共文化体育设施的名称、地址、服务项目等内容报文化行政主管部门、体育行政主管部门备案的。

第三十一条　公共文化体育设施管理单位,有下列行为之一的,由文化行政主管部门、体育行政主管部门依据各自职责责令限期改正,没收违法所得,违法所得5000元以上的,并处违法所得2倍以上5倍以下的罚款;没有违法所得或者违法所得5000元以下的,可以处1万元以下的罚款;对负有责任的主管人员和其他直接责任人员,依法给予行政处分:

（一）开展与公共文化体育设施功能、用途不相适应的服务活动的;

（二）违反本条例规定出租公共文化体育设施的。

第三十二条　公共文化体育设施管理单位及其工作人员违反本条例规定,挪用公共文化体育设施管理单位的各项收入或者有条件维护而不履行维

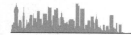

护义务的,由文化行政主管部门、体育行政主管部门依据各自职责责令限期改正;对负有责任的主管人员和其他直接责任人员,依法给予行政处分;构成犯罪的,依法追究刑事责任。

第六章　附　　则

　　第三十三条　国家机关、学校等单位内部的文化体育设施向公众开放的,由国务院文化行政主管部门、体育行政主管部门会同有关部门依据本条例的原则另行制定管理办法。

　　第三十四条　本条例自 2003 年 8 月 1 日起施行。

全民健身条例

（2009 年国务院第 560 号令公布）

第一章　总　　则

第一条　为了促进全民健身活动的开展,保障公民在全民健身活动中的合法权益,提高公民身体素质,制定本条例。

第二条　县级以上地方人民政府应当将全民健身事业纳入本级国民经济和社会发展规划,有计划地建设公共体育设施,加大对农村地区和城市社区等基层公共体育设施建设的投入,促进全民健身事业均衡协调发展。

国家支持、鼓励、推动与人民群众生活水平相适应的体育消费以及体育产业的发展。

第三条　国家推动基层文化体育组织建设,鼓励体育类社会团体、体育类民办非企业单位等群众性体育组织开展全民健身活动。

第四条　公民有依法参加全民健身活动的权利。

地方各级人民政府应当依法保障公民参加全民健身活动的权利。

第五条　国务院体育主管部门负责全国的全民健身工作,国务院其他有关部门在各自职责范围内负责有关的全民健身工作。

县级以上地方人民政府主管体育工作的部门(以下简称体育主管部门)负责本行政区域内的全民健身工作,县级以上地方人民政府其他有关部门在各自职责范围内负责有关的全民健身工作。

第六条　国家鼓励对全民健身事业提供捐赠和赞助。

自然人、法人或者其他组织对全民健身事业提供捐赠的,依法享受税收优惠。

第七条　对在发展全民健身事业中做出突出贡献的组织和个人,按照国家有关规定给予表彰、奖励。

第二章　全民健身计划

第八条　国务院制定全民健身计划,明确全民健身工作的目标、任务、措

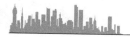

施、保障等内容。

县级以上地方人民政府根据本地区的实际情况制定本行政区域的全民健身实施计划。

制定全民健身计划和全民健身实施计划,应当充分考虑学生、老年人、残疾人和农村居民的特殊需求。

第九条 国家定期开展公民体质监测和全民健身活动状况调查。

公民体质监测由国务院体育主管部门会同有关部门组织实施;其中,对学生的体质监测由国务院教育主管部门组织实施。

全民健身活动状况调查由国务院体育主管部门组织实施。

第十条 国务院根据公民体质监测结果和全民健身活动状况调查结果,修订全民健身计划。

县级以上地方人民政府根据公民体质监测结果和全民健身活动状况调查结果,修订全民健身实施计划。

第十一条 全民健身计划由县级以上人民政府体育主管部门会同有关部门组织实施。县级以上地方人民政府应当加强组织和协调,对本行政区域全民健身计划实施情况负责。

县级以上人民政府体育主管部门应当在本级人民政府任期届满时会同有关部门对全民健身计划实施情况进行评估,并将评估结果向本级人民政府报告。

第三章 全民健身活动

第十二条 每年 8 月 8 日为全民健身日。县级以上人民政府及其有关部门应当在全民健身日加强全民健身宣传。

国家机关、企业事业单位和其他组织应当在全民健身日结合自身条件组织本单位人员开展全民健身活动。

县级以上人民政府体育主管部门应当在全民健身日组织开展免费健身指导服务。

公共体育设施应当在全民健身日向公众免费开放;国家鼓励其他各类体育设施在全民健身日向公众免费开放。

第十三条 国务院体育主管部门应当定期举办全国性群众体育比赛活动;国务院其他有关部门、全国性社会团体等,可以根据需要举办相应的全国

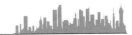

性群众体育比赛活动。

地方人民政府应当定期举办本行政区域的群众体育比赛活动。

第十四条 县级人民政府体育主管部门应当在传统节日和农闲季节组织开展与农村生产劳动和文化生活相适应的全民健身活动。

第十五条 国家机关、企业事业单位和其他组织应当组织本单位人员开展工间（前）操和业余健身活动；有条件的，可以举办运动会，开展体育锻炼测验、体质测定等活动。

第十六条 工会、共青团、妇联、残联等社会团体应当结合自身特点，组织成员开展全民健身活动。

单项体育协会应当将普及推广体育项目和组织开展全民健身活动列入工作计划，并对全民健身活动给予指导和支持。

第十七条 基层文化体育组织、居民委员会和村民委员会应当组织居民开展全民健身活动，协助政府做好相关工作。

第十八条 鼓励全民健身活动站点、体育俱乐部等群众性体育组织开展全民健身活动，宣传科学健身知识；县级以上人民政府体育主管部门和其他有关部门应当给予支持。

第十九条 对于依法举办的群众体育比赛等全民健身活动，任何组织或者个人不得非法设置审批和收取审批费用。

第二十条 广播电台、电视台、报刊和互联网站等应当加强对全民健身活动的宣传报道，普及科学健身知识，增强公民健身意识。

第二十一条 学校应当按照《中华人民共和国体育法》和《学校体育工作条例》的规定，根据学生的年龄、性别和体质状况，组织实施体育课教学，开展广播体操、眼保健操等体育活动，指导学生的体育锻炼，提高学生的身体素质。

学校应当保证学生在校期间每天参加1小时的体育活动。

第二十二条 学校每学年至少举办一次全校性的运动会；有条件的，还可以有计划地组织学生参加远足、野营、体育夏（冬）令营等活动。

第二十三条 基层文化体育组织、学校、家庭应当加强合作，支持和引导学生参加校外体育活动。

青少年活动中心、少年宫、妇女儿童中心等应当为学生开展体育活动提供便利。

第二十四条 组织大型全民健身活动，应当按照国家有关大型群众性活

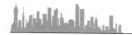

动安全管理的规定,做好安全工作。

第二十五条 任何组织或者个人不得利用健身活动从事宣扬封建迷信、违背社会公德、扰乱公共秩序、损害公民身心健康的行为。

第四章 全民健身保障

第二十六条 县级以上人民政府应当将全民健身工作所需经费列入本级财政预算,并随着国民经济的发展逐步增加对全民健身的投入。

按照国家有关彩票公益金的分配政策由体育主管部门分配使用的彩票公益金,应当根据国家有关规定用于全民健身事业。

第二十七条 公共体育设施的规划、建设、使用、管理、保护和公共体育设施管理单位提供服务,应当遵守《公共文化体育设施条例》的规定。

公共体育设施的规划、建设应当与当地经济发展水平相适应,方便群众就近参加健身活动;农村地区公共体育设施的规划、建设还应当考虑农村生产劳动和文化生活习惯。

第二十八条 学校应当在课余时间和节假日向学生开放体育设施。公办学校应当积极创造条件向公众开放体育设施;国家鼓励民办学校向公众开放体育设施。

县级人民政府对向公众开放体育设施的学校给予支持,为向公众开放体育设施的学校办理有关责任保险。

学校可以根据维持设施运营的需要向使用体育设施的公众收取必要的费用。

第二十九条 公园、绿地等公共场所的管理单位,应当根据自身条件安排全民健身活动场地。县级以上地方人民政府体育主管部门根据实际情况免费提供健身器材。

居民住宅区的设计应当安排健身活动场地。

第三十条 公园、绿地、广场等公共场所和居民住宅区的管理单位,应当对该公共场所和居民住宅区配置的全民健身器材明确管理和维护责任人。

第三十一条 国家加强社会体育指导人员队伍建设,对全民健身活动进行科学指导。

国家对不以收取报酬为目的向公众提供传授健身技能、组织健身活动、宣传科学健身知识等服务的社会体育指导人员实行技术等级制度。县级以上地

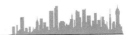

方人民政府体育主管部门应当免费为其提供相关知识和技能培训,并建立档案。

国家对以健身指导为职业的社会体育指导人员实行职业资格证书制度。以对高危险性体育项目进行健身指导为职业的社会体育指导人员,应当依照国家有关规定取得职业资格证书。

第三十二条 经营高危险性体育项目的,应当符合下列条件,并向县级以上人民政府体育主管部门提出申请:

(一)相关体育设施符合国家标准;

(二)具有达到规定数量的取得国家职业资格证书的社会体育指导人员和救助人员;

(三)具有相应的安全保障制度和措施。

县级以上人民政府体育主管部门应当自收到申请之日起30日内进行实地核查,做出批准或者不予批准的决定。批准的,应当发给许可证;不予批准的,应当书面通知申请人并说明理由。

申请经营高危险性体育项目的,应当持县级以上人民政府体育主管部门的批准文件,到工商行政管理部门依法办理相关登记手续。

国务院体育主管部门应当会同有关部门制定、调整高危险性体育项目目录,经国务院批准后予以公布。

第三十三条 国家鼓励全民健身活动组织者和健身场所管理者依法投保有关责任保险。

国家鼓励参加全民健身活动的公民依法投保意外伤害保险。

第三十四条 县级以上地方人民政府体育主管部门对高危险性体育项目经营活动,应当依法履行监督检查职责。

第五章 法 律 责 任

第三十五条 学校违反本条例规定的,由县级以上人民政府教育主管部门按照管理权限责令改正;拒不改正的,对负有责任的主管人员和其他直接责任人员依法给予处分。

第三十六条 未经批准,擅自经营高危险性体育项目的,由县级以上地方人民政府体育主管部门按照管理权限责令改正;有违法所得的,没收违法所得;违法所得不足3万元或者没有违法所得的,并处3万元以上10万元以下

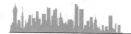

的罚款;违法所得 3 万元以上的,并处违法所得 2 倍以上 5 倍以下的罚款。

第三十七条 高危险性体育项目经营者取得许可证后,不再符合本条例规定条件仍经营该体育项目的,由县级以上地方人民政府体育主管部门按照管理权限责令改正;有违法所得的,没收违法所得;违法所得不足 3 万元或者没有违法所得的,并处 3 万元以上 10 万元以下的罚款;违法所得 3 万元以上的,并处违法所得 2 倍以上 5 倍以下的罚款;拒不改正的,由原发证机关吊销许可证。

第三十八条 利用健身活动从事宣扬封建迷信、违背社会公德、扰乱公共秩序、损害公民身心健康的行为的,由公安机关依照《中华人民共和国治安管理处罚法》的规定给予处罚;构成犯罪的,依法追究刑事责任。

第三十九条 县级以上人民政府及其有关部门的工作人员在全民健身工作中玩忽职守、滥用职权、徇私舞弊的,依法给予处分;构成犯罪的,依法追究刑事责任。

第六章 附 则

第四十条 本条例自 2009 年 10 月 1 日起施行。

中国公民健康素养
——基本知识与技能(试行)

(2008 年卫生部第 3 号公告发布)

一、基本知识和理念

1. 健康不仅仅是没有疾病或虚弱,而是身体、心理和社会适应的完好状态。

2. 每个人都有维护自身和他人健康的责任,健康的生活方式能够维护和促进自身健康。

3. 健康生活方式主要包括合理膳食、适量运动、戒烟限酒、心理平衡 4 个方面。

4. 劳逸结合,每天保证 7-8 小时睡眠。

5. 吸烟和被动吸烟会导致癌症、心血管疾病、呼吸系统疾病等多种疾病。

6. 戒烟越早越好,什么时候戒烟都为时不晚。

7. 保健食品不能代替药品。

8. 环境与健康息息相关,保护环境促进健康。

9. 献血助人利己,提倡无偿献血。

10. 成人的正常血压为收缩压低于 140 毫米汞柱,舒张压低于 90 毫米汞柱;腋下体温 36℃ -37℃;平静呼吸 16-20 次 / 分;脉搏 60-100 次 / 分。

11. 避免不必要的注射和输液,注射时必须做到一人一针一管。

12. 从事有毒有害工种的劳动者享有职业保护的权利。

13. 接种疫苗是预防一些传染病最有效、最经济的措施。

14. 肺结核主要通过病人咳嗽、打喷嚏、大声说话等产生的飞沫传播。

15. 出现咳嗽、咳痰 2 周以上,或痰中带血,应及时检查是否得了肺结核。

16. 坚持正规治疗,绝大部分肺结核病人能够治愈。

17. 艾滋病、乙肝和丙肝通过性接触、血液和母婴三种途径传播,日常生

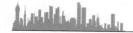

活和工作接触不会传播。

18. 蚊子、苍蝇、老鼠、蟑螂等会传播疾病。

19. 异常肿块、腔肠出血、体重减轻是癌症重要的早期报警信号。

20. 遇到呼吸、心跳骤停的伤病员,可通过人工呼吸和胸外心脏按压急救。

21. 应该重视和维护心理健康,遇到心理问题时应主动寻求帮助。

22. 每个人都应当关爱、帮助、不歧视病残人员。

23. 在流感流行季节前接种流感疫苗可减少患流感的机会或减轻流感的症状。

24. 妥善存放农药和药品等有毒物品,谨防儿童接触。

25. 发生创伤性出血,尤其是大出血时,应立即包扎止血;对骨折的伤员不应轻易搬动。

二、健康生活方式与行为

26. 勤洗手、常洗澡,不共用毛巾和洗漱用具。

27. 每天刷牙,饭后漱口。

28. 咳嗽、打喷嚏时遮掩口鼻,不随地吐痰。

29. 不在公共场所吸烟,尊重不吸烟者免于被动吸烟的权利。

30. 少饮酒,不酗酒。

31. 不滥用镇静催眠药和镇痛剂等成瘾性药物。

32. 拒绝毒品。

33. 使用卫生厕所,管理好人畜粪便。

34. 讲究饮水卫生,注意饮水安全。

35. 经常开窗通风。

36. 膳食应以谷类为主,多吃蔬菜水果和薯类,注意荤素搭配。

37. 经常食用奶类、豆类及其制品。

38. 膳食要清淡少盐。

39. 保持正常体重,避免超重与肥胖。

40. 生病后要及时就诊,配合医生治疗,按照医嘱用药。

41. 不滥用抗生素。

42. 饭菜要做熟;生吃蔬菜水果要洗净。

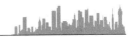

43. 生、熟食品要分开存放和加工。

44. 不吃变质、超过保质期的食品。

45. 妇女怀孕后及时去医院体检,孕期体检至少 5 次,住院分娩。

46. 孩子出生后应尽早开始母乳喂养,6 个月合理添加辅食。

47. 儿童青少年应培养良好的用眼习惯,预防近视的发生和发展。

48. 劳动者要了解工作岗位存在的危害因素,遵守操作规程,注意个人防护,养成良好习惯。

49. 孩子出生后要按照计划免疫程序进行预防接种。

50. 正确使用安全套,可以减少感染艾滋病、性病的危险。

51. 发现病死禽畜要报告,不加工、不食用病死禽畜。

52. 家养犬应接种狂犬病疫苗;人被犬、猫抓伤、咬伤后,应立即冲洗伤口,并尽快注射抗血清和狂犬病疫苗。

53. 在血吸虫病疫区,应尽量避免接触疫水;接触疫水后,应及时预防性服药。

54. 食用合格碘盐,预防碘缺乏病。

55. 每年做 1 次健康体检。

56. 系安全带(或戴头盔)、不超速、不酒后驾车能有效减少道路交通伤害。

57. 避免儿童接近危险水域,预防溺水。

58. 安全存放农药,依照说明书使用农药。

59. 冬季取暖注意通风,谨防煤气中毒。

三、基本技能

60. 需要紧急医疗救助时拨打 120 急救电话。

61. 能看懂食品、药品、化妆品、保健品的标签和说明书。

62. 会测量腋下体温。

63. 会测量脉搏。

64. 会识别常见的危险标识,如高压、易燃、易爆、剧毒、放射性、生物安全等,远离危险物。

65. 抢救触电者时,不直接接触触电者身体,会首先切断电源。

66. 发生火灾时,会隔离烟雾、用湿毛巾捂住口鼻、低姿逃生;会拨打火警电话 119。

中共中央办公厅、国务院办公厅印发《关于领导干部带头在公共场所禁烟有关事项的通知》

我国《公共场所卫生管理条例实施细则》等对公共场所禁止吸烟作出了明确规定,一些部门和地方也制定了相关规章规定和地方性法规。近年来,通过各方共同努力,公共场所禁烟工作取得积极进展。但也要看到,在公共场所吸烟的现象仍较普遍,特别是少数领导干部在公共场所吸烟,不仅危害公共环境和公众健康,而且损害党政机关和领导干部形象,造成不良影响。为进一步做好公共场所禁烟控烟工作,经中央领导同志同意,现就领导干部带头在公共场所禁烟有关事项通知如下。

一、各级领导干部要充分认识带头在公共场所禁烟的重要意义,模范遵守公共场所禁烟规定,以实际行动作出表率,自觉维护法规制度权威,自觉维护党政机关和领导干部形象。

二、各级领导干部不得在学校、医院、体育场馆、公共文化场馆、公共交通工具等禁止吸烟的公共场所吸烟,在其他有禁止吸烟标识的公共场所要带头不吸烟。同时,要积极做好禁烟控烟宣传教育和引导工作,督促公共场所经营者设置醒目的禁止吸烟警语和标志,及时劝阻和制止他人违规在公共场所吸烟。

三、各级党政机关公务活动中严禁吸烟。公务活动承办单位不得提供烟草制品,公务活动参加人员不得吸烟、敬烟、劝烟。要严格监督管理,严禁使用或变相使用公款支付烟草消费开支。

四、要把各级党政机关建成无烟机关。机关内部禁止销售或提供烟草制品,禁止烟草广告,公共办公场所禁止吸烟,传达室、会议室、楼道、食堂、洗手间等场所要张贴醒目的禁烟标识。各级党政机关要动员本单位职工控烟,鼓励吸烟职工戒烟。卫生、宣传等有关部门和单位要广泛动员各方力量,深入开展形式多样的禁烟控烟宣传教育活动,在全社会形成禁烟控烟的良好氛围。

五、各级领导干部要主动接受群众监督和舆论监督。各级党政机关要加强监督检查,对违反规定在公共场所吸烟的领导干部,要给予批评教育,造成恶劣影响的,要依纪依法严肃处理。

三、市容环境卫生类

城市市容和环境卫生管理条例

（1992年国务院第101号令发布）

第一章 总 则

第一条 为了加强城市市容和环境卫生管理,创造清洁、优美的城市工作、生活环境,促进城市社会主义物质文明和精神文明建设,制定本条例。

第二条 在中华人民共和国城市内,一切单位和个人都必须遵守本条例。

第三条 城市市容和环境卫生工作,实行统一领导、分区负责、专业人员管理与群众管理相结合的原则。

第四条 国务院城市建设行政主管部门主管全国城市市容和环境卫生工作。

省、自治区人民政府城市建设行政主管部门负责本行政区域的城市市容和环境卫生管理工作。

城市人民政府市容环境卫生行政主管部门负责本行政区域的城市市容和环境卫生管理工作。

第五条 城市人民政府应当把城市市容和环境卫生事业纳入国民经济和社会发展计划,并组织实施。

城市人民政府应当结合本地的实际情况,积极推行环境卫生用工制度的改革,并采取措施,逐步提高环境卫生工作人员的工资福利待遇。

第六条 城市人民政府应当加强城市市容和环境卫生科学知识的宣传,提高公民的环境卫生意识,养成良好的卫生习惯。一切单位和个人,都应当尊重市容和环境卫生工作人员的劳动,不得妨碍、阻挠市容和环境卫

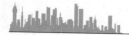

生工作人员履行职务。

第七条 国家鼓励城市市容和环境卫生的科学技术研究,推广先进技术,提高城市市容和环境卫生水平。

第八条 对在城市市容和环境卫生工作中成绩显著的单位和个人,由人民政府给予奖励。

第二章 城市市容管理

第九条 城市中的建筑物和设施,应当符合国家规定的城市容貌标准。对外开放城市、风景旅游城市和有条件的其他城市,可以结合本地具体情况,制定严于国家规定的城市容貌标准;建制镇可以参照国家规定的城市容貌标准执行。

第十条 一切单位和个人都应当保持建筑物的整洁、美观。在城市人民政府规定的街道的临街建筑物的阳台和窗外,不得堆放、吊挂有碍市容的物品。搭建或者封闭阳台必须符合城市人民政府市容环境卫生行政主管部门的有关规定。

第十一条 在城市中设置户外广告、标语牌、画廊、橱窗等,应当内容健康、外型美观,并定期维修、油饰或者拆除。大型户外广告的设置必须征得城市人民政府市容环境卫生行政主管部门同意后,按照有关规定办理审批手续。

第十二条 城市中的市政公用设施,应当与周围环境相协调,并维护和保持设施完好、整洁。

第十三条 主要街道两侧的建筑物前,应当根据需要与可能,选用透景、半透景的围墙、栅栏或者绿篱、花坛(池)、草坪等作为分界。临街树木、绿篱、花坛(池)、草坪等,应当保持整洁、美观。栽培、整修或者其他作业留下的渣土、枝叶等,管理单位、个人或者作业者应当及时清除。

第十四条 任何单位和个人都不得在街道两侧和公共场地堆放物料,搭建建筑物、构筑物或者其他设施。因建设等特殊需要,在街道两侧和公共场地临时堆放物料,搭建非永久性建筑物、构筑物或者其他设施的,必须征得城市人民政府市容环境卫生行政主管部门同意后,按照有关规定办理审批手续。

第十五条 在市区运行的交通运输工具,应当保持外型完好、整洁,货

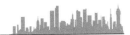

运车辆运输的液体、散装货物,应当密封、包扎、覆盖,避免泄漏、遗撒。

第十六条 城市的工程施工现场的材料、机具应当堆放整齐,渣土应当及时清运;临街工地应当设置护栏或者围布遮挡;停工场地应当及时整理并作必要的覆盖;竣工后,应当及时清理和平整场地。

第十七条 一切单位和个人,都不得在城市建筑物、设施以及树木上涂写、刻画。单位和个人在城市建筑物、设施上张挂、张贴宣传品等,须经城市人民政府市容环境卫生行政主管部门或者其他有关部门批准。

第三章 城市环境卫生管理

第十八条 城市中的环境卫生设施,应当符合国家规定的城市环境卫生标准。

第十九条 城市人民政府在进行城市新区开发或者旧区改造时,应当依照国家有关规定,建设生活废弃物的清扫、收集、运输和处理等环境卫生设施,所需经费应当纳入建设工程概算。

第二十条 城市人民政府市容环境卫生行政主管部门,应当根据城市居住人口密度和流动人口数量以及公共场所等特定地区的需要,制定公共厕所建设规划,并按照规定的标准,建设、改造或者支持有关单位建设、改造公共厕所。城市人民政府市容环境卫生行政主管部门,应当配备专业人员或者委托有关单位和个人负责公共厕所的保洁和管理;有关单位和个人也可以承包公共厕所的保洁和管理。公共厕所的管理者可以适当收费,具体办法由省、自治区、直辖市人民政府制定。对不符合规定标准的公共厕所,城市人民政府应当责令有关单位限期改造。公共厕所的粪便应当排入贮(化)粪池或者城市污水系统。

第二十一条 多层和高层建筑应当设置封闭式垃圾通道或者垃圾贮存设施,并修建清运车辆通道。城市街道两侧、居住区或者人流密集地区,应当设置封闭式垃圾容器、果皮箱等设施。

第二十二条 一切单位和个人都不得擅自拆除环境卫生设施;因建设需要必须拆除的,建设单位必须事先提出拆迁方案,报城市人民政府市容环境卫生行政主管部门批准。

第二十三条 按国家行政建制设立的市的主要街道、广场和公共水域的环境卫生,由环境卫生专业单位负责。居住区、街巷等地方,由街道办事

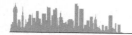

处负责组织专人清扫保洁。

第二十四条　飞机场、火车站、公共汽车始末站、港口、影剧院、博物馆、展览馆、纪念馆、体育馆(场)和公园等公共场所,由本单位负责清扫保洁。

第二十五条　机关、团体、部队、企事业单位,应当按照城市人民政府市容环境卫生行政主管部门划分的卫生责任区负责清扫保洁。

第二十六条　城市集贸市场,由主管部门负责组织专人清扫保洁。各种摊点,由从业者负责清扫保洁。

第二十七条　城市港口客货码头作业范围内的水面,由港口客货码头经营单位责成作业者清理保洁。在市区水域行驶或者停泊的各类船舶上的垃圾、粪便,由船上负责人依照规定处理。

第二十八条　城市人民政府市容环境卫生行政主管部门对城市生活废弃物的收集、运输和处理实施监督管理。一切单位和个人,都应当依照城市人民政府市容环境卫生行政主管部门规定的时间、地点、方式,倾倒垃圾、粪便。对垃圾、粪便应当及时清运,并逐步做到垃圾、粪便的无害化处理和综合利用。对城市生活废弃物应当逐步做到分类收集、运输和处理。

第二十九条　环境卫生管理应当逐步实行社会化服务。有条件的城市,可以成立环境卫生服务公司。

凡委托环境卫生专业单位清扫、收集、运输和处理废弃物的,应当交纳服务费。具体办法由省、自治区、直辖市人民政府制定。

第三十条　城市人民政府应当有计划地发展城市煤气、天然气、液化气,改变燃料结构;鼓励和支持有关部门组织净菜进城和回收利用废旧物资,减少城市垃圾。

第三十一条　医院、疗养院、屠宰场、生物制品厂产生的废弃物,必须依照有关规定处理。

第三十二条　公民应当爱护公共卫生环境,不随地吐痰、便溺,不乱扔果皮、纸屑和烟头等废弃物。

第三十三条　按国家行政建制设立的市的市区内,禁止饲养鸡、鸭、鹅、兔、羊、猪等家畜家禽;因教学、科研以及其他特殊需要饲养的,须经其所在地城市人民政府市容环境卫生行政主管部门批准。

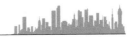

第四章 罚 则

第三十四条 有下列行为之一者，城市人民政府市容环境卫生行政主管部门或者其委托的单位除责令其纠正违法行为、采取补救措施外，可以并处警告、罚款：

（一）随地吐痰、便溺、乱扔果皮、纸屑和烟头等废弃物的；

（二）在城市建筑物、设施以及树木上涂写、刻画或者未经批准张挂、张贴宣传品等的；

（三）在城市人民政府规定的街道的临街建筑物的阳台和窗外，堆放、吊挂有碍市容的物品的；

（四）不按规定的时间、地点、方式，倾倒垃圾、粪便的；

（五）不履行卫生责任区清扫保洁义务或者不按规定清运、处理垃圾和粪便的；

（六）运输液体、散装货物不作密封、包扎、覆盖，造成泄漏、遗撒的；

（七）临街工地不设置护栏或者不作遮挡、停工场地不及时整理并作必要覆盖或者竣工后不及时清理和平整场地，影响市容和环境卫生的。

第三十五条 未经批准擅自饲养家畜家禽影响市容和环境卫生的，由城市人民政府市容环境卫生行政主管部门或者其委托的单位，责令其限期处理或者予以没收，并可处以罚款。

第三十六条 有下列行为之一者，由城市人民政府市容环境卫生行政主管部门或者其委托的单位责令其停止违法行为，限期清理、拆除或者采取其他补救措施，并可处以罚款：

（一）未经城市人民政府市容环境卫生行政主管部门同意，擅自设置大型户外广告，影响市容的；

（二）未经城市人民政府市容环境卫生行政主管部门批准，擅自在街道两侧和公共场地堆放物料，搭建建筑物、构筑物或者其他设施，影响市容的；

（三）未经批准擅自拆除环境卫生设施或者未按批准的拆迁方案进行拆迁的。

第三十七条 凡不符合城市容貌标准、环境卫生标准的建筑物或者设施，由城市人民政府市容环境卫生行政主管部门会同城市规划行政主管部

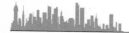

门,责令有关单位和个人限期改造或者拆除;逾期未改造或者未拆除的,经县级以上人民政府批准,由城市人民政府市容环境卫生行政主管部门或者城市规划行政主管部门组织强制拆除,并可处以罚款。

第三十八条　损坏各类环境卫生设施及其附属设施的,城市人民政府市容环境卫生行政主管部门或者其委托的单位除责令其恢复原状外,可以并处罚款;盗窃、损坏各类环境卫生设施及其附属设施,应当给予治安管理处罚的,依照《中华人民共和国治安管理处罚条例》的规定处罚;构成犯罪的,依法追究刑事责任。

第三十九条　侮辱、殴打市容和环境卫生工作人员或者阻挠其执行公务的,依照《中华人民共和国治安管理处罚条例》的规定处罚;构成犯罪的,依法追究刑事责任。

第四十条　当事人对行政处罚决定不服的,可以自接到处罚通知之日起十五日内,向作出处罚决定机关的上一级机关申请复议;对复议决定不服的,可以自接到复议决定书之日起十五日内向人民法院起诉。当事人也可以自接到处罚通知之日起十五日内直接向人民法院起诉。期满不申请复议、也不向人民法院起诉、又不履行处罚决定的,由作出处罚决定的机关申请人民法院强制执行。对治安管理处罚不服的,依照《中华人民共和国治安管理处罚条例》的规定办理。

第四十一条　城市人民政府市容环境卫生行政主管部门工作人员玩忽职守、滥用职权、徇私舞弊的,由其所在单位或者上级主管机关给予行政处分;构成犯罪的,依法追究刑事责任。

第五章　附　　则

第四十二条　未设镇建制的城市型居民区可以参照本条例执行。

第四十三条　省、自治区、直辖市人民政府可以根据本条例制定实施办法。

第四十四条　本条例由国务院城市建设行政主管部门负责解释。

第四十五条　本条例由 1992 年 8 月 1 日起施行。

城市生活垃圾管理办法

（2007 年建设部第 157 号令发布）

第一章 总 则

第一条 为了加强城市生活垃圾管理，改善城市市容和环境卫生，根据《中华人民共和国固体废物污染环境防治法》、《城市市容和环境卫生管理条例》等法律、行政法规，制定本办法。

第二条 本办法适用于中华人民共和国境内城市生活垃圾的清扫、收集、运输、处置及相关管理活动。

第三条 城市生活垃圾的治理，实行减量化、资源化、无害化和谁产生、谁依法负责的原则。

国家采取有利于城市生活垃圾综合利用的经济、技术政策和措施，提高城市生活垃圾治理的科学技术水平，鼓励对城市生活垃圾实行充分回收和合理利用。

第四条 产生城市生活垃圾的单位和个人，应当按照城市人民政府确定的生活垃圾处理费收费标准和有关规定缴纳城市生活垃圾处理费。

城市生活垃圾处理费应当专项用于城市生活垃圾收集、运输和处置，严禁挪作他用。

第五条 国务院建设主管部门负责全国城市生活垃圾管理工作。

省、自治区人民政府建设主管部门负责本行政区域内城市生活垃圾管理工作。

直辖市、市、县人民政府建设（环境卫生）主管部门负责本行政区域内城市生活垃圾的管理工作。

第六条 任何单位和个人都应当遵守城市生活垃圾管理的有关规定，并有权对违反本办法的单位和个人进行检举和控告。

第二章 治理规划与设施建设

第七条 直辖市、市、县人民政府建设（环境卫生）主管部门应当会同城市

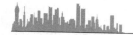

规划等有关部门,依据城市总体规划和本地区国民经济和社会发展计划等,制定城市生活垃圾治理规划,统筹安排城市生活垃圾收集、处置设施的布局、用地和规模。

制定城市生活垃圾治理规划,应当广泛征求公众意见。

第八条　城市生活垃圾收集、处置设施用地应当纳入城市黄线保护范围,任何单位和个人不得擅自占用或者改变其用途。

第九条　城市生活垃圾收集、处置设施建设,应当符合城市生活垃圾治理规划和国家有关技术标准。

第十条　从事新区开发、旧区改建和住宅小区开发建设的单位,以及机场、码头、车站、公园、商店等公共设施、场所的经营管理单位,应当按照城市生活垃圾治理规划和环境卫生设施的设置标准,配套建设城市生活垃圾收集设施。

第十一条　城市生活垃圾收集、处置设施工程建设的勘察、设计、施工和监理,应当严格执行国家有关法律、法规和技术标准。

第十二条　城市生活垃圾收集、处置设施工程竣工后,建设单位应当依法组织竣工验收,并在竣工验收后三个月内,依法向当地人民政府建设主管部门和环境卫生主管部门报送建设工程项目档案。未经验收或者验收不合格的,不得交付使用。

第十三条　任何单位和个人不得擅自关闭、闲置或者拆除城市生活垃圾处置设施、场所;确有必要关闭、闲置或者拆除的,必须经所在地县级以上地方人民政府建设(环境卫生)主管部门和环境保护主管部门核准,并采取措施,防止污染环境。

第十四条　申请关闭、闲置或者拆除城市生活垃圾处置设施、场所的,应当提交以下材料:

(一)书面申请;

(二)权属关系证明材料;

(三)丧失使用功能或其使用功能被其他设施替代的证明;

(四)防止环境污染的方案;

(五)拟关闭、闲置或者拆除设施的现状图及拆除方案;

(六)拟新建设施设计图;

(七)因实施城市规划需要闲置、关闭或者拆除的,还应当提供规划、建设

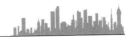

主管部门的批准文件。

第三章　清扫、收集、运输

第十五条　城市生活垃圾应当逐步实行分类投放、收集和运输。具体办法,由直辖市、市、县人民政府建设(环境卫生)主管部门根据国家标准和本地区实际制定。

第十六条　单位和个人应当按照规定的地点、时间等要求,将生活垃圾投放到指定的垃圾容器或者收集场所。废旧家具等大件垃圾应当按规定时间投放在指定的收集场所。

城市生活垃圾实行分类收集的地区,单位和个人应当按照规定的分类要求,将生活垃圾装入相应的垃圾袋内,投入指定的垃圾容器或者收集场所。

宾馆、饭店、餐馆以及机关、院校等单位应当按照规定单独收集、存放本单位产生的餐厨垃圾,并交符合本办法要求的城市生活垃圾收集、运输企业运至规定的城市生活垃圾处理场所。

禁止随意倾倒、抛洒或者堆放城市生活垃圾。

第十七条　从事城市生活垃圾经营性清扫、收集、运输的企业,应当取得城市生活垃圾经营性清扫、收集、运输服务许可证。

未取得城市生活垃圾经营性清扫、收集、运输服务许可证的企业,不得从事城市生活垃圾经营性清扫、收集、运输活动。

第十八条　直辖市、市、县建设(环境卫生)主管部门应当通过招投标等公平竞争方式作出城市生活垃圾经营性清扫、收集、运输许可的决定,向中标人颁发城市生活垃圾经营性清扫、收集、运输服务许可证。

直辖市、市、县建设(环境卫生)主管部门应当与中标人签订城市生活垃圾清扫、收集、运输经营协议。

城市生活垃圾清扫、收集、运输经营协议应当明确约定经营期限、服务标准等内容,作为城市生活垃圾清扫、收集、运输服务许可证的附件。

第十九条　从事城市生活垃圾经营性清扫、收集、运输服务的企业,应当具备以下条件:

(一)具备企业法人资格,从事垃圾清扫、收集的企业注册资本不少于人民币 100 万元,从事垃圾运输的企业注册资本不少于人民币 300 万元;

(二)机械清扫能力达到总清扫能力的 20% 以上,机械清扫车辆包括洒水

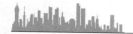

车和清扫保洁车辆。机械清扫车辆应当具有自动洒水、防尘、防遗撒、安全警示功能,安装车辆行驶及清扫过程记录仪;

(三)垃圾收集应当采用全密闭运输工具,并应当具有分类收集功能;

(四)垃圾运输应当采用全密闭自动卸载车辆或船只,具有防臭味扩散、防遗撒、防渗沥液滴漏功能,安装行驶及装卸记录仪;

(五)具有健全的技术、质量、安全和监测管理制度并得到有效执行;

(六)具有合法的道路运输经营许可证、车辆行驶证;

(七)具有固定的办公及机械、设备、车辆、船只停放场所。

第二十条 从事城市生活垃圾经营性清扫、收集、运输的企业应当履行以下义务:

(一)按照环境卫生作业标准和作业规范,在规定的时间内及时清扫、收运城市生活垃圾;

(二)将收集的城市生活垃圾运到直辖市、市、县人民政府建设(环境卫生)主管部门认可的处理场所;

(三)清扫、收运城市生活垃圾后,对生活垃圾收集设施及时保洁、复位,清理作业场地,保持生活垃圾收集设施和周边环境的干净整洁;

(四)用于收集、运输城市生活垃圾的车辆、船舶应当做到密闭、完好和整洁。

第二十一条 从事城市生活垃圾经营性清扫、收集、运输的企业,禁止实施下列行为:

(一)任意倾倒、抛洒或者堆放城市生活垃圾;

(二)擅自停业、歇业;

(三)在运输过程中沿途丢弃、遗撒生活垃圾。

第二十二条 工业固体废弃物、危险废物应当按照国家有关规定单独收集、运输,严禁混入城市生活垃圾。

第四章 处 置

第二十三条 城市生活垃圾应当在城市生活垃圾转运站、处理厂(场)处置。任何单位和个人不得任意处置城市生活垃圾。

第二十四条 城市生活垃圾处置所采用的技术、设备、材料,应当符合国家有关城市生活垃圾处理技术标准的要求,防止对环境造成污染。

第二十五条 从事城市生活垃圾经营性处置的企业,应当向所在地直辖

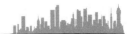

市、市、县人民政府建设（环境卫生）主管部门取得城市生活垃圾经营性处置服务许可证。

未取得城市生活垃圾经营性处置服务许可证，不得从事城市生活垃圾经营性处置活动。

第二十六条　直辖市、市、县建设（环境卫生）主管部门应当通过招投标等公平竞争方式作出城市生活垃圾经营性处置许可的决定，向中标人颁发城市生活垃圾经营性处置服务许可证。

直辖市、市、县建设（环境卫生）主管部门应当与中标人签订城市生活垃圾处置经营协议，明确约定经营期限、服务标准等内容，并作为城市生活垃圾经营性处置服务许可证的附件。

第二十七条　从事城市生活垃圾经营性处置服务的企业，应当具备以下条件：

（一）具备企业法人资格，规模小于100吨/日的卫生填埋场和堆肥厂的注册资本不少于人民币500万元，规模大于100吨/日的卫生填埋场和堆肥厂的注册资本不少于人民币5000万元，焚烧厂的注册资本不少于人民币1亿元；

（二）卫生填埋场、堆肥厂和焚烧厂的选址符合城乡规划，并取得规划许可文件；

（三）采用的技术、工艺符合国家有关标准；

（四）有至少5名具有初级以上专业技术职称的人员，其中包括环境工程、机械、环境监测等专业的技术人员。技术负责人具有5年以上垃圾处理工作经历，并具有中级以上专业技术职称；

（五）具有完善的工艺运行、设备管理、环境监测与保护、财务管理、生产安全、计量统计等方面的管理制度并得到有效执行；

（六）生活垃圾处理设施配备沼气检测仪器，配备环境监测设施如渗沥液监测井、尾气取样孔，安装在线监测系统等监测设备并与建设（环境卫生）主管部门联网；

（七）具有完善的生活垃圾渗沥液、沼气的利用和处理技术方案，卫生填埋场对不同垃圾进行分区填埋方案、生活垃圾处理的渗沥液、沼气、焚烧烟气、残渣等处理残余物达标处理排放方案；

（八）有控制污染和突发事件的预案。

第二十八条　从事城市生活垃圾经营性处置的企业应当履行以下义务：

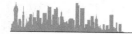

（一）严格按照国家有关规定和技术标准,处置城市生活垃圾;

（二）按照规定处理处置过程中产生的污水、废气、废渣、粉尘等,防止二次污染;

（三）按照所在地建设(环境卫生)主管部门规定的时间和要求接收生活垃圾;

（四）按照要求配备城市生活垃圾处置设备、设施,保证设施、设备运行良好;

（五）保证城市生活垃圾处置站、场(厂)环境整洁;

（六）按照要求配备合格的管理人员及操作人员;

（七）对每日收运、进出场站、处置的生活垃圾进行计量,按照要求将统计数据和报表报送所在地建设(环境卫生)主管部门;

（八）按照要求定期进行水、气、土壤等环境影响监测,对生活垃圾处理设施的性能和环保指标进行检测、评价,向所在地建设(环境卫生)主管部门报告检测、评价结果。

第五章　监　督　管　理

第二十九条　国务院建设主管部门和省、自治区人民政府建设主管部门应当建立健全监督管理制度,对本办法的执行情况进行监督检查。

直辖市、市、县人民政府建设(环境卫生)主管部门应当对本行政区域内城市生活垃圾经营性清扫、收集、运输、处置企业执行本办法的情况进行监督检查;根据需要,可以向城市生活垃圾经营性处置企业派驻监督员。

第三十条　直辖市、市、县人民政府建设(环境卫生)主管部门实施监督检查时,有权采取下列措施:

（一）查阅复制有关文件和资料;

（二）要求被检查的单位和个人就有关问题做出说明;

（三）进入现场开展检查;

（四）责令有关单位和个人改正违法行为。

有关单位和个人应当支持配合监督检查并提供工作方便,不得妨碍与阻挠监督检查人员依法执行职务。

第三十一条　直辖市、市、县人民政府建设(环境卫生)主管部门应当委托具有计量认证资格的机构,定期对城市生活垃圾处理场站的垃圾处置数量、质量和环境影响进行监测。

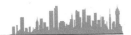

第三十二条 城市生活垃圾经营性清扫、收集、运输、处置服务许可有效期届满需要继续从事城市生活垃圾经营性清扫、收集、运输、处置活动的,应当在有效期届满 30 日前向原发证机关申请办理延续手续。准予延续的,直辖市、市、县建设(环境卫生)主管部门应当与城市生活垃圾经营性清扫、收集、运输、处置企业重新订立经营协议。

第三十三条 有下列情形之一的,可以依法撤销许可证书:

(一)建设(环境卫生)主管部门工作人员滥用职权、玩忽职守作出准予城市生活垃圾清扫、收集、运输或者处置许可决定的;

(二)超越法定职权作出准予城市生活垃圾清扫、收集、运输或者处置许可决定的;

(三)违反法定程序作出准予城市生活垃圾清扫、收集、运输或者处置许可决定的;

(四)对不符合许可条件的申请人作出准予许可的;

(五)依法可以撤销许可的其他情形。

申请人以欺骗、贿赂等不正当手段取得许可的,应当予以撤销。

第三十四条 有下列情形之一的,从事城市生活垃圾经营性清扫、收集、运输或者处置的企业应当向原许可机关提出注销许可证的申请,交回许可证书;原许可机关应当办理注销手续,公告其许可证书作废:

(一)许可事项有效期届满,未依法申请延期的;

(二)企业依法终止的;

(三)许可证依法被撤回、撤销或者吊销的;

(四)法律、法规规定的其他应当注销的情形。

第三十五条 从事城市生活垃圾经营性清扫、收集、运输、处置的企业需停业、歇业的,应当提前半年向所在地直辖市、市、县人民政府建设(环境卫生)主管部门报告,经同意后方可停业或者歇业。

直辖市、市、县人民政府建设(环境卫生)主管部门应当在城市生活垃圾经营性清扫、收集、运输、处置企业停业或者歇业前,落实保障及时清扫、收集、运输、处置城市生活垃圾的措施。

第三十六条 直辖市、市、县人民政府建设(环境卫生)主管部门应当会同有关部门制定城市生活垃圾清扫、收集、运输和处置应急预案,建立城市生活垃圾应急处理系统,确保紧急或者特殊情况下城市生活垃圾的正常清扫、收

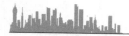

集、运输和处置。

　　从事城市生活垃圾经营性清扫、收集、运输和处置的企业,应当制定突发事件生活垃圾污染防范的应急方案,并报所在地直辖市、市、县人民政府建设(环境卫生)主管部门备案。

　　第三十七条　从事城市生活垃圾经营性清扫、收集、运输或者处置的企业应当按照国家劳动保护的要求和规定,改善职工的工作条件,采取有效措施,逐步提高职工的工资和福利待遇,做好职工的卫生保健和技术培训工作。

第六章　法　律　责　任

　　第三十八条　单位和个人未按规定缴纳城市生活垃圾处理费的,由直辖市、市、县人民政府建设(环境卫生)主管部门责令限期改正,逾期不改正的,对单位可处以应交城市生活垃圾处理费三倍以下且不超过3万元的罚款,对个人可处以应交城市生活垃圾处理费三倍以下且不超过1000元的罚款。

　　第三十九条　违反本办法第十条规定,未按照城市生活垃圾治理规划和环境卫生设施标准配套建设城市生活垃圾收集设施的,由直辖市、市、县人民政府建设(环境卫生)主管部门责令限期改正,并可处以1万元以下的罚款。

　　第四十条　违反本办法第十二条规定,城市生活垃圾处置设施未经验收或者验收不合格投入使用的,由直辖市、市、县人民政府建设主管部门责令改正,处工程合同价款2%以上4%以下的罚款;造成损失的,应当承担赔偿责任。

　　第四十一条　违反本办法第十三条规定,未经批准擅自关闭、闲置或者拆除城市生活垃圾处置设施、场所的,由直辖市、市、县人民政府建设(环境卫生)主管部门责令停止违法行为,限期改正,处以1万元以上10万元以下的罚款。

　　第四十二条　违反本办法第十六条规定,随意倾倒、抛洒、堆放城市生活垃圾的,由直辖市、市、县人民政府建设(环境卫生)主管部门责令停止违法行为,限期改正,对单位处以5000元以上5万元以下的罚款。个人有以上行为的,处以200元以下的罚款。

　　第四十三条　违反本办法第十七条、第二十五条规定,未经批准从事城市

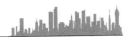

生活垃圾经营性清扫、收集、运输或者处置活动的,由直辖市、市、县人民政府建设(环境卫生)主管部门责令停止违法行为,并处以 3 万元的罚款。

第四十四条 违反本办法规定,从事城市生活垃圾经营性清扫、收集、运输的企业在运输过程中沿途丢弃、遗撒生活垃圾的,由直辖市、市、县人民政府建设(环境卫生)卫生主管部门责令停止违法行为,限期改正,处以 5000 元以上 5 万元以下的罚款。

第四十五条 从事生活垃圾经营性清扫、收集、运输的企业不履行本办法第二十条规定义务的,由直辖市、市、县人民政府建设(环境卫生)主管部门责令限期改正,并可处以 5000 元以上 3 万元以下的罚款;城市生活垃圾经营性处置企业不履行本办法第二十八条规定义务的,由直辖市、市、县人民政府建设(环境卫生)主管部门责令限期改正,并可处以 3 万元以上 10 万元以下的罚款。造成损失的,依法承担赔偿责任。

第四十六条 违反本办法规定,从事城市生活垃圾经营性清扫、收集、运输的企业,未经批准擅自停业、歇业的,由直辖市、市、县人民政府建设(环境卫生)主管部门责令限期改正,并可处以 1 万元以上 3 万元以下罚款;从事城市生活垃圾经营性处置的企业,未经批准擅自停业、歇业的,由直辖市、市、县人民政府建设(环境卫生)主管部门责令限期改正,并可处以 5 万元以上 10 万元以下罚款。造成损失的,依法承担赔偿责任。

第四十七条 违反本办法规定的职权和程序,核发城市生活垃圾清扫、收集、运输、处理许可证的,由上级主管机关责令改正,并对其主管人员及其他直接责任人员给予行政处分;构成犯罪的,应当追究刑事责任。

国家机关工作人员在城市生活垃圾监督管理工作中,玩忽职守、滥用职权、徇私舞弊的,依法给予行政处分;构成犯罪的,依法追究刑事责任。

第七章 附 则

第四十八条 城市建筑垃圾的管理适用《城市建筑垃圾管理规定》(建设部令第 139 号)。

第四十九条 本办法的规定适用于从事城市生活垃圾非经营性清扫、收集、运输、处置的单位;但是,有关行政许可的规定以及第四十五条、第四十六条的规定除外。

第五十条 城市生活垃圾清扫、收集、运输服务许可证和城市生活垃圾处

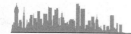

置服务许可证由国务院建设主管部门统一规定格式,省、自治区人民政府建设主管部门和直辖市人民政府建设(环境卫生)主管部门组织印制。

第五十一条 本办法自 2007 年 7 月 1 日起施行。1993 年 8 月 10 日建设部颁布的《城市生活垃圾管理办法》(建设部令第 27 号)同时废止。

城市公厕管理办法

(1990 年建设部第 9 号令发布)

第一章 总 则

第一条 为促进社会主义精神文明建设,加强城市公厕管理,提高城市公厕卫生水平,方便群众使用,制定本办法。

第二条 本办法适用于城市(指国家按行政建制设立的直辖市、市、镇)的公厕管理。

第三条 本办法所称公厕,是指供城市居民和流动人口共同使用的厕所,包括公共建筑(如车站、码头、商店、饭店、影剧院、体育场馆、展览馆、办公楼等)附设的公厕。

第四条 任何人使用城市公厕,都应当自觉维护公厕的清洁、卫生,爱护公厕的设备、设施。

第五条 国务院建设行政主管部门负责全国城市公厕的监督管理。

省、自治区人民政府建设行政主管部门负责本行政区域城市公厕的监督管理。

城市人民政府环境卫生行政主管部门负责本行政区域城市公厕的监督管理。

第二章 城市公厕的规划

第六条 城市公厕应当按照"全面规划、合理布局、改建并重、卫生适用、方便群众、水厕为主、有利排运"的原则,进行规划建设。

第七条 城市公厕规划是城市环境卫生规划的组成部分,应当由城市人民政府环境卫生行政主管部门会同城市规划行政主管部门,依照《城市公共厕所规划和设计标准》及公共建筑设计规范进行编制。

第八条 下列城市公共场所应当设置公厕,并应当设立明显的标志或指路牌:

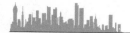

（一）广场和主要交通干道两侧；

（二）车站、码头、展览馆等公共建筑物附近。

第九条　城市公厕应当修建在明显易找、便于粪便排放或机器抽运的地段。新修建的公厕外观应当与周围环境相协调。

第十条　任何单位和个人不得擅自占用城市公厕规划用地或者改变其性质。

建设单位经批准征用的土地含有城市公厕规划用地的，建设单位应当按照城市公厕规划和城市人民政府环境卫生行政主管部门的要求修建公厕，并向社会开放使用。

第三章　城市公厕的建设和维修管理

第十一条　城市公厕的建设和维修管理，按照下列分工，分别由城市环境卫生单位和有关单位负责：

（一）城市主次干道两侧的公厕由城市人民政府环境卫生行政主管部门指定的管理单位负责；

（二）城市各类集贸市场的公厕由集贸市场经营管理单位负责；

（三）新建、改建居民楼群和住宅小区的公厕由其管理单位负责；

（四）风景名胜、旅游点的公厕由其主管部门或经营管理单位负责；

（五）公共建筑附设的公厕由产权单位负责。

本条前款第二、三、四项中的单位，可以与城市环境卫生单位商签协议，委托其代建和维修管理。

第十二条　新建的公厕应当以水冲式厕所为主。对于原有不符合卫生标准的旱厕，应当逐步进行改造。

第十三条　影剧院、商店、饭店、车站等公共建筑没有附设公厕或者原有公厕及其卫生设施不足的，应当按照城市人民政府环境卫生行政主管部门的要求进行新建、扩建或者改造。

第十四条　公共建筑附设的公厕及其卫生设施的设计和安装，应当符合国家和地方的有关标准。

第十五条　对于损坏严重或者年久失修的公厕，依照本章第十一条的规定，分别由有关单位负责改造或者重建，但在拆除重建时应当先建临时公厕。

第十六条　独立设置的城市公厕竣工时，建设单位应当通知城市人民政

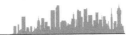

府环境卫生行政主管部门或者其指定的部门参加验收。凡验收不合格的，不准交付使用。

第十七条　城市公厕产权单位应当依照《城市建设档案管理暂行规定》，管理好公厕档案。非单一产权的公厕，由城市人民政府环境卫生行政主管部门指定有关单位代为管理。

第四章　城市公厕的保洁和使用管理

第十八条　城市公厕的保洁工作，依照本办法第十一条的规定，分别由有关单位负责或者与城市环境卫生单位商签协议，委托代管。

第十九条　城市公厕的保洁，应当逐步做到规范化、标准化，保持公厕的清洁、卫生和设备、设施完好。

城市公厕的保洁标准，由城市人民政府环境卫生行政主管部门制定。

第二十条　城市人民政府环境卫生行政主管部门应当对公厕的卫生及设备、设施等进行检查，对于不符合规定的，应当予以纠正。

第二十一条　在旅游景点、车站、繁华商业区等公共场所独立设置的较高档次公厕，可以适当收费。具体收费办法由省、自治区人民政府建设行政主管部门和直辖市人民政府环境卫生行政主管部门提出方案，经同级人民政府物价、财政部门批准。所收费用专项用于公厕的维修和管理。

第五章　奖励与处罚

第二十二条　城市人民政府环境卫生行政主管部门，对于在城市公厕的规划、建设和管理中取得显著成绩的单位和个人，应当给予表彰和奖励。

第二十三条　凡违反本办法第十条、第十一条、第十三条、第十四条、第十五条、第十六条规定的单位和个人，城市人民政府环境卫生行政主管部门可以根据情节，给予警告，责令限期改正或者罚款。

第二十四条　对于违反本办法，有下列行为之一的，城市人民政府环境卫生行政主管部门可以责令其恢复原状、赔偿损失，并处以罚款：

（一）在公厕内乱丢垃圾、污物，随地吐痰，乱涂乱画的；

（二）破坏公厕设施、设备的；

（三）未经批准擅自占用或者改变公厕使用性质的。

第二十五条　对于违反本办法第二十一条的规定，擅自收费或者滥收费

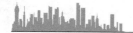

的,由当地物价部门的物价检查机构依照《中华人民共和国价格管理条例》的有关规定进行处罚。

第二十六条　对于违反本办法,同时又违反《中华人民共和国治安管理处罚条例》的,由公安机关给予治安管理处罚;构成犯罪的,由司法机关依法追究刑事责任。

第二十七条　当事人对行政处罚决定不服,可以依照《中华人民共和国行政诉讼法》的有关规定,申请行政复议或者向人民法院起诉。逾期不申请复议或者不向人民法院起诉,又不履行决定的,由作出处罚决定的机关申请人民法院强制执行。

第六章　附　　则

第二十八条　未设镇建制的工矿区公厕管理,可以参照本办法执行。

第二十九条　各省、自治区人民政府建设行政主管部门和直辖市人民政府环境卫生行政主管部门可以根据本办法制订实施细则,报同级人民政府批准发布。

第三十条　本办法由建设部负责解释。

第三十一条　本办法自一九九一年一月一日起施行。

标准化菜市场设置与管理规范

（商商贸发〔2009〕290号）

范　围

本规范规定了菜市场设置与管理使用的术语和遵循的原则,规定了菜市场选址、场内环境、建筑装修、设施设备、场内布局、商品卫生质量、现场食品加工、品牌食品经营、市场管理、诚信经营等应达到的要求。

本规范适用于社区菜市场的新建、改造与管理。

术语和定义

下列术语和定义适用于本规范。

1. 菜市场

是由市场举办者提供固定商位(包括摊位、店铺、营业房等)和相应设施,提供物业服务,实施经营管理,有多个经营者进场独立从事蔬菜、蛋品、家禽、肉制品、水产品、豆制品、调味品、熟食卤品、腌腊制品、水果、粮油制品等各类农副产品的经营场所,是城市公益性的公共配备服务设施。

2. 不可食用肉

是指"三腺"(甲状腺、肾上腺和有病变的淋巴结)、伤肉、霉变肉、病死肉等有毒有害肉。

3. 无害化处理

是指将病死动物及不符合卫生要求的畜禽体或起病变组织器官等经过处理达到对人畜无害要求。

4. 水产品"二去"服务

是指零售点为消费者对冰鲜和活鲜水产品进行去内脏,去鳞服务。

5. 农产品废弃物

是指蔬菜的枯败叶、水产品的头、内脏等不可食用部分和有毒、有害及变质水产品。

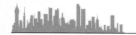

场 地 环 境

1. 选址要求

菜市场选址应符合城市规划、土地利用规划及商业网点规划的要求,并取得相应的规划审批手续。

菜市场设置应符合交通、环保、消防等有关规定,与城市改造、居住区和社区商业建设相配套,并选择在交通便利处。

以菜市场外墙为界,直线距离 1 公里以内,无有毒有害等污染源,无生产或贮存易燃、易爆、有毒等危险品的场所。

2. 建筑

新建菜市场应选择单体建筑或非单体建筑中相对独立的场地。

新建菜市场土建结构应采用符合国家建筑、安全、消防等要求的钢筋混凝土或新型材料结构。

新建菜市场单体建筑的层高不小于 6 米;非单体建筑的层高不小于 10 米。场内主通道宽度不小于 3 米,购物通道不小于 2.5 米,污物等其他通道宽度不小于 2 米。出口不少于 2 个,主要出入口门的宽度不小于 4 米。

菜市场应具有良好的通风条件,室内宽敞明亮,自然采光好。楼层式市场应设有运输货物的专用电梯;市场应设共厕,建设标准一般为二级标准,不得设在熟食经营区域附近。

3. 面积

菜市场的面积根据规划区域内居住人口、服务半径、消费需求等因素确定。

改造菜市场的面积一般不应小于 $400m^2$,新建菜市场建筑面积一般不应小于 $600m^2$。

城市建成区及县城的新建菜市场,应配套设有机动车、非机动车停放场地和内部仓库。停车场占商业用房面积的 20% 以上,中心城市市场的停车场面积根据需要适当增加。

4. 装修及场内布局

菜市场地面应铺设防滑地砖,并符合吸水、防滑、易清扫的要求,向通道两边倾斜;内墙(含立柱四周)应贴墙面砖,高度不低于 1.8 米;房顶可采用防霉涂料,或吊顶应采用燃烧性能为 A 级的装修材料;室内空中除必须悬挂的证

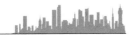

照、灯具线路外,无明管道、拦板以及其他线路等。

市场内经营者字号标牌应统一规范。按照商品种类划行归市设置交易区。同类商品区域要相对集中;分区要标志清晰。市场内根据需要设置农民自产自销交易区。

活禽经营区应相对独立,与其他经营区隔开,相隔间距不得小于 5 米;

经营早点区或快餐配套服务应相对集中设置在专门区域,以 1-2 家为宜,周围不得有污水或其他污染源,20 米范围内不得经营、贮运鲜活家禽;

熟食卤品、豆制品、酱菜等直接入口食品的柜台距离活禽专柜、厕所、垃圾房的间隔应大于 20 米。

新建菜市场应考虑设置独立的净菜处理室,配备给排水设施、清洗水池、操作台及垃圾收集设施,在蔬菜上市前进行无泥沙、无腐叶、无根须、无过量水份处理。

设 施 设 备

(一) 给排水设施

1. 供水设施

场内经营用水应保证足够的水量、水压,卫生应符合国家 GB 5749 的要求,设施配置符合国家节约用水的规定。提倡在保证满足用水卫生标准的条件下使用循环用水。

水产区供水到商位,肉类区供水到经营区,熟食经营区专间供水到加工间。同时,市场内设置供水点供消费者使用。

场内要配置高压水冲洗装置,便于冲洗地面墙体和设备设施。

2. 排水设施

场内上下水道应确保畅通,采用沉井式暗渠(安管)排水系统,并设防鼠隔离网。主通道与购物通道交叉处应设窨井,窨井间距不宜大于 10 米,柜台内侧设地漏。有地下车库的市场按照建筑要求另行设计。

购物通道下水道必须设计为暗道,防止异味上传,不可以设明沟。

柜台外地面排水槽宽度 0.08 米 - 0.1 米,弧度深度 0.03 米 -0.05 米,用不锈钢材料或耐腐蚀、易清洗消毒的材料制作并设地漏。柜台内排水槽保持排水通畅,地面保持干燥,不堆积垃圾。

污水排放系统应当按环保要求设置过滤处理设施,符合 GB 8978。城市

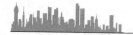

菜市场污水隔渣过滤处理后接入城市污水管网。农村菜市场污水排放应增设必要的污水处理设施。水产、冰鲜禽类经营区的污水排放应增设初级隔渣过滤设施。

（二）供电设施

应配备符合用电负荷、安全的供电设施。电线铺设以暗线为主,并配备漏电防护装置。

各经营区域应配备带接地线的符合低压电器使用的电源插座,水产区域使用防水插座。

市场内环境照明供电设施配置应符合 GB 50034 的规定。柜台(操作台)上方灯照度应达到 100lx,肉类分割剔骨操作台灯光照度不小于 200lx。场内通道应配备照明灯,各出入口应设置应急灯。

（三）通风设施

建筑面积在 2000 平方米以下的新建菜市场应安装不低于 3000W 功率的低噪音排风机,2000 平方米以上的每增加 100 平方米相应增加 300W 排风机设备,排风机口布局的应按国家或地方环保要求设置。

场内窗户的设施应保证空气能够顺畅对流。

活禽销售点应设置排风设施。

需要实施温控的食品专间须配置相应的通风及温控设施。

（四）垃圾处理设施

菜市场应配置统一的废弃物容器、垃圾桶(箱),并设置集中、规范的垃圾房。垃圾房应密闭,有上下水设施,不污染周边环境,每个经营户应设置加盖的垃圾桶(箱)。

（五）消防安全设施

建筑消防设施应符合 GBJ 16—1987 和 GB 50222—1995 的要求;菜市场应按照 GB/T 17110 规定标准配置灭火器材。

卤味、熟食交易区面积在 35 平方米以上的,可以设置前店后厂。其他交易区内不得设置生活用电和液化气设施。

（六）营业设施

1. 柜台设施

摊位柜台应按不同品类经营需要统一制作,柜面及边缘挡水凸边使用面砖或不锈钢材料制作。柜台面积按长 1.5m-2m、宽 0.75m-0.9m 设置,柜台高度

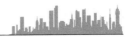

宜以 0.7m-0.8m。柜台立面应贴墙面砖,柜台靠通道外侧边沿应设挡水凸边,高度不低于 5cm。柜台内应留有同一位置摆放电子秤,电子秤设置位置应便于消费者查看。

冷冻、冰鲜水产品、鲜肉柜台应采用不锈钢台面,活水鱼摊位外设隔水墙,隔水墙应高于鱼池(盆)上沿 20cm。

蔬菜柜台宜采用阶梯摆放式设计。柜台高度宜为 0.7m-0.8m,以 0.1m-0.15m 呈阶梯上升,一般设计为三层;每组柜台宜设商位数 4 个左右,每组柜台设 1 个 -2 个宽度为 0.7m 出入口。

2. 冷藏设施

商品保质保鲜有温度要求的,应采用温控设备或采取相应的措施,做到货到即时存入冷藏、冷冻设施,保证商品陈列、销售与加工、运输环节形成的冷链不拖节。

冷冻肉及冷冻水产品应配备低温冷柜,冰鲜水产品应配备冰台。经营冷却肉应配备冷藏柜,温度保持在 0℃ -7℃。提倡豆制品、半制成品销售配备冷藏设施。

2000m² 以上的菜市场应设置冷藏室,有条件的菜市场宜设置冷藏保鲜设施或 25℃以下的商品整理间。

商 品 管 理

(一) 进货管理

场内商品进货商应向供货商索取产品的来源地证明、质量认证证书或商品检验检测合格证。

蔬菜宜从当地"场地挂钩"的批发市场或从农产品生产基地进货。

鲜肉类必须从当地定点屠宰厂进货或从"场内挂钩"的批发市场进货,并附有与货物相符的检疫检验合格证明。

未实行定点的鲜牛、羊肉等,必须经检验合格后方可上市销售。

水产品进货应有产地质量检测机构核发的产品合格证或批发市场提供的产品合格证明。

豆制品和熟食制品必须向有营业资质和卫生许可的生产、经销企业进货,市场应索要与货同行的送货单等留存市场备案。

其他食品进货应有与货相符的食品卫生合格证明。

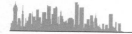

（二）入市检测

菜市场应根据需要配置快速检测设备,并对入市蔬菜、水果的有机磷类氨基甲酸脂类农药残留含量进行监测。

市场应每天核对进货商品与商品检疫检验合格单(证),发现问题及时处理。

质检人员应对各种单证进行真伪及有效期验证,对初次入场的经营者资质证明及其商品质量证书原件应留复印件存档,建立可追溯机制。

（三）劣品清退

场内经营的商品出现有毒、有害、过期、变质等质量卫生问题时,应及时下架封存,并报食品卫生管理部门处理,建立不合格商品退市机制。

（四）禁营项目

菜市场内禁止销售国家规定的野生保护动植物;

禁止生产、加工和经营卫生部《集贸市场食品卫生管理规范》规定的禁营商品;

严禁销售病死畜禽肉、变质肉、注水肉、未经检疫肉和其他不符合食品安全卫生要求的肉类及其制成品;

禁止场外加工的肉糜入市销售;

场内不得销售现场制作的炒货食品。

（五）零售加工

散装蔬菜上柜前应做洁净整理,包括去泥、去黄叶、去腐叶、去根,提倡净菜或半净菜上市。需保鲜的蔬菜应使用保鲜膜包装,需捆扎的应使用无毒材料捆扎。

熟食卤品的整理加工,肉类统货的分割剔骨,鲜活、冰鲜水产品的现场去头、去内脏、去鳞等加工服务,应使用符合卫生安全要求的刀具、刮器、绞肉机、容器等并在符合卫生要求的操作台(板)上进行。

菜市场内进行食品现场生产、加工的(包括半成品加工和直接入口食品的加工),必须符合卫生部《集贸市场食品卫生管理规范》的规定。

场外活禽加工应使用安全卫生的工具,加工后的商品需严格清洗。

（六）商品陈列

1. 蔬菜类

蔬菜上柜销售前应加工整理,排列整齐,分类陈列。

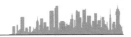

预包装蔬菜排放应保持新鲜,整齐美观,方便销售。

2. 鲜冻肉类

鲜肉经营鼓励设品牌销售区,其经营场地内必须设有温控设施,其区域温度不高于25℃。当天交易剩余的鲜肉、分割肉须进行冷藏保质,保管时间根据季节确定。

肉类商品不得着地存放和接触有毒有害及有异味的物质。

肉类销售中产生的不可食用肉应置于明显标识的容器内,由市场管理部门按有关要求集中处理。

3. 水产品类

冰鲜水产品柜台应在多孔不锈钢板上铺设散冰保鲜,并配置保鲜冷柜。

水发水产品和需清水暂养的贝类应放在专门的容器中陈列销售。

4. 豆制品类

豆制品须分类陈列,摆放整齐。

豆制品销售前后必须做好设施设备、及周围环境的清洁卫生工作,未销售完的豆制品应放入冷藏设施中贮藏。

5. 熟食卤品

生、熟食品应分开放置,制作原料应符合食品卫生要求。

室内应配备消毒设备,专用放置或展示容器(具)、冷藏与空调等设施,并符合食品卫生要求。要有完善的防蝇、防鼠设施,并做到无鼠、无蝇侵害。

熟食销售人员严禁直接用手接触食品。

6. 酱腌菜类

直接入口的酱腌菜应当加盖销售,并配备防蝇、防鼠等设施,做到无鼠、蝇侵害。

严禁用手直接接触食品。

7. 清真食品

清真食品专柜的设置与运作必须符合国家和有关民族政策。

经营清真类食品应符合清真食品供应的专摊、专人、专库、专车的要求。

(七) 包装

菜市场内禁止销售、使用厚度小于0.025毫米的塑料购物袋,提倡使用无毒、可降解的环保型包装材料。实行塑料购物袋有偿使用制度,明码标价,并在商品价外收取塑料购物袋价款,一律不得免费提供塑料购物袋。

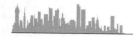

严禁使用非食用和非环保型塑料袋。

腌制品应使用食用盛器,严禁使用化学和有毒有害的塑料桶。

熟食卤品采用食品袋密封包装密封型容器包装。

经营的预包装食品,其标签应符合 GB 7718 的规定。

卫 生 管 理

1. 环境卫生

菜市场的环境卫生应符合 GB 14881 的要求。

菜市场应保持地面干燥、清洁,场内无异味。菜市场内应无乱吊挂、乱张贴及垃圾堆积等现象。

对不可食用品应有专人负责集中回收,统一处理。废弃物需全部装入垃圾袋不得外露,随时将垃圾袋收集放到垃圾箱或垃圾房集中处理,并定期清洗,确保场内购物环境整洁有序。水产品零售点在交易过程中所产生的水产品废弃物应当由菜市场集中收集并及时处理。

场内卫生实行区域包干,明确包干责任人;场外卫生应实行市容环境卫生责任区制度,应设有专职卫生监督人员和日常保洁人员。

2. 设施卫生要求

鲜肉类、水产品、熟食类加工所有的操作台、切割用具及盛器均应每天进行严格清洗、消毒,并按规定位置加盖存放。

活水鱼蓄养池应用消毒水定期进行清洗、消毒,其他蓄养用具应定期清洗。

菜市场应设有收集副食品废弃物的垃圾箱(桶)。

3. 从业人员卫生要求

菜市场应设有专职食品卫生管理监督人员,并指定一名负责人为食品卫生责任人,建立从业人员卫生管理制度,每个相关从业人员均应持有有效的健康证。

菜市场熟食销售及食品加工人员的个人卫生与健康状况应符合 GB 14881《食品企业通用卫生规范》的有关规定。加工人员上岗时应穿戴白大衣、白帽、白口罩操作,操作前应在消毒水盆中清洗双手;收钱和找钱应使用专用盛盘和夹具,不得直接接触钱币。熟食从业人员上岗时不得留长指甲、涂指甲油,佩戴戒指、手链、手镯等饰品。

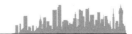

经 营 管 理

(一) 制度规范

1. 菜市场应当制定内部管理制度,包括:菜市场管理人员工作制度、菜市场管理人员岗位目标责任制度、市场经营者守则、食用农产品安全质量责任制度、不合格商品退出销毁制度、产品质量安全追溯制度、菜市场经营活动场内公示制度、商品预先赔付制度、市场档案管理制度、人员培训管理制度、环境卫生管理制度等。

2. 菜市场应建立服务台帐、顾客投诉处理台帐、食品从业人员健康检查登记台帐、计量器具台帐、校秤记录台帐、不可食用肉回收台帐等。

(二) 质量规范

1. 鼓励市场经营者采购经销经过国家认证的有机的、绿色的、无公害的农产品。

2. 不得销售掺杂掺假、以次充好、假冒伪劣、过期失效、变质等不合格商品。

3. 菜市场应在场内明显处设置检测室,检测室面积不小于10平方米,应配备专业的检验人员和检测项目所需的快速定性检测设备。每日必须对上市商品抽样检测,并公布检测结果。

4. 对场内发生畜禽病死或疑似病死事件的,应按照卫生防疫的有关要求处置。

(三) 证照规范

1. 场内的经营者必须持有有效营业执照,经营豆制品和副食品等还必须同时领取卫生许可证,不许无照经营,或超范围经营。

2. 随商品同行的当日合格证、检疫证、送货证、确定单等商品证(单),应由场内经营者自行保存备查。

(四) 价格规范

1. 销售各类商品应当按国家有关规定实行明码标价,标价内容真实明确、字迹清晰、货签对位、标示醒目。

2. 包装内商品标价签应当标明品名、计价单位、产地、零售价等主要内容,对于有规格、等级、质地等要求的,还应标明规格、等级、质地等项目。

3. 禁止价格欺诈、哄抬价格和低价倾销等不正当价格行为。

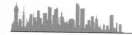

（五）计量规范

1. 市场内必须使用符合国家标准的计量器具，加强管理，定期校验，并向当地质量技术监督部门申报备案。按期做好每年一次的计量器具强制检定工作。

2. 票据、票证、商品标识、价目表等应当正确使用国家法定计量单位。

（六）人员培训

1. 菜市场管理人员应按照职责分别参加有关部门组织的岗前培训或轮训，经考核合格后持证上岗，并佩戴统一印制的胸标。

2. 菜市场应建立经营者食品卫生及业务规范培训机制。

（七）服务规范

1. 菜市场应设立市场服务管理办公室、服务台、广播设施、顾客休息等服务设施，并在菜市场显著位置设置投诉箱，公布投诉电话，投诉处理应制度化，菜市场应实行先行赔偿制度。

2. 菜市场应设立宣传栏、公示栏、导图栏、供应区域标志。有条件的市场可设立价格行情显示屏。

3. 菜市场应建立服务监督机制，定期对消费者进行满意度抽样调查，征询消费者对菜市场的意见和建议，并限时制定解决问题的措施，及时反馈消费者。

（八）信用规范

1. 菜市场应建立场内经营者诚信经营档案，公开、公平、公正地管理场内经营者。

2. 场内经营者应诚信经营，培育良好的社会信誉，自觉抵制欺诈、违规经营、偷税、漏税、欠税等情况的发生。

3. 市场举办者应开展优秀经营户或诚信经营户的评选表彰活动。对信誉差的经营者进行曝光公示，情节严重的，可以清退出场。

中华人民共和国广告法

（1994 年主席第三十四号令公布）

第一章　总　则

第一条　为了规范广告现活动,促进广告业的健康发展,保护消费者的合法权益,维护社会经济秩序,发挥广告在社会主义市场经济中的积极作用,制定本法。

第二条　广告主、广告经营者、广告发布者在中华人民共和国境内从事广告活动,应当遵守本法。

本法所称广告,是指商品经营者或者服务提供者承担费用,通过一定媒介和形式直接或者间接地介绍自己所推销的商品或者所提供的服务的商业广告。

本法所称广告主,是指为推销商品或者提供服务,自行或者委托他人设计、制作、发布广告的法人、其他经济组织或者个人。

本法所称广告经营者,是指受委托提供广告设计、制作、代理服务的法人、其他经济组织或者个人。

本法所称广告发布者,是指为广告主或者广告主委托的广告经营者发布广告的法人或者其他经济组织。

第三条　广告应当真实、合法,符合社会主义精神文明建设的要求。

第四条　广告不得含有虚假的内容,不得欺骗和误导消费者。

第五条　广告主、广告经营者、广告发布者从事广告活动,应当遵守法律、行政法规,遵循公平、诚实信用的原则。

第六条　县级以上人民政府工商行政管理部门是广告监督管理机关。

第二章　广告准则

第七条　广告内容应当有利于人民的身心健康,促进商品和服务质量的提高,保护消费者的合法权益,遵守社会公德和职业道德,维护国家的尊严和

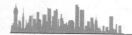

利益。

广告不得有下列情形：

（一）使用中华人民共和国国旗、国徽、国歌；

（二）使用国家机关和国家机关工作人员的名义；

（三）使用国家级、最高级、最佳等用语；

（四）妨碍社会安定和危害人身、财产安全，损害社会公共利益；

（五）妨碍社会公共秩序和违背社会良好风尚；

（六）含有淫秽、迷信、恐怖、暴力、丑恶的内容；

（七）含有民族、种族、宗教、性别歧视的内容；

（八）妨碍环境和自然资源保护；

（九）法律、行政法规规定禁止的其他情形。

第八条 广告不得损害未成年人和残疾人的身心健康。

第九条 广告中对商品的性能、产地、用途、质量、价格、生产者、有效期限、允许或者对服务的内容、形式、质量、价格、允诺有表示的，应当清楚、明白。

广告中表明推销商品、提供服务附带赠送礼品的，就当标明赠送的品种和数量。

第十条 广告使用数据、统计资料、调查结果、文摘、引用语，应当真实、准确，并表明出处。

第十一条 广告中涉及专利产品或者专利方法的，应当标明专利号和专利种类。未取得专利权的，不得在广告中谎称取得专利权。

禁止使用未授予专利权的专利申请和已经终止、撤销、无效的专利广告。

第十二条 广告不得贬低其他生产经营者的商品或者服务。

第十三条 广告应当具有可识别性，能够使消费者辨明其为广告。

大众传播媒介不得以新闻报道形式发布广告。通过大众传播媒介发布的广告应当有广告标记，与其他非广告信息相区别，不得使消费者产生误解。

第十四条 药品、医疗器械广告不得有下列内容：

（一）含有不科学的表示功效的断言或者保证的；

（二）说明治愈率或者有效率的；

（三）与其他药品、医疗器械的功效和安全性比较的；

（四）利用医药科研单位、学术机构、医疗机构或者专家、医生、患者的名义和形象作证明的；

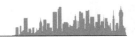

（五）法律、行政法规规定禁止的其他内容。

第十五条 药品广告的内容必须以国务院卫生行政部门或者省、自治区、直辖市卫生行政部门批准的说明书为准。

国家规定的应当在医生指导下使用的治疗药品广告中，必须注明"按医生处方购买和使用"。

第十六条 麻醉药品、精神药品、毒性药品、放射性药品等特殊药品，不得作广告。

第十七条 农药广告不得有下列内容：

（一）使用无毒、无害等表明安全性的绝对化断言的；

（二）含有不科学的表示功效的断言或者保证的；

（三）含有违反农药安全使用规程的文字、语言或者画面的；

（四）法律、行政法规规定禁止的其他内容。

第十八条 禁止利用广播、电影、电视、报纸、期刊发布烟草广告。

禁止在各类等候室、影剧院、会议厅堂、体育比赛场馆等公共场所设置烟草广告。

烟草广告中必须标明"吸烟有害健康"

第十九条 食品、酒类、化妆品广告的内容必须符合卫生许可的事项，并不得使用医疗用语或者易与药品混淆的用语。

第三章　广　告　活　动

第二十条 广告主、广告经营者、广告发布者之间在广告活动中应当依法订立书面合同，明确各方的权利和义务。

第二十一条 广告主、广告经营者、广告发布者不得在广告活动中进行任何形式的不正当竞争。

第二十二条 广告主自行或者委托他人设计、制作、发布广告，所推销的商品或者所提供的服务应当符合广告主的经营范围。

第二十三条 广告主委托设计、制作、发布广告，应当委托具有合法经营资格的广告经营者、广告发布者。

第二十四条 广告主自行或者委托他人设计、制作、发布广告，应当具有或者提供真实、合法、有效的下列证明文件：

（一）营业执照以及其他生产、经营资格的证明文件；

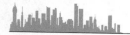

（二）质量检验机构对广告中有关商品质量内容出具的证明文件；

（三）确认广告内容真实性的其他证明文件。

依照本法第三十四条的规定，发布广告需要经有关行政主管部门审查的，还应当提供有关批准文件。

第二十五条 广告主或者广告经营者在广告中使用他人名义、形象的，应当事先取得他人的书面同意；使用无民事行为能力人、限制民事行为能力人的名义、形象的，应当事先取得其监护人的书面同意。

第二十六条 从事广告经营的，应当具有必要的专业技术人员、制作设备，并依法办理公司或者广告经营登记，方可从事广告活动。广播电台、电视台、报刊出版单位的广告业务，应当由其专门从事广告业务的机构办理，并依法办理兼营广告的登记。

第二十七条 广告经营者、广告发布者依据法律、行政法规查验有关证明文件，核实广告内容。对内容不实或者证明文件不全的广告，广告经营者不得提供设计、制作、代理服务，广告发布者不得发布。

第二十八条 广告经营者、广告发布者按照国家有关规定，建立、健全广告业务的承接登记、审核、档案管理制度。

第二十九条 广告收费应当合理、公开，收费标准和收费办法应当向物价和工商行政管理部门备案。

广告经营者、广告发布者应当公布其收费标准和收费办法。

第三十条 广告发布者向广告主、广告经营者提供的媒介覆盖率、收视率、发行量等资料应当真实。

第三十一条 法律、行政法规规定禁止生产、销售的商品或者提供的服务，以及禁止发布广告的商品或者服务，不得设计、制作、发布广告。

第三十二条 有下列情形之一的，不得设置户外广告：

（一）利用交通安全设施、交通标志的；

（二）影响市政公共设施、交通安全设施、交通标志使用的；

（三）妨碍生产者或者人民生活，损害市容市貌的；

（四）国家机关、文物保护单位和名胜风景点的建筑控制地带；

（五）当地县级以上地方人民政府禁止设置户外广告的区域。

第三十三条 户外广告的设置规划和管理办法，由当地县级以上地方人民政府组织广告监督管理、城市建设、环境保护、公安等有关部门制定。

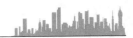

第四章　广告的审查

第三十四条　利用广播、电影、电视、报纸、期刊以及其他媒介发布药品、医疗器械、农药、兽药等商品的广告和法律、行政法规规定应当进行审查的其他广告，必须在发布前依照有关法律、行政法规由有关行政主管部门（以下简称广告审查机关）对广告内容进行审查；未经审查，不得发布。

第三十五条　广告主申请广告审查，应当依照法律、行政法规向广告审查机关提交有关证明文件。广告审查机关应当依照法律、行政法规作出审查决定。

第三十六条　任何单位和个人不得伪造、编造或者转让广告审查决定文件。

第五章　法　律　责　任

第三十七条　违反本法规定，利用广告对商品或者服务作虚假宣传的，由广告监督管理机关责令广告主停止发布、并以等额广告费用在相应范围内公开更正消除影响，并处广告费用一倍以上五倍以下的罚款；对负有责任的广告经营者、广告发布者没收广告费用，并处广告费用一倍以上五倍以下的罚款；情节严重的，依法停止其广告业务。构成犯罪的，依法追究刑事责任。

第三十八条　违反本法规定，发布虚假广告，欺骗和误导消费者，使购买商品或者接受服务的消费者的合法权益受到损害的，由广告主依法承担民事责任；广告经营者、广告发布者明知或者应知广告虚假仍设计、制作、发布的，应当依法承担连带责任。广告经营者、广告发布者不能提供广告主的真实名称、地址的，应当承担全部民事责任。社会团体或者其他组织，在虚假广告中向消费者推荐商品或者服务，使消费者的合法权益受到损害的，应当依法承担连带责任。

第三十九条　发布广告违反本法第七条第二款规定的，由广告监督管理机关责令负有责任的广告主、广告经营者、广告发布者停止发布公开更正，没收广告费用，并处广告费用一倍以上五倍以下的罚款；情节严重的，依法停止其广告业务。构成犯罪的，依法追究刑事责任。

第四十条　发布广告违反本法第九条至第十二条规定的，由广告监督管理机关责令负有责任的广告主、广告经营者、广告发布者停止发布、公开更正，没收广告费用，可以并处广告费用一倍以上五倍以下的罚款。发布广告违反

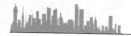

本法第十三条规定的,由广告监督管理机关责令广告发布者改正,处以一千元以上一万元以下的罚款。

第四十一条 违反本法第十四条至第十七条、第十九条规定,发布药品、医疗器械、农药、食品、酒类、化妆品广告的,或者违反本法第三十一条规定发布广告的,由广告监督管理要产责令负有责任的广告主、广告经营者、广告发布者改正或者停止发布,没收广告费用,可以并处广告费用一倍以上五倍以下的罚款;情节严重的,依法停止其广告业务。

第四十二条 违反本法第十八条的规定,利用广播、电影、电视、报纸、期刊发布烟草广告,或者在公共场所设置烟草广告的,由广告监督管理机关责令负有责任的广告主、广告经营者、广告发布者停止发布,没收广告费用,可以并处广告费用一倍以上五倍以下的罚款。

第四十三条 违反本法第三十四条的规定,未经广告审查机关审查批准,发布广告的,由广告监督管理机关责令负有责任的广告主、广告经营者、广告发布者停止发布,没收广告费用,并处广告费用一倍以上五倍以下的罚款。

第四十四条 广告主提供虚假证明文件的,由广告监督管理机关处以一万元以上十万元以下的罚款。伪造、变造或者转让广告审查决定文件的,由广告监督管理机关没收违法所得,并处一万元以上十万元以下的罚款。构成犯罪的,依法追究刑事责任。

第四十五条 广告审查机关对违法的广告内容作出审查批准决定的,对直接负责的主管人员和其他直接责任人员,由其所在单位、上级机关、行政监察部门依法给予行政处分。

第四十六条 广告监督管理机关和广告审查机关的工作人员玩忽职守、滥用职权、徇私舞弊的,给予行政处分。构成犯罪的,依法追究刑事责任。

第四十七条 广告主、广告经营者、广告发布者违反本法规定,有下列侵权行为之一的,依法承担民事责任:

(一)在广告中损害未成年人或者残疾人身心健康的;

(二)假冒他人专利的;

(三)贬低其他生产经营者的商品或者服务的;

(四)广告中未经同意使用他人名义、形象的;

(五)其他侵犯他人合法民事权益的。

第四十八条 当事人对行政处罚决定不服的,可以在接到处罚通知之日

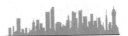

起十五日内向作出处罚决定的机关的上一级机关申请复议；当事人也可以在接到处罚通知之日起十五日内直接向人民法院起诉。

复议机关应当在接复议申请之日起六十日内作出复议决定。当事人对复议决定不服的，可以在接到复议决定之日起十五日内向人民法院起诉。复议机关逾期不作出复议决定的，当事人可以在复议期满之日起十五日内向人民法院起诉。

当事人逾期不申请复议也不向人民法院起诉，又不履行处罚决定的，作出处罚决定的机关可以申请人民法院强制执行。

第六章 附 则

第四十九条 本法自 1995 年 2 月 1 日起施行。本法施行前制定的其他有关广告的法律、法规的内容与本法不符的，以本法为准。

四、环境保护类

中华人民共和国环境保护法

（2014年主席第九号令公布）

第一章　总　　则

第一条　为保护和改善环境,防治污染和其他公害,保障公众健康,推进生态文明建设,促进经济社会可持续发展,制定本法。

第二条　本法所称环境,是指影响人类生存和发展的各种天然的和经过人工改造的自然因素的总体,包括大气、水、海洋、土地、矿藏、森林、草原、湿地、野生生物、自然遗迹、人文遗迹、自然保护区、风景名胜区、城市和乡村等。

第三条　本法适用于中华人民共和国领域和中华人民共和国管辖的其他海域。

第四条　保护环境是国家的基本国策。

国家采取有利于节约和循环利用资源、保护和改善环境、促进人与自然和谐的经济、技术政策和措施,使经济社会发展与环境保护相协调。

第五条　环境保护坚持保护优先、预防为主、综合治理、公众参与、损害担责的原则。

第六条　一切单位和个人都有保护环境的义务。

地方各级人民政府应当对本行政区域的环境质量负责。

企业事业单位和其他生产经营者应当防止、减少环境污染和生态破坏,对所造成的损害依法承担责任。

公民应当增强环境保护意识,采取低碳、节俭的生活方式,自觉履行环境保护义务。

第七条　国家支持环境保护科学技术研究、开发和应用,鼓励环境保护产业发展,促进环境保护信息化建设,提高环境保护科学技术水平。

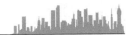

第八条　各级人民政府应当加大保护和改善环境、防治污染和其他公害的财政投入，提高财政资金的使用效益。

第九条　各级人民政府应当加强环境保护宣传和普及工作，鼓励基层群众性自治组织、社会组织、环境保护志愿者开展环境保护法律法规和环境保护知识的宣传，营造保护环境的良好风气。

教育行政部门、学校应当将环境保护知识纳入学校教育内容，培养学生的环境保护意识。

新闻媒体应当开展环境保护法律法规和环境保护知识的宣传，对环境违法行为进行舆论监督。

第十条　国务院环境保护主管部门，对全国环境保护工作实施统一监督管理；县级以上地方人民政府环境保护主管部门，对本行政区域环境保护工作实施统一监督管理。

县级以上人民政府有关部门和军队环境保护部门，依照有关法律的规定对资源保护和污染防治等环境保护工作实施监督管理。

第十一条　对保护和改善环境有显著成绩的单位和个人，由人民政府给予奖励。

第十二条　每年 6 月 5 日为环境日。

第二章　监　督　管　理

第十三条　县级以上人民政府应当将环境保护工作纳入国民经济和社会发展规划。

国务院环境保护主管部门会同有关部门，根据国民经济和社会发展规划编制国家环境保护规划，报国务院批准并公布实施。

县级以上地方人民政府环境保护主管部门会同有关部门，根据国家环境保护规划的要求，编制本行政区域的环境保护规划，报同级人民政府批准并公布实施。

环境保护规划的内容应当包括生态保护和污染防治的目标、任务、保障措施等，并与主体功能区规划、土地利用总体规划和城乡规划等相衔接。

第十四条　国务院有关部门和省、自治区、直辖市人民政府组织制定经济、技术政策，应当充分考虑对环境的影响，听取有关方面和专家的意见。

第十五条　国务院环境保护主管部门制定国家环境质量标准。

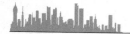

省、自治区、直辖市人民政府对国家环境质量标准中未作规定的项目,可以制定地方环境质量标准;对国家环境质量标准中已作规定的项目,可以制定严于国家环境质量标准的地方环境质量标准。地方环境质量标准应当报国务院环境保护主管部门备案。

国家鼓励开展环境基准研究。

第十六条　国务院环境保护主管部门根据国家环境质量标准和国家经济、技术条件,制定国家污染物排放标准。

省、自治区、直辖市人民政府对国家污染物排放标准中未作规定的项目,可以制定地方污染物排放标准;对国家污染物排放标准中已作规定的项目,可以制定严于国家污染物排放标准的地方污染物排放标准。地方污染物排放标准应当报国务院环境保护主管部门备案。

第十七条　国家建立、健全环境监测制度。国务院环境保护主管部门制定监测规范,会同有关部门组织监测网络,统一规划国家环境质量监测站(点)的设置,建立监测数据共享机制,加强对环境监测的管理。

有关行业、专业等各类环境质量监测站(点)的设置应当符合法律法规规定和监测规范的要求。

监测机构应当使用符合国家标准的监测设备,遵守监测规范。监测机构及其负责人对监测数据的真实性和准确性负责。

第十八条　省级以上人民政府应当组织有关部门或者委托专业机构,对环境状况进行调查、评价,建立环境资源承载能力监测预警机制。

第十九条　编制有关开发利用规划,建设对环境有影响的项目,应当依法进行环境影响评价。

未依法进行环境影响评价的开发利用规划,不得组织实施;未依法进行环境影响评价的建设项目,不得开工建设。

第二十条　国家建立跨行政区域的重点区域、流域环境污染和生态破坏联合防治协调机制,实行统一规划、统一标准、统一监测、统一的防治措施。

前款规定以外的跨行政区域的环境污染和生态破坏的防治,由上级人民政府协调解决,或者由有关地方人民政府协商解决。

第二十一条　国家采取财政、税收、价格、政府采购等方面的政策和措施,鼓励和支持环境保护技术装备、资源综合利用和环境服务等环境保护产业的发展。

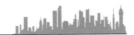

第二十二条　企业事业单位和其他生产经营者,在污染物排放符合法定要求的基础上,进一步减少污染物排放的,人民政府应当依法采取财政、税收、价格、政府采购等方面的政策和措施予以鼓励和支持。

第二十三条　企业事业单位和其他生产经营者,为改善环境,依照有关规定转产、搬迁、关闭的,人民政府应当予以支持。

第二十四条　县级以上人民政府环境保护主管部门及其委托的环境监察机构和其他负有环境保护监督管理职责的部门,有权对排放污染物的企业事业单位和其他生产经营者进行现场检查。被检查者应当如实反映情况,提供必要的资料。实施现场检查的部门、机构及其工作人员应当为被检查者保守商业秘密。

第二十五条　企业事业单位和其他生产经营者违反法律法规规定排放污染物,造成或者可能造成严重污染的,县级以上人民政府环境保护主管部门和其他负有环境保护监督管理职责的部门,可以查封、扣押造成污染物排放的设施、设备。

第二十六条　国家实行环境保护目标责任制和考核评价制度。县级以上人民政府应当将环境保护目标完成情况纳入对本级人民政府负有环境保护监督管理职责的部门及其负责人和下级人民政府及其负责人的考核内容,作为对其考核评价的重要依据。考核结果应当向社会公开。

第二十七条　县级以上人民政府应当每年向本级人民代表大会或者人民代表大会常务委员会报告环境状况和环境保护目标完成情况,对发生的重大环境事件应当及时向本级人民代表大会常务委员会报告,依法接受监督。

第三章　保护和改善环境

第二十八条　地方各级人民政府应当根据环境保护目标和治理任务,采取有效措施,改善环境质量。

未达到国家环境质量标准的重点区域、流域的有关地方人民政府,应当制定限期达标规划,并采取措施按期达标。

第二十九条　国家在重点生态功能区、生态环境敏感区和脆弱区等区域划定生态保护红线,实行严格保护。

各级人民政府对具有代表性的各种类型的自然生态系统区域,珍稀、濒危的野生动植物自然分布区域,重要的水源涵养区域,具有重大科学文化价值的

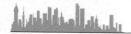

地质构造、著名溶洞和化石分布区、冰川、火山、温泉等自然遗迹,以及人文遗迹、古树名木,应当采取措施予以保护,严禁破坏。

第三十条 开发利用自然资源,应当合理开发,保护生物多样性,保障生态安全,依法制定有关生态保护和恢复治理方案并予以实施。

引进外来物种以及研究、开发和利用生物技术,应当采取措施,防止对生物多样性的破坏。

第三十一条 国家建立、健全生态保护补偿制度。

国家加大对生态保护地区的财政转移支付力度。有关地方人民政府应当落实生态保护补偿资金,确保其用于生态保护补偿。

国家指导受益地区和生态保护地区人民政府通过协商或者按照市场规则进行生态保护补偿。

第三十二条 国家加强对大气、水、土壤等的保护,建立和完善相应的调查、监测、评估和修复制度。

第三十三条 各级人民政府应当加强对农业环境的保护,促进农业环境保护新技术的使用,加强对农业污染源的监测预警,统筹有关部门采取措施,防治土壤污染和土地沙化、盐渍化、贫瘠化、石漠化、地面沉降以及防治植被破坏、水土流失、水体富营养化、水源枯竭、种源灭绝等生态失调现象,推广植物病虫害的综合防治。

县级、乡级人民政府应当提高农村环境保护公共服务水平,推动农村环境综合整治。

第三十四条 国务院和沿海地方各级人民政府应当加强对海洋环境的保护。向海洋排放污染物、倾倒废弃物,进行海岸工程和海洋工程建设,应当符合法律法规规定和有关标准,防止和减少对海洋环境的污染损害。

第三十五条 城乡建设应当结合当地自然环境的特点,保护植被、水域和自然景观,加强城市园林、绿地和风景名胜区的建设与管理。

第三十六条 国家鼓励和引导公民、法人和其他组织使用有利于保护环境的产品和再生产品,减少废弃物的产生。

国家机关和使用财政资金的其他组织应当优先采购和使用节能、节水、节材等有利于保护环境的产品、设备和设施。

第三十七条 地方各级人民政府应当采取措施,组织对生活废弃物的分类处置、回收利用。

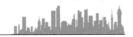

第三十八条　公民应当遵守环境保护法律法规,配合实施环境保护措施,按照规定对生活废弃物进行分类放置,减少日常生活对环境造成的损害。

第三十九条　国家建立、健全环境与健康监测、调查和风险评估制度;鼓励和组织开展环境质量对公众健康影响的研究,采取措施预防和控制与环境污染有关的疾病。

第四章　防治污染和其他公害

第四十条　国家促进清洁生产和资源循环利用。

国务院有关部门和地方各级人民政府应当采取措施,推广清洁能源的生产和使用。

企业应当优先使用清洁能源,采用资源利用率高、污染物排放量少的工艺、设备以及废弃物综合利用技术和污染物无害化处理技术,减少污染物的产生。

第四十一条　建设项目中防治污染的设施,应当与主体工程同时设计、同时施工、同时投产使用。防治污染的设施应当符合经批准的环境影响评价文件的要求,不得擅自拆除或者闲置。

第四十二条　排放污染物的企业事业单位和其他生产经营者,应当采取措施,防治在生产建设或者其他活动中产生的废气、废水、废渣、医疗废物、粉尘、恶臭气体、放射性物质以及噪声、振动、光辐射、电磁辐射等对环境的污染和危害。

排放污染物的企业事业单位,应当建立环境保护责任制度,明确单位负责人和相关人员的责任。

重点排污单位应当按照国家有关规定和监测规范安装使用监测设备,保证监测设备正常运行,保存原始监测记录。

严禁通过暗管、渗井、渗坑、灌注或者篡改、伪造监测数据,或者不正常运行防治污染设施等逃避监管的方式违法排放污染物。

第四十三条　排放污染物的企业事业单位和其他生产经营者,应当按照国家有关规定缴纳排污费。排污费应当全部专项用于环境污染防治,任何单位和个人不得截留、挤占或者挪作他用。

依照法律规定征收环境保护税的,不再征收排污费。

第四十四条　国家实行重点污染物排放总量控制制度。重点污染物排放

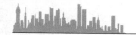

总量控制指标由国务院下达,省、自治区、直辖市人民政府分解落实。企业事业单位在执行国家和地方污染物排放标准的同时,应当遵守分解落实到本单位的重点污染物排放总量控制指标。

对超过国家重点污染物排放总量控制指标或者未完成国家确定的环境质量目标的地区,省级以上人民政府环境保护主管部门应当暂停审批其新增重点污染物排放总量的建设项目环境影响评价文件。

第四十五条　国家依照法律规定实行排污许可管理制度。

实行排污许可管理的企业事业单位和其他生产经营者应当按照排污许可证的要求排放污染物;未取得排污许可证的,不得排放污染物。

第四十六条　国家对严重污染环境的工艺、设备和产品实行淘汰制度。任何单位和个人不得生产、销售或者转移、使用严重污染环境的工艺、设备和产品。

禁止引进不符合我国环境保护规定的技术、设备、材料和产品。

第四十七条　各级人民政府及其有关部门和企业事业单位,应当依照《中华人民共和国突发事件应对法》的规定,做好突发环境事件的风险控制、应急准备、应急处置和事后恢复等工作。

县级以上人民政府应当建立环境污染公共监测预警机制,组织制定预警方案;环境受到污染,可能影响公众健康和环境安全时,依法及时公布预警信息,启动应急措施。

企业事业单位应当按照国家有关规定制定突发环境事件应急预案,报环境保护主管部门和有关部门备案。在发生或者可能发生突发环境事件时,企业事业单位应当立即采取措施处理,及时通报可能受到危害的单位和居民,并向环境保护主管部门和有关部门报告。

突发环境事件应急处置工作结束后,有关人民政府应当立即组织评估事件造成的环境影响和损失,并及时将评估结果向社会公布。

第四十八条　生产、储存、运输、销售、使用、处置化学物品和含有放射性物质的物品,应当遵守国家有关规定,防止污染环境。

第四十九条　各级人民政府及其农业等有关部门和机构应当指导农业生产经营者科学种植和养殖,科学合理施用农药、化肥等农业投入品,科学处置农用薄膜、农作物秸秆等农业废弃物,防止农业面源污染。

禁止将不符合农用标准和环境保护标准的固体废物、废水施入农田。施

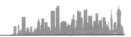

用农药、化肥等农业投入品及进行灌溉，应当采取措施，防止重金属和其他有毒有害物质污染环境。

畜禽养殖场、养殖小区、定点屠宰企业等的选址、建设和管理应当符合有关法律法规规定。从事畜禽养殖和屠宰的单位和个人应当采取措施，对畜禽粪便、尸体和污水等废弃物进行科学处置，防止污染环境。

县级人民政府负责组织农村生活废弃物的处置工作。

第五十条　各级人民政府应当在财政预算中安排资金，支持农村饮用水水源地保护、生活污水和其他废弃物处理、畜禽养殖和屠宰污染防治、土壤污染防治和农村工矿污染治理等环境保护工作。

第五十一条　各级人民政府应当统筹城乡建设污水处理设施及配套管网，固体废物的收集、运输和处置等环境卫生设施，危险废物集中处置设施、场所以及其他环境保护公共设施，并保障其正常运行。

第五十二条　国家鼓励投保环境污染责任保险。

第五章　信息公开和公众参与

第五十三条　公民、法人和其他组织依法享有获取环境信息、参与和监督环境保护的权利。

各级人民政府环境保护主管部门和其他负有环境保护监督管理职责的部门，应当依法公开环境信息、完善公众参与程序，为公民、法人和其他组织参与和监督环境保护提供便利。

第五十四条　国务院环境保护主管部门统一发布国家环境质量、重点污染源监测信息及其他重大环境信息。省级以上人民政府环境保护主管部门定期发布环境状况公报。

县级以上人民政府环境保护主管部门和其他负有环境保护监督管理职责的部门，应当依法公开环境质量、环境监测、突发环境事件以及环境行政许可、行政处罚、排污费的征收和使用情况等信息。

县级以上地方人民政府环境保护主管部门和其他负有环境保护监督管理职责的部门，应当将企业事业单位和其他生产经营者的环境违法信息记入社会诚信档案，及时向社会公布违法者名单。

第五十五条　重点排污单位应当如实向社会公开其主要污染物的名称、排放方式、排放浓度和总量、超标排放情况，以及防治污染设施的建设和运行

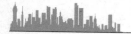

情况,接受社会监督。

第五十六条 对依法应当编制环境影响报告书的建设项目,建设单位应当在编制时向可能受影响的公众说明情况,充分征求意见。

负责审批建设项目环境影响评价文件的部门在收到建设项目环境影响报告书后,除涉及国家秘密和商业秘密的事项外,应当全文公开;发现建设项目未充分征求公众意见的,应当责成建设单位征求公众意见。

第五十七条 公民、法人和其他组织发现任何单位和个人有污染环境和破坏生态行为的,有权向环境保护主管部门或者其他负有环境保护监督管理职责的部门举报。

公民、法人和其他组织发现地方各级人民政府、县级以上人民政府环境保护主管部门和其他负有环境保护监督管理职责的部门不依法履行职责的,有权向其上级机关或者监察机关举报。

接受举报的机关应当对举报人的相关信息予以保密,保护举报人的合法权益。

第五十八条 对污染环境、破坏生态,损害社会公共利益的行为,符合下列条件的社会组织可以向人民法院提起诉讼:

(一)依法在设区的市级以上人民政府民政部门登记;

(二)专门从事环境保护公益活动连续五年以上且无违法记录。

符合前款规定的社会组织向人民法院提起诉讼,人民法院应当依法受理。

提起诉讼的社会组织不得通过诉讼牟取经济利益。

第六章 法 律 责 任

第五十九条 企业事业单位和其他生产经营者违法排放污染物,受到罚款处罚,被责令改正,拒不改正的,依法作出处罚决定的行政机关可以自责令改正之日的次日起,按照原处罚数额按日连续处罚。

前款规定的罚款处罚,依照有关法律法规按照防治污染设施的运行成本、违法行为造成的直接损失或者违法所得等因素确定的规定执行。

地方性法规可以根据环境保护的实际需要,增加第一款规定的按日连续处罚的违法行为的种类。

第六十条 企业事业单位和其他生产经营者超过污染物排放标准或者超过重点污染物排放总量控制指标排放污染物的,县级以上人民政府环境保护

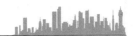

主管部门可以责令其采取限制生产、停产整治等措施;情节严重的,报经有批准权的人民政府批准,责令停业、关闭。

第六十一条　建设单位未依法提交建设项目环境影响评价文件或者环境影响评价文件未经批准,擅自开工建设的,由负有环境保护监督管理职责的部门责令停止建设,处以罚款,并可以责令恢复原状。

第六十二条　违反本法规定,重点排污单位不公开或者不如实公开环境信息的,由县级以上地方人民政府环境保护主管部门责令公开,处以罚款,并予以公告。

第六十三条　企业事业单位和其他生产经营者有下列行为之一,尚不构成犯罪的,除依照有关法律法规规定予以处罚外,由县级以上人民政府环境保护主管部门或者其他有关部门将案件移送公安机关,对其直接负责的主管人员和其他直接责任人员,处十日以上十五日以下拘留;情节较轻的,处五日以上十日以下拘留:

(一)建设项目未依法进行环境影响评价,被责令停止建设,拒不执行的;

(二)违反法律规定,未取得排污许可证排放污染物,被责令停止排污,拒不执行的;

(三)通过暗管、渗井、渗坑、灌注或者篡改、伪造监测数据,或者不正常运行防治污染设施等逃避监管的方式违法排放污染物的;

(四)生产、使用国家明令禁止生产、使用的农药,被责令改正,拒不改正的。

第六十四条　因污染环境和破坏生态造成损害的,应当依照《中华人民共和国侵权责任法》的有关规定承担侵权责任。

第六十五条　环境影响评价机构、环境监测机构以及从事环境监测设备和防治污染设施维护、运营的机构,在有关环境服务活动中弄虚作假,对造成的环境污染和生态破坏负有责任的,除依照有关法律法规规定予以处罚外,还应当与造成环境污染和生态破坏的其他责任者承担连带责任。

第六十六条　提起环境损害赔偿诉讼的时效期间为三年,从当事人知道或者应当知道其受到损害时起计算。

第六十七条　上级人民政府及其环境保护主管部门应当加强对下级人民政府及其有关部门环境保护工作的监督。发现有关工作人员有违法行为,依法应当给予处分的,应当向其任免机关或者监察机关提出处分建议。

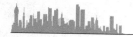
依法应当给予行政处罚,而有关环境保护主管部门不给予行政处罚的,上级人民政府环境保护主管部门可以直接作出行政处罚的决定。

第六十八条 地方各级人民政府、县级以上人民政府环境保护主管部门和其他负有环境保护监督管理职责的部门有下列行为之一的,对直接负责的主管人员和其他直接责任人员给予记过、记大过或者降级处分;造成严重后果的,给予撤职或者开除处分,其主要负责人应当引咎辞职:

(一)不符合行政许可条件准予行政许可的;

(二)对环境违法行为进行包庇的;

(三)依法应当作出责令停业、关闭的决定而未作出的;

(四)对超标排放污染物、采用逃避监管的方式排放污染物、造成环境事故以及不落实生态保护措施造成生态破坏等行为,发现或者接到举报未及时查处的;

(五)违反本法规定,查封、扣押企业事业单位和其他生产经营者的设施、设备的;

(六)篡改、伪造或者指使篡改、伪造监测数据的;

(七)应当依法公开环境信息而未公开的;

(八)将征收的排污费截留、挤占或者挪作他用的;

(九)法律法规规定的其他违法行为。

第六十九条 违反本法规定,构成犯罪的,依法追究刑事责任。

第七章 附 则

第七十条 本法自 2015 年 1 月 1 日起施行。

中华人民共和国大气污染防治法

（2000 年主席第三十二号令公布）

第一章　总　　则

第一条　为防治大气污染,保护和改善生活环境和生态环境,保障人体健康,促进经济和社会的可持续发展,制定本法。

第二条　国务院和地方各级人民政府,必须将大气环境保护工作纳入国民经济和社会发展计划,合理规划工业布局,加强防治大气污染的科学研究,采取防治大气污染的措施,保护和改善大气环境。

第三条　国家采取措施,有计划地控制或者逐步削减各地方主要大气污染物的排放总量。

地方各级人民政府对本辖区的大气环境质量负责,制定规划,采取措施,使本辖区的大气环境质量达到规定的标准。

第四条　县级以上人民政府环境保护行政主管部门对大气污染防治实施统一监督管理。

各级公安、交通、铁道、渔业管理部门根据各自的职责,对机动车船污染大气实施监督管理。

县级以上人民政府其他有关主管部门在各自职责范围内对大气污染防治实施监督管理。

第五条　任何单位和个人都有保护大气环境的义务,并有权对污染大气环境的单位和个人进行检举和控告。

第六条　国务院环境保护行政主管部门制定国家大气环境质量标准。省、自治区、直辖市人民政府对国家大气环境质量标准中未作规定的项目,可以制定地方标准,并报国务院环境保护行政主管部门备案。

第七条　国务院环境保护行政主管部门根据国家大气环境质量标准和国家经济、技术条件制定国家大气污染物排放标准。

省、自治区、直辖市人民政府对国家大气污染物排放标准中未作规定的项

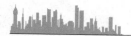

目,可以制定地方排放标准;对国家大气污染物排放标准中已作规定的项目,可以制定严于国家排放标准的地方排放标准。地方排放标准须报国务院环境保护行政主管部门备案。

省、自治区、直辖市人民政府制定机动车船大气污染物地方排放标准严于国家排放标准的,须报经国务院批准。

凡是向已有地方排放标准的区域排放大气污染物的,应当执行地方排放标准。

第八条 国家采取有利于大气污染防治以及相关的综合利用活动的经济、技术政策和措施。

在防治大气污染、保护和改善大气环境方面成绩显著的单位和个人,由各级人民政府给予奖励。

第九条 国家鼓励和支持大气污染防治的科学技术研究,推广先进适用的大气污染防治技术;鼓励和支持开发、利用太阳能、风能、水能等清洁能源。

国家鼓励和支持环境保护产业的发展。

第十条 各级人民政府应当加强植树种草、城乡绿化工作,因地制宜地采取有效措施做好防沙治沙工作,改善大气环境质量。

第二章　大气污染防治的监督管理

第十一条 新建、扩建、改建向大气排放污染物的项目,必须遵守国家有关建设项目环境保护管理的规定。

建设项目的环境影响报告书,必须对建设项目可能产生的大气污染和对生态环境的影响作出评价,规定防治措施,并按照规定的程序报环境保护行政主管部门审查批准。

建设项目投入生产或者使用之前,其大气污染防治设施必须经过环境保护行政主管部门验收,达不到国家有关建设项目环境保护管理规定的要求的建设项目,不得投入生产或者使用。

第十二条 向大气排放污染物的单位,必须按照国务院环境保护行政主管部门的规定向所在地的环境保护行政主管部门申报拥有的污染物排放设施、处理设施和在正常作业条件下排放污染物的种类、数量、浓度,并提供防治大气污染方面的有关技术资料。

前款规定的排污单位排放大气污染物的种类、数量、浓度有重大改变的,

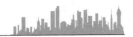

应当及时申报；其大气污染物处理设施必须保持正常使用，拆除或者闲置大气污染物处理设施的，必须事先报经所在地的县级以上地方人民政府环境保护行政主管部门批准。

第十三条 向大气排放污染物的，其污染物排放浓度不得超过国家和地方规定的排放标准。

第十四条 国家实行按照向大气排放污染物的种类和数量征收排污费的制度，根据加强大气污染防治的要求和国家的经济、技术条件合理制定排污费的征收标准。

征收排污费必须遵守国家规定的标准，具体办法和实施步骤由国务院规定。

征收的排污费一律上缴财政，按照国务院的规定用于大气污染防治，不得挪作他用，并由审计机关依法实施审计监督。

第十五条 国务院和省、自治区、直辖市人民政府对尚未达到规定的大气环境质量标准的区域和国务院批准划定的酸雨控制区、二氧化硫污染控制区，可以划定为主要大气污染物排放总量控制区。主要大气污染物排放总量控制的具体办法由国务院规定。

大气污染物总量控制区内有关地方人民政府依照国务院规定的条件和程序，按照公开、公平、公正的原则，核定企业事业单位的主要大气污染物排放总量，核发主要大气污染物排放许可证。

有大气污染物总量控制任务的企业事业单位，必须按照核定的主要大气污染物排放总量和许可证规定的排放条件排放污染物。

第十六条 在国务院和省、自治区、直辖市人民政府划定的风景名胜区、自然保护区、文物保护单位附近地区和其他需要特别保护的区域内，不得建设污染环境的工业生产设施；建设其他设施，其污染物排放不得超过规定的排放标准。在本法施行前企业事业单位已经建成的设施，其污染物排放超过规定的排放标准的，依照本法第四十八条的规定限期治理。

第十七条 国务院按照城市总体规划、环境保护规划目标和城市大气环境质量状况，划定大气污染防治重点城市。

直辖市、省会城市、沿海开放城市和重点旅游城市应当列入大气污染防治重点城市。

未达到大气环境质量标准的大气污染防治重点城市，应当按照国务院或

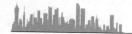

者国务院环境保护行政主管部门规定的期限,达到大气环境质量标准。该城市人民政府应当制定限期达标规划,并可以根据国务院的授权或者规定,采取更加严格的措施,按期实现达标规划。

第十八条 国务院环境保护行政主管部门会同国务院有关部门,根据气象、地形、土壤等自然条件,可以对已经产生、可能产生酸雨的地区或者其他二氧化硫污染严重的地区,经国务院批准后,划定为酸雨控制区或者二氧化硫污染控制区。

第十九条 企业应当优先采用能源利用效率高、污染物排放量少的清洁生产工艺,减少大气污染物的产生。

国家对严重污染大气环境的落后生产工艺和严重污染大气环境的落后设备实行淘汰制度。

国务院经济综合主管部门会同国务院有关部门公布限期禁止采用的严重污染大气环境的工艺名录和限期禁止生产、禁止销售、禁止进口、禁止使用的严重污染大气环境的设备名录。

生产者、销售者、进口者或者使用者必须在国务院经济综合主管部门会同国务院有关部门规定的期限内分别停止生产、销售、进口或者使用列入前款规定的名录中的设备。生产工艺的采用者必须在国务院经济综合主管部门会同国务院有关部门规定的期限内停止采用列入前款规定的名录中的工艺。

依照前两款规定被淘汰的设备,不得转让给他人使用。

第二十条 单位因发生事故或者其他突然性事件,排放和泄漏有毒有害气体和放射性物质,造成或者可能造成大气污染事故、危害人体健康的,必须立即采取防治大气污染危害的应急措施,通报可能受到大气污染危害的单位和居民,并报告当地环境保护行政主管部门,接受调查处理。

在大气受到严重污染,危害人体健康和安全的紧急情况下,当地人民政府应当及时向当地居民公告,采取强制性应急措施,包括责令有关排污单位停止排放污染物。

第二十一条 环境保护行政主管部门和其他监督管理部门有权对管辖范围内的排污单位进行现场检查,被检查单位必须如实反映情况,提供必要的资料。检查部门有义务为被检查单位保守技术秘密和业务秘密。

第二十二条 国务院环境保护行政主管部门建立大气污染监测制度,组织监测网络,制定统一的监测方法。

141

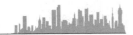

第二十三条　大、中城市人民政府环境保护行政主管部门应当定期发布大气环境质量状况公报，并逐步开展大气环境质量预报工作。

大气环境质量状况公报应当包括城市大气环境污染特征、主要污染物的种类及污染危害程度等内容。

第三章　防治燃煤产生的大气污染

第二十四条　国家推行煤炭洗选加工，降低煤的硫份和灰份，限制高硫份、高灰份煤炭的开采。新建的所采煤炭属于高硫份、高灰份的煤矿，必须建设配套的煤炭洗选设施，使煤炭中的含硫份、含灰份达到规定的标准。

对已建成的所采煤炭属于高硫份、高灰份的煤矿，应当按照国务院批准的规划，限期建成配套的煤炭洗选设施。

禁止开采含放射性和砷等有毒有害物质超过规定标准的煤炭。

第二十五条　国务院有关部门和地方各级人民政府应当采取措施，改进城市能源结构，推广清洁能源的生产和使用。

大气污染防治重点城市人民政府可以在本辖区内划定禁止销售、使用国务院环境保护行政主管部门规定的高污染燃料的区域。该区域内的单位和个人应当在当地人民政府规定的期限内停止燃用高污染燃料，改用天然气、液化石油气、电或者其他清洁能源。

第二十六条　国家采取有利于煤炭清洁利用的经济、技术政策和措施，鼓励和支持使用低硫份、低灰份的优质煤炭，鼓励和支持洁净煤技术的开发和推广。

第二十七条　国务院有关主管部门应当根据国家规定的锅炉大气污染物排放标准，在锅炉产品质量标准中规定相应的要求；达不到规定要求的锅炉，不得制造、销售或者进口。

第二十八条　城市建设应当统筹规划，在燃煤供热地区，统一解决热源，发展集中供热。在集中供热管网覆盖的地区，不得新建燃煤供热锅炉。

第二十九条　大、中城市人民政府应当制定规划，对饮食服务企业限期使用天然气、液化石油气、电或者其他清洁能源。

对未划定为禁止使用高污染燃料区域的大、中城市市区内的其他民用炉灶，限期改用固硫型煤或者使用其他清洁能源。

第三十条　新建、扩建排放二氧化硫的火电厂和其他大中型企业，超过规

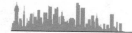

定的污染物排放标准或者总量控制指标的,必须建设配套脱硫、除尘装置或者采取其他控制二氧化硫排放、除尘的措施。

在酸雨控制区和二氧化硫污染控制区内,属于已建企业超过规定的污染物排放标准排放大气污染物的,依照本法第四十八条的规定限期治理。

国家鼓励企业采用先进的脱硫、除尘技术。

企业应当对燃料燃烧过程中产生的氮氧化物采取控制措施。

第三十一条 在人口集中地区存放煤炭、煤矸石、煤渣、煤灰、砂石、灰土等物料,必须采取防燃、防尘措施,防止污染大气。

第四章 防治机动车船排放污染

第三十二条 机动车船向大气排放污染物不得超过规定的排放标准。

任何单位和个人不得制造、销售或者进口污染物排放超过规定排放标准的机动车船。

第三十三条 在用机动车不符合制造当时的在用机动车污染物排放标准的,不得上路行驶。

省、自治区、直辖市人民政府规定对在用机动车实行新的污染物排放标准并对其进行改造的,须报经国务院批准。

机动车维修单位,应当按照防治大气污染的要求和国家有关技术规范进行维修,使在用机动车达到规定的污染物排放标准。

第三十四条 国家鼓励生产和消费使用清洁能源的机动车船。

国家鼓励和支持生产、使用优质燃料油,采取措施减少燃料油中有害物质对大气环境的污染。单位和个人应当按照国务院规定的期限,停止生产、进口、销售含铅汽油。

第三十五条 省、自治区、直辖市人民政府环境保护行政主管部门可以委托已取得公安机关资质认定的承担机动车年检的单位,按照规范对机动车排气污染进行年度检测。

交通、渔政等有监督管理权的部门可以委托已取得有关主管部门资质认定的承担机动船舶年检的单位,按照规范对机动船舶排气污染进行年度检测。

县级以上地方人民政府环境保护行政主管部门可以在机动车停放地对在用机动车的污染物排放状况进行监督抽测。

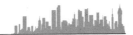

第五章　防治废气、尘和恶臭污染

第三十六条　向大气排放粉尘的排污单位,必须采取除尘措施。

严格限制向大气排放含有毒物质的废气和粉尘;确需排放的,必须经过净化处理,不超过规定的排放标准。

第三十七条　工业生产中产生的可燃性气体应当回收利用,不具备回收利用条件而向大气排放的,应当进行防治污染处理。

向大气排放转炉气、电石气、电炉法黄磷尾气、有机烃类尾气的,须报经当地环境保护行政主管部门批准。

可燃性气体回收利用装置不能正常作业的,应当及时修复或者更新。在回收利用装置不能正常作业期间确需排放可燃性气体的,应当将排放的可燃性气体充分燃烧或者采取其他减轻大气污染的措施。

第三十八条　炼制石油、生产合成氨、煤气和燃煤焦化、有色金属冶炼过程中排放含有硫化物气体的,应当配备脱硫装置或者采取其他脱硫措施。

第三十九条　向大气排放含放射性物质的气体和气溶胶,必须符合国家有关放射性防护的规定,不得超过规定的排放标准。

第四十条　向大气排放恶臭气体的排污单位,必须采取措施防止周围居民区受到污染。

第四十一条　在人口集中地区和其他依法需要特殊保护的区域内,禁止焚烧沥青、油毡、橡胶、塑料、皮革、垃圾以及其他产生有毒有害烟尘和恶臭气体的物质。

禁止在人口集中地区、机场周围、交通干线附近以及当地人民政府划定的区域露天焚烧秸秆、落叶等产生烟尘污染的物质。

除前两款外,城市人民政府还可以根据实际情况,采取防治烟尘污染的其他措施。

第四十二条　运输、装卸、贮存能够散发有毒有害气体或者粉尘物质的,必须采取密闭措施或者其他防护措施。

第四十三条　城市人民政府应当采取绿化责任制、加强建设施工管理、扩大地面铺装面积、控制渣土堆放和清洁运输等措施,提高人均占有绿地面积,减少市区裸露地面和地面尘土,防治城市扬尘污染。

在城市市区进行建设施工或者从事其他产生扬尘污染活动的单位,必须

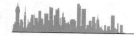

按照当地环境保护的规定,采取防治扬尘污染的措施。

国务院有关行政主管部门应当将城市扬尘污染的控制状况作为城市环境综合整治考核的依据之一。

第四十四条　城市饮食服务业的经营者,必须采取措施,防治油烟对附近居民的居住环境造成污染。

第四十五条　国家鼓励、支持消耗臭氧层物质替代品的生产和使用,逐步减少消耗臭氧层物质的产量,直至停止消耗臭氧层物质的生产和使用。

在国家规定的期限内,生产、进口消耗臭氧层物质的单位必须按照国务院有关行政主管部门核定的配额进行生产、进口。

第六章　法　律　责　任

第四十六条　违反本法规定,有下列行为之一的,环境保护行政主管部门或者本法第四条第二款规定的监督管理部门可以根据不同情节,责令停止违法行为,限期改正,给予警告或者处以五万元以下罚款:

(一)拒报或者谎报国务院环境保护行政主管部门规定的有关污染物排放申报事项的;

(二)拒绝环境保护行政主管部门或者其他监督管理部门现场检查或者在被检查时弄虚作假的;

(三)排污单位不正常使用大气污染物处理设施,或者未经环境保护行政主管部门批准,擅自拆除、闲置大气污染物处理设施的;

(四)未采取防燃、防尘措施,在人口集中地区存放煤炭、煤矸石、煤渣、煤灰、砂石、灰土等物料的。

第四十七条　违反本法第十一条规定,建设项目的大气污染防治设施没有建成或者没有达到国家有关建设项目环境保护管理的规定的要求,投入生产或者使用的,由审批该建设项目的环境影响报告书的环境保护行政主管部门责令停止生产或者使用,可以并处一万元以上十万元以下罚款。

第四十八条　违反本法规定,向大气排放污染物超过国家和地方规定排放标准的,应当限期治理,并由所在地县级以上地方人民政府环境保护行政主管部门处一万元以上十万元以下罚款。限期治理的决定权限和违反限期治理要求的行政处罚由国务院规定。

第四十九条　违反本法第十九条规定,生产、销售、进口或者使用禁止生

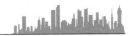

产、销售、进口、使用的设备，或者采用禁止采用的工艺的，由县级以上人民政府经济综合主管部门责令改正；情节严重的，由县级以上人民政府经济综合主管部门提出意见，报请同级人民政府按照国务院规定的权限责令停业、关闭。

将淘汰的设备转让给他人使用的，由转让者所在地县级以上地方人民政府环境保护行政主管部门或者其他依法行使监督管理权的部门没收转让者的违法所得，并处违法所得两倍以下罚款。

第五十条　违反本法第二十四条第三款规定，开采含放射性和砷等有毒有害物质超过规定标准的煤炭的，由县级以上人民政府按照国务院规定的权限责令关闭。

第五十一条　违反本法第二十五条第二款或者第二十九条第一款的规定，在当地人民政府规定的期限届满后继续燃用高污染燃料的，由所在地县级以上地方人民政府环境保护行政主管部门责令拆除或者没收燃用高污染燃料的设施。

第五十二条　违反本法第二十八条规定，在城市集中供热管网覆盖地区新建燃煤供热锅炉的，由县级以上地方人民政府环境保护行政主管部门责令停止违法行为或者限期改正，可以处五万元以下罚款。

第五十三条　违反本法第三十二条规定，制造、销售或者进口超过污染物排放标准的机动车船的，由依法行使监督管理权的部门责令停止违法行为，没收违法所得，可以并处违法所得一倍以下的罚款；对无法达到规定的污染物排放标准的机动车船，没收销毁。

第五十四条　违反本法第三十四条第二款规定，未按照国务院规定的期限停止生产、进口或者销售含铅汽油的，由所在地县级以上地方人民政府环境保护行政主管部门或者其他依法行使监督管理权的部门责令停止违法行为，没收所生产、进口、销售的含铅汽油和违法所得。

第五十五条　违反本法第三十五条第一款或者第二款规定，未取得所在地省、自治区、直辖市人民政府环境保护行政主管部门或者交通、渔政等依法行使监督管理权的部门的委托进行机动车船排气污染检测的，或者在检测中弄虚作假的，由县级以上人民政府环境保护行政主管部门或者交通、渔政等依法行使监督管理权的部门责令停止违法行为，限期改正，可以处五万元以下罚款；情节严重的，由负责资质认定的部门取消承担机动车船年检的资格。

第五十六条　违反本法规定，有下列行为之一的，由县级以上地方人民政

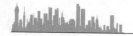

府环境保护行政主管部门或者其他依法行使监督管理权的部门责令停止违法行为,限期改正,可以处五万元以下罚款:

(一)未采取有效污染防治措施,向大气排放粉尘、恶臭气体或者其他含有有毒物质气体的;

(二)未经当地环境保护行政主管部门批准,向大气排放转炉气、电石气、电炉法黄磷尾气、有机烃类尾气的;

(三)未采取密闭措施或者其他防护措施,运输、装卸或者贮存能够散发有毒有害气体或者粉尘物质的;

(四)城市饮食服务业的经营者未采取有效污染防治措施,致使排放的油烟对附近居民的居住环境造成污染的。

第五十七条　违反本法第四十一条第一款规定,在人口集中地区和其他依法需要特殊保护的区域内,焚烧沥青、油毡、橡胶、塑料、皮革、垃圾以及其他产生有毒有害烟尘和恶臭气体的物质的,由所在地县级以上地方人民政府环境保护行政主管部门责令停止违法行为,处二万元以下罚款。

违反本法第四十一条第二款规定,在人口集中地区、机场周围、交通干线附近以及当地人民政府划定的区域内露天焚烧秸秆、落叶等产生烟尘污染的物质的,由所在地县级以上地方人民政府环境保护行政主管部门责令停止违法行为;情节严重的,可以处二百元以下罚款。

第五十八条　违反本法第四十三条第二款规定,在城市市区进行建设施工或者从事其他产生扬尘污染的活动,未采取有效扬尘防治措施,致使大气环境受到污染的,限期改正,处二万元以下罚款;对逾期仍未达到当地环境保护规定要求的,可以责令其停工整顿。

前款规定的对因建设施工造成扬尘污染的处罚,由县级以上地方人民政府建设行政主管部门决定;对其他造成扬尘污染的处罚,由县级以上地方人民政府指定的有关主管部门决定。

第五十九条　违反本法第四十五条第二款规定,在国家规定的期限内,生产或者进口消耗臭氧层物质超过国务院有关行政主管部门核定配额的,由所在地省、自治区、直辖市人民政府有关行政主管部门处二万元以上二十万元以下罚款;情节严重的,由国务院有关行政主管部门取消生产、进口配额。

第六十条　违反本法规定,有下列行为之一的,由县级以上人民政府环境保护行政主管部门责令限期建设配套设施,可以处二万元以上二十万元以下

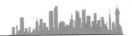

罚款：

（一）新建的所采煤炭属于高硫份、高灰份的煤矿，不按照国家有关规定建设配套的煤炭洗选设施的；

（二）排放含有硫化物气体的石油炼制、合成氨生产、煤气和燃煤焦化以及有色金属冶炼的企业，不按照国家有关规定建设配套脱硫装置或者未采取其他脱硫措施的。

第六十一条 对违反本法规定，造成大气污染事故的企业事业单位，由所在地县级以上地方人民政府环境保护行政主管部门根据所造成的危害后果处直接经济损失百分之五十以下罚款，但最高不超过五十万元；情节较重的，对直接负责的主管人员和其他直接责任人员，由所在单位或者上级主管机关依法给予行政处分或者纪律处分；造成重大大气污染事故，导致公私财产重大损失或者人身伤亡的严重后果，构成犯罪的，依法追究刑事责任。

第六十二条 造成大气污染危害的单位，有责任排除危害，并对直接遭受损失的单位或者个人赔偿损失。

赔偿责任和赔偿金额的纠纷，可以根据当事人的请求，由环境保护行政主管部门调解处理；调解不成的，当事人可以向人民法院起诉。当事人也可以直接向人民法院起诉。

第六十三条 完全由于不可抗拒的自然灾害，并经及时采取合理措施，仍然不能避免造成大气污染损失的，免于承担责任。

第六十四条 环境保护行政主管部门或者其他有关部门违反本法第十四条第三款的规定，将征收的排污费挪作他用的，由审计机关或者监察机关责令退回挪用款项或者采取其他措施予以追回，对直接负责的主管人员和其他直接责任人员依法给予行政处分。

第六十五条 环境保护监督管理人员滥用职权、玩忽职守的，给予行政处分；构成犯罪的，依法追究刑事责任。

第七章 附 则

第六十六条 本法自 2000 年 9 月 1 日起施行。

秸秆禁烧和综合利用管理办法

（环发〔1999〕98 号）

第一条　为保护生态环境，防止秸秆焚烧污染，保障人体健康，维护公共安全，根据《中华人民共和国环境保护法》和《中华人民共和国大气污染防治法》制定本办法。

第二条　本办法所称秸秆系指小麦、水稻、玉米、薯类、油料、棉花、甘蔗和其他杂粮等农作物秸秆。

第三条　在地方各级人民政府的统一领导下，各级环境保护行政主管部门会同农业等有关部门负责秸秆禁烧的监督管理；农业部门负责指导秸秆综合利用的实施工作。

第四条　禁止在机场、交通干线、高压输电线路附近和省辖市（地）级人民政府划定的区域内焚烧秸秆。

省辖市（地）级人民政府可以在人口集中区、各级自然保护区和文物保护单位及其他人文遗址、林地、草场、油库、粮库、通讯设施等周边地区划定禁止露天焚烧秸秆的区域。

秸秆禁烧区范围：以机场为中心 15 公里为半径的区域；沿高速公路、铁路两侧各 2 公里和国道、省道公路干线两侧各 1 公里的地带。

因当地自然、气候等特点对秸秆禁烧区界定范围做调整的，由省辖市（地）以上人民政府会商民航、铁路等有关部门划定，未做调整的，严格按前款执行。

第五条　禁烧区以乡、镇为单位落实秸秆禁烧工作。县级以上人民政府应公布秸秆禁烧区及禁烧区乡、镇名单，将秸秆禁烧做为村务公开和精神文明建设的一项重要内容。

禁烧区乡镇名单由所在县级以上人民政府环境保护行政主管部门和农业行政主管部门会同有关部门提出意见，报同级人民政府批准。

第六条　各地应大力推广机械化秸秆还田、秸秆饲料开发、秸秆气化、秸秆微生物高温快速沤肥和秸秆工业原料开发等多种形式的综合利用成果。

到 2002 年，各直辖市、省会城市和副省级城市等重要城市的秸秆综合利

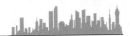

用率达到60%；到2005年，各省、自治区的秸秆综合利用率达到85%。

　　第七条　秸秆禁烧与综合利用工作应纳入地方各级环保、农业目标责任制，严格检查、考核。

　　第八条　对违反规定在秸秆禁烧区内焚烧秸秆的，由当地环境保护行政主管部门责令其立即停烧，可以对直接责任人处以20元以下罚款；造成重大大气污染事故，导致公私财产重大损失或者人身伤亡严重后果的，对有关责任人员依法追究刑事责任。

中华人民共和国水污染防治法

（2008 年主席第八十七号令公布）

第一章 总 则

第一条 为了防治水污染，保护和改善环境，保障饮用水安全，促进经济社会全面协调可持续发展，制定本法。

第二条 本法适用于中华人民共和国领域内的江河、湖泊、运河、渠道、水库等地表水体以及地下水体的污染防治。

海洋污染防治适用《中华人民共和国海洋环境保护法》。

第三条 水污染防治应当坚持预防为主、防治结合、综合治理的原则，优先保护饮用水水源，严格控制工业污染、城镇生活污染，防治农业面源污染，积极推进生态治理工程建设，预防、控制和减少水环境污染和生态破坏。

第四条 县级以上人民政府应当将水环境保护工作纳入国民经济和社会发展规划。

县级以上地方人民政府应当采取防治水污染的对策和措施，对本行政区域的水环境质量负责。

第五条 国家实行水环境保护目标责任制和考核评价制度，将水环境保护目标完成情况作为对地方人民政府及其负责人考核评价的内容。

第六条 国家鼓励、支持水污染防治的科学技术研究和先进适用技术的推广应用，加强水环境保护的宣传教育。

第七条 国家通过财政转移支付等方式，建立健全对位于饮用水水源保护区区域和江河、湖泊、水库上游地区的水环境生态保护补偿机制。

第八条 县级以上人民政府环境保护主管部门对水污染防治实施统一监督管理。

交通主管部门的海事管理机构对船舶污染水域的防治实施监督管理。

县级以上人民政府水行政、国土资源、卫生、建设、农业、渔业等部门以及重要江河、湖泊的流域水资源保护机构，在各自的职责范围内，对有关水污染

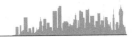

防治实施监督管理。

第九条　排放水污染物,不得超过国家或者地方规定的水污染物排放标准和重点水污染物排放总量控制指标。

第十条　任何单位和个人都有义务保护水环境,并有权对污染损害水环境的行为进行检举。

县级以上人民政府及其有关主管部门对在水污染防治工作中做出显著成绩的单位和个人给予表彰和奖励。

第二章　水污染防治的标准和规划

第十一条　国务院环境保护主管部门制定国家水环境质量标准。

省、自治区、直辖市人民政府可以对国家水环境质量标准中未作规定的项目,制定地方标准,并报国务院环境保护主管部门备案。

第十二条　国务院环境保护主管部门会同国务院水行政主管部门和有关省、自治区、直辖市人民政府,可以根据国家确定的重要江河、湖泊流域水体的使用功能以及有关地区的经济、技术条件,确定该重要江河、湖泊流域的省界水体适用的水环境质量标准,报国务院批准后施行。

第十三条　国务院环境保护主管部门根据国家水环境质量标准和国家经济、技术条件,制定国家水污染物排放标准。

省、自治区、直辖市人民政府对国家水污染物排放标准中未作规定的项目,可以制定地方水污染物排放标准;对国家水污染物排放标准中已作规定的项目,可以制定严于国家水污染物排放标准的地方水污染物排放标准。地方水污染物排放标准须报国务院环境保护主管部门备案。

向已有地方水污染物排放标准的水体排放污染物的,应当执行地方水污染物排放标准。

第十四条　国务院环境保护主管部门和省、自治区、直辖市人民政府,应当根据水污染防治的要求和国家或者地方的经济、技术条件,适时修订水环境质量标准和水污染物排放标准。

第十五条　防治水污染应当按流域或者按区域进行统一规划。国家确定的重要江河、湖泊的流域水污染防治规划,由国务院环境保护主管部门会同国务院经济综合宏观调控、水行政等部门和有关省、自治区、直辖市人民政府编制,报国务院批准。

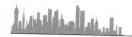

前款规定外的其他跨省、自治区、直辖市江河、湖泊的流域水污染防治规划,根据国家确定的重要江河、湖泊的流域水污染防治规划和本地实际情况,由有关省、自治区、直辖市人民政府环境保护主管部门会同同级水行政等部门和有关市、县人民政府编制,经有关省、自治区、直辖市人民政府审核,报国务院批准。

省、自治区、直辖市内跨县江河、湖泊的流域水污染防治规划,根据国家确定的重要江河、湖泊的流域水污染防治规划和本地实际情况,由省、自治区、直辖市人民政府环境保护主管部门会同同级水行政等部门编制,报省、自治区、直辖市人民政府批准,并报国务院备案。

经批准的水污染防治规划是防治水污染的基本依据,规划的修订须经原批准机关批准。

县级以上地方人民政府应当根据依法批准的江河、湖泊的流域水污染防治规划,组织制定本行政区域的水污染防治规划。

第十六条　国务院有关部门和县级以上地方人民政府开发、利用和调节、调度水资源时,应当统筹兼顾,维持江河的合理流量和湖泊、水库以及地下水体的合理水位,维护水体的生态功能。

第三章　水污染防治的监督管理

第十七条　新建、改建、扩建直接或者间接向水体排放污染物的建设项目和其他水上设施,应当依法进行环境影响评价。

建设单位在江河、湖泊新建、改建、扩建排污口的,应当取得水行政主管部门或者流域管理机构同意;涉及通航、渔业水域的,环境保护主管部门在审批环境影响评价文件时,应当征求交通、渔业主管部门的意见。

建设项目的水污染防治设施,应当与主体工程同时设计、同时施工、同时投入使用。水污染防治设施应当经过环境保护主管部门验收,验收不合格的,该建设项目不得投入生产或者使用。

第十八条　国家对重点水污染物排放实施总量控制制度。

省、自治区、直辖市人民政府应当按照国务院的规定削减和控制本行政区域的重点水污染物排放总量,并将重点水污染物排放总量控制指标分解落实到市、县人民政府。市、县人民政府根据本行政区域重点水污染物排放总量控制指标的要求,将重点水污染物排放总量控制指标分解落实到排污单位。具

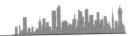

体办法和实施步骤由国务院规定。

省、自治区、直辖市人民政府可以根据本行政区域水环境质量状况和水污染防治工作的需要，确定本行政区域实施总量削减和控制的重点水污染物。

对超过重点水污染物排放总量控制指标的地区，有关人民政府环境保护主管部门应当暂停审批新增重点水污染物排放总量的建设项目的环境影响评价文件。

第十九条　国务院环境保护主管部门对未按照要求完成重点水污染物排放总量控制指标的省、自治区、直辖市予以公布。省、自治区、直辖市人民政府环境保护主管部门对未按照要求完成重点水污染物排放总量控制指标的市、县予以公布。

县级以上人民政府环境保护主管部门对违反本法规定、严重污染水环境的企业予以公布。

第二十条　国家实行排污许可制度。

直接或者间接向水体排放工业废水和医疗污水以及其他按照规定应当取得排污许可证方可排放的废水、污水的企业事业单位，应当取得排污许可证；城镇污水集中处理设施的运营单位，也应当取得排污许可证。排污许可的具体办法和实施步骤由国务院规定。

禁止企业事业单位无排污许可证或者违反排污许可证的规定向水体排放前款规定的废水、污水。

第二十一条　直接或者间接向水体排放污染物的企业事业单位和个体工商户，应当按照国务院环境保护主管部门的规定，向县级以上地方人民政府环境保护主管部门申报登记拥有的水污染物排放设施、处理设施和在正常作业条件下排放水污染物的种类、数量和浓度，并提供防治水污染方面的有关技术资料。

企业事业单位和个体工商户排放水污染物的种类、数量和浓度有重大改变的，应当及时申报登记；其水污染物处理设施应当保持正常使用；拆除或者闲置水污染物处理设施的，应当事先报县级以上地方人民政府环境保护主管部门批准。

第二十二条　向水体排放污染物的企业事业单位和个体工商户，应当按照法律、行政法规和国务院环境保护主管部门的规定设置排污口；在江河、湖

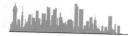

泊设置排污口的,还应当遵守国务院水行政主管部门的规定。

禁止私设暗管或者采取其他规避监管的方式排放水污染物。

第二十三条　重点排污单位应当安装水污染物排放自动监测设备,与环境保护主管部门的监控设备联网,并保证监测设备正常运行。排放工业废水的企业,应当对其所排放的工业废水进行监测,并保存原始监测记录。具体办法由国务院环境保护主管部门规定。

应当安装水污染物排放自动监测设备的重点排污单位名录,由设区的市级以上地方人民政府环境保护主管部门根据本行政区域的环境容量、重点水污染物排放总量控制指标的要求以及排污单位排放水污染物的种类、数量和浓度等因素,商同级有关部门确定。

第二十四条　直接向水体排放污染物的企业事业单位和个体工商户,应当按照排放水污染物的种类、数量和排污费征收标准缴纳排污费。

排污费应当用于污染的防治,不得挪作他用。

第二十五条　国家建立水环境质量监测和水污染物排放监测制度。国务院环境保护主管部门负责制定水环境监测规范,统一发布国家水环境状况信息,会同国务院水行政等部门组织监测网络。

第二十六条　国家确定的重要江河、湖泊流域的水资源保护工作机构负责监测其所在流域的省界水体的水环境质量状况,并将监测结果及时报国务院环境保护主管部门和国务院水行政主管部门;有经国务院批准成立的流域水资源保护领导机构的,应当将监测结果及时报告流域水资源保护领导机构。

第二十七条　环境保护主管部门和其他依照本法规定行使监督管理权的部门,有权对管辖范围内的排污单位进行现场检查,被检查的单位应当如实反映情况,提供必要的资料。检查机关有义务为被检查的单位保守在检查中获取的商业秘密。

第二十八条　跨行政区域的水污染纠纷,由有关地方人民政府协商解决,或者由其共同的上级人民政府协调解决。

第四章　水污染防治措施

第一节　一般规定

第二十九条　禁止向水体排放油类、酸液、碱液或者剧毒废液。

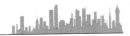

禁止在水体清洗装贮过油类或者有毒污染物的车辆和容器。

第三十条　禁止向水体排放、倾倒放射性固体废物或者含有高放射性和中放射性物质的废水。

向水体排放含低放射性物质的废水，应当符合国家有关放射性污染防治的规定和标准。

第三十一条　向水体排放含热废水，应当采取措施，保证水体的水温符合水环境质量标准。

第三十二条　含病原体的污水应当经过消毒处理；符合国家有关标准后，方可排放。

第三十三条　禁止向水体排放、倾倒工业废渣、城镇垃圾和其他废弃物。

禁止将含有汞、镉、砷、铬、铅、氰化物、黄磷等的可溶性剧毒废渣向水体排放、倾倒或者直接埋入地下。

存放可溶性剧毒废渣的场所，应当采取防水、防渗漏、防流失的措施。

第三十四条　禁止在江河、湖泊、运河、渠道、水库最高水位线以下的滩地和岸坡堆放、存贮固体废弃物和其他污染物。

第三十五条　禁止利用渗井、渗坑、裂隙和溶洞排放、倾倒含有毒污染物的废水、含病原体的污水和其他废弃物。

第三十六条　禁止利用无防渗漏措施的沟渠、坑塘等输送或者存贮含有毒污染物的废水、含病原体的污水和其他废弃物。

第三十七条　多层地下水的含水层水质差异大的，应当分层开采；对已受污染的潜水和承压水，不得混合开采。

第三十八条　兴建地下工程设施或者进行地下勘探、采矿等活动，应当采取防护性措施，防止地下水污染。

第三十九条　人工回灌补给地下水，不得恶化地下水质。

第二节　工业水污染防治

第四十条　国务院有关部门和县级以上地方人民政府应当合理规划工业布局，要求造成水污染的企业进行技术改造，采取综合防治措施，提高水的重复利用率，减少废水和污染物排放量。

第四十一条　国家对严重污染水环境的落后工艺和设备实行淘汰制度。

国务院经济综合宏观调控部门会同国务院有关部门，公布限期禁止采用的严重污染水环境的工艺名录和限期禁止生产、销售、进口、使用的严重污

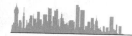

水环境的设备名录。

生产者、销售者、进口者或者使用者应当在规定的期限内停止生产、销售、进口或者使用列入前款规定的设备名录中的设备。工艺的采用者应当在规定的期限内停止采用列入前款规定的工艺名录中的工艺。

依照本条第二款、第三款规定被淘汰的设备,不得转让给他人使用。

第四十二条　国家禁止新建不符合国家产业政策的小型造纸、制革、印染、染料、炼焦、炼硫、炼砷、炼汞、炼油、电镀、农药、石棉、水泥、玻璃、钢铁、火电以及其他严重污染水环境的生产项目。

第四十三条　企业应当采用原材料利用效率高、污染物排放量少的清洁工艺,并加强管理,减少水污染物的产生。

第三节　城镇水污染防治

第四十四条　城镇污水应当集中处理。

县级以上地方人民政府应当通过财政预算和其他渠道筹集资金,统筹安排建设城镇污水集中处理设施及配套管网,提高本行政区域城镇污水的收集率和处理率。

国务院建设主管部门应当会同国务院经济综合宏观调控、环境保护主管部门,根据城乡规划和水污染防治规划,组织编制全国城镇污水处理设施建设规划。县级以上地方人民政府组织建设、经济综合宏观调控、环境保护、水行政等部门编制本行政区域的城镇污水处理设施建设规划。县级以上地方人民政府建设主管部门应当按照城镇污水处理设施建设规划,组织建设城镇污水集中处理设施及配套管网,并加强对城镇污水集中处理设施运营的监督管理。

城镇污水集中处理设施的运营单位按照国家规定向排污者提供污水处理的有偿服务,收取污水处理费用,保证污水集中处理设施的正常运行。向城镇污水集中处理设施排放污水、缴纳污水处理费用的,不再缴纳排污费。收取的污水处理费用应当用于城镇污水集中处理设施的建设和运行,不得挪作他用。

城镇污水集中处理设施的污水处理收费、管理以及使用的具体办法,由国务院规定。

第四十五条　向城镇污水集中处理设施排放水污染物,应当符合国家或者地方规定的水污染物排放标准。

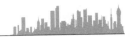

城镇污水集中处理设施的出水水质达到国家或者地方规定的水污染物排放标准的,可以按照国家有关规定免缴排污费。

城镇污水集中处理设施的运营单位,应当对城镇污水集中处理设施的出水水质负责。

环境保护主管部门应当对城镇污水集中处理设施的出水水质和水量进行监督检查。

第四十六条 建设生活垃圾填埋场,应当采取防渗漏等措施,防止造成水污染。

第四节　农业和农村水污染防治

第四十七条 使用农药,应当符合国家有关农药安全使用的规定和标准。

运输、存贮农药和处置过期失效农药,应当加强管理,防止造成水污染。

第四十八条 县级以上地方人民政府农业主管部门和其他有关部门,应当采取措施,指导农业生产者科学、合理地施用化肥和农药,控制化肥和农药的过量使用,防止造成水污染。

第四十九条 国家支持畜禽养殖场、养殖小区建设畜禽粪便、废水的综合利用或者无害化处理设施。

畜禽养殖场、养殖小区应当保证其畜禽粪便、废水的综合利用或者无害化处理设施正常运转,保证污水达标排放,防止污染水环境。

第五十条 从事水产养殖应当保护水域生态环境,科学确定养殖密度,合理投饵和使用药物,防止污染水环境。

第五十一条 向农田灌溉渠道排放工业废水和城镇污水,应当保证其下游最近的灌溉取水点的水质符合农田灌溉水质标准。

利用工业废水和城镇污水进行灌溉,应当防止污染土壤、地下水和农产品。

第五节　船舶水污染防治

第五十二条 船舶排放含油污水、生活污水,应当符合船舶污染物排放标准。从事海洋航运的船舶进入内河和港口的,应当遵守内河的船舶污染物排放标准。

船舶的残油、废油应当回收,禁止排入水体。

禁止向水体倾倒船舶垃圾。

船舶装载运输油类或者有毒货物,应当采取防止溢流和渗漏的措施,防止货物落水造成水污染。

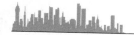

第五十三条　船舶应当按照国家有关规定配置相应的防污设备和器材,并持有合法有效的防止水域环境污染的证书与文书。

船舶进行涉及污染物排放的作业,应当严格遵守操作规程,并在相应的记录簿上如实记载。

第五十四条　港口、码头、装卸站和船舶修造厂应当备有足够的船舶污染物、废弃物的接收设施。从事船舶污染物、废弃物接收作业,或者从事装载油类、污染危害性货物船舱清洗作业的单位,应当具备与其运营规模相适应的接收处理能力。

第五十五条　船舶进行下列活动,应当编制作业方案,采取有效的安全和防污染措施,并报作业地海事管理机构批准:

（一）进行残油、含油污水、污染危害性货物残留物的接收作业,或者进行装载油类、污染危害性货物船舱的清洗作业;

（二）进行散装液体污染危害性货物的过驳作业;

（三）进行船舶水上拆解、打捞或者其他水上、水下船舶施工作业。

在渔港水域进行渔业船舶水上拆解活动,应当报作业地渔业主管部门批准。

第五章　饮用水水源和其他特殊水体保护

第五十六条　国家建立饮用水水源保护区制度。饮用水水源保护区分为一级保护区和二级保护区;必要时,可以在饮用水水源保护区外围划定一定的区域作为准保护区。

饮用水水源保护区的划定,由有关市、县人民政府提出划定方案,报省、自治区、直辖市人民政府批准;跨市、县饮用水水源保护区的划定,由有关市、县人民政府协商提出划定方案,报省、自治区、直辖市人民政府批准;协商不成的,由省、自治区、直辖市人民政府环境保护主管部门会同同级水行政、国土资源、卫生、建设等部门提出划定方案,征求同级有关部门的意见后,报省、自治区、直辖市人民政府批准。

跨省、自治区、直辖市的饮用水水源保护区,由有关省、自治区、直辖市人民政府商有关流域管理机构划定;协商不成的,由国务院环境保护主管部门会同同级水行政、国土资源、卫生、建设等部门提出划定方案,征求国务院有关部门的意见后,报国务院批准。

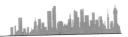

国务院和省、自治区、直辖市人民政府可以根据保护饮用水水源的实际需要，调整饮用水水源保护区的范围，确保饮用水安全。有关地方人民政府应当在饮用水水源保护区的边界设立明确的地理界标和明显的警示标志。

第五十七条　在饮用水水源保护区内，禁止设置排污口。

第五十八条　禁止在饮用水水源一级保护区内新建、改建、扩建与供水设施和保护水源无关的建设项目；已建成的与供水设施和保护水源无关的建设项目，由县级以上人民政府责令拆除或者关闭。

禁止在饮用水水源一级保护区内从事网箱养殖、旅游、游泳、垂钓或者其他可能污染饮用水水体的活动。

第五十九条　禁止在饮用水水源二级保护区内新建、改建、扩建排放污染物的建设项目；已建成的排放污染物的建设项目，由县级以上人民政府责令拆除或者关闭。

在饮用水水源二级保护区内从事网箱养殖、旅游等活动的，应当按照规定采取措施，防止污染饮用水水体。

第六十条　禁止在饮用水水源准保护区内新建、扩建对水体污染严重的建设项目；改建建设项目，不得增加排污量。

第六十一条　县级以上地方人民政府应当根据保护饮用水水源的实际需要，在准保护区内采取工程措施或者建造湿地、水源涵养林等生态保护措施，防止水污染物直接排入饮用水水体，确保饮用水安全。

第六十二条　饮用水水源受到污染可能威胁供水安全的，环境保护主管部门应当责令有关企业事业单位采取停止或者减少排放水污染物等措施。

第六十三条　国务院和省、自治区、直辖市人民政府根据水环境保护的需要，可以规定在饮用水水源保护区内，采取禁止或者限制使用含磷洗涤剂、化肥、农药以及限制种植养殖等措施。

第六十四条　县级以上人民政府可以对风景名胜区水体、重要渔业水体和其他具有特殊经济文化价值的水体划定保护区，并采取措施，保证保护区的水质符合规定用途的水环境质量标准。

第六十五条　在风景名胜区水体、重要渔业水体和其他具有特殊经济文化价值的水体的保护区内，不得新建排污口。在保护区附近新建排污口，应当保证保护区水体不受污染。

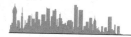

第六章　水污染事故处置

第六十六条　各级人民政府及其有关部门,可能发生水污染事故的企业事业单位,应当依照《中华人民共和国突发事件应对法》的规定,做好突发水污染事故的应急准备、应急处置和事后恢复等工作。

第六十七条　可能发生水污染事故的企业事业单位,应当制定有关水污染事故的应急方案,做好应急准备,并定期进行演练。

生产、储存危险化学品的企业事业单位,应当采取措施,防止在处理安全生产事故过程中产生的可能严重污染水体的消防废水、废液直接排入水体。

第六十八条　企业事业单位发生事故或者其他突发性事件,造成或者可能造成水污染事故的,应当立即启动本单位的应急方案,采取应急措施,并向事故发生地的县级以上地方人民政府或者环境保护主管部门报告。环境保护主管部门接到报告后,应当及时向本级人民政府报告,并抄送有关部门。

造成渔业污染事故或者渔业船舶造成水污染事故的,应当向事故发生地的渔业主管部门报告,接受调查处理。其他船舶造成水污染事故的,应当向事故发生地的海事管理机构报告,接受调查处理;给渔业造成损害的,海事管理机构应当通知渔业主管部门参与调查处理。

第七章　法 律 责 任

第六十九条　环境保护主管部门或者其他依照本法规定行使监督管理权的部门,不依法作出行政许可或者办理批准文件的,发现违法行为或者接到对违法行为的举报后不予查处的,或者有其他未依照本法规定履行职责的行为的,对直接负责的主管人员和其他直接责任人员依法给予处分。

第七十条　拒绝环境保护主管部门或者其他依照本法规定行使监督管理权的部门的监督检查,或者在接受监督检查时弄虚作假的,由县级以上人民政府环境保护主管部门或者其他依照本法规定行使监督管理权的部门责令改正,处一万元以上十万元以下的罚款。

第七十一条　违反本法规定,建设项目的水污染防治设施未建成、未经验收或者验收不合格,主体工程即投入生产或者使用的,由县级以上人民政府环境保护主管部门责令停止生产或者使用,直至验收合格,处五万元以上五十万元以下的罚款。

第七十二条 违反本法规定,有下列行为之一的,由县级以上人民政府环境保护主管部门责令限期改正;逾期不改正的,处一万元以上十万元以下的罚款:

(一)拒报或者谎报国务院环境保护主管部门规定的有关水污染物排放申报登记事项的;

(二)未按照规定安装水污染物排放自动监测设备或者未按照规定与环境保护主管部门的监控设备联网,并保证监测设备正常运行的;

(三)未按照规定对所排放的工业废水进行监测并保存原始监测记录的。

第七十三条 违反本法规定,不正常使用水污染物处理设施,或者未经环境保护主管部门批准拆除、闲置水污染物处理设施的,由县级以上人民政府环境保护主管部门责令限期改正,处应缴纳排污费数额一倍以上三倍以下的罚款。

第七十四条 违反本法规定,排放水污染物超过国家或者地方规定的水污染物排放标准,或者超过重点水污染物排放总量控制指标的,由县级以上人民政府环境保护主管部门按照权限责令限期治理,处应缴纳排污费数额二倍以上五倍以下的罚款。

限期治理期间,由环境保护主管部门责令限制生产、限制排放或者停产整治。限期治理的期限最长不超过一年;逾期未完成治理任务的,报经有批准权的人民政府批准,责令关闭。

第七十五条 在饮用水水源保护区内设置排污口的,由县级以上地方人民政府责令限期拆除,处十万元以上五十万元以下的罚款;逾期不拆除的,强制拆除,所需费用由违法者承担,处五十万元以上一百万元以下的罚款,并可以责令停产整顿。

除前款规定外,违反法律、行政法规和国务院环境保护主管部门的规定设置排污口或者私设暗管的,由县级以上地方人民政府环境保护主管部门责令限期拆除,处二万元以上十万元以下的罚款;逾期不拆除的,强制拆除,所需费用由违法者承担,处十万元以上五十万元以下的罚款;私设暗管或者有其他严重情节的,县级以上地方人民政府环境保护主管部门可以提请县级以上地方人民政府责令停产整顿。

未经水行政主管部门或者流域管理机构同意,在江河、湖泊新建、改建、扩建排污口的,由县级以上人民政府水行政主管部门或者流域管理机构依据职

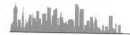

权,依照前款规定采取措施、给予处罚。

第七十六条　有下列行为之一的,由县级以上地方人民政府环境保护主管部门责令停止违法行为,限期采取治理措施,消除污染,处以罚款;逾期不采取治理措施的,环境保护主管部门可以指定有治理能力的单位代为治理,所需费用由违法者承担:

(一)向水体排放油类、酸液、碱液的;

(二)向水体排放剧毒废液,或者将含有汞、镉、砷、铬、铅、氰化物、黄磷等的可溶性剧毒废渣向水体排放、倾倒或者直接埋入地下的;

(三)在水体清洗装贮过油类、有毒污染物的车辆或者容器的;

(四)向水体排放、倾倒工业废渣、城镇垃圾或者其他废弃物,或者在江河、湖泊、运河、渠道、水库最高水位线以下的滩地、岸坡堆放、存贮固体废弃物或者其他污染物的;

(五)向水体排放、倾倒放射性固体废物或者含有高放射性、中放射性物质的废水的;

(六)违反国家有关规定或者标准,向水体排放含低放射性物质的废水、热废水或者含病原体的污水的;

(七)利用渗井、渗坑、裂隙或者溶洞排放、倾倒含有毒污染物的废水、含病原体的污水或者其他废弃物的;

(八)利用无防渗漏措施的沟渠、坑塘等输送或者存贮含有毒污染物的废水、含病原体的污水或者其他废弃物的。

有前款第三项、第六项行为之一的,处一万元以上十万元以下的罚款;有前款第一项、第四项、第八项行为之一的,处二万元以上二十万元以下的罚款;有前款第二项、第五项、第七项行为之一的,处五万元以上五十万元以下的罚款。

第七十七条　违反本法规定,生产、销售、进口或者使用列入禁止生产、销售、进口、使用的严重污染水环境的设备名录中的设备,或者采用列入禁止采用的严重污染水环境的工艺名录中的工艺的,由县级以上人民政府经济综合宏观调控部门责令改正,处五万元以上二十万元以下的罚款;情节严重的,由县级以上人民政府经济综合宏观调控部门提出意见,报请本级人民政府责令停业、关闭。

第七十八条　违反本法规定,建设不符合国家产业政策的小型造纸、制革、印染、染料、炼焦、炼硫、炼砷、炼汞、炼油、电镀、农药、石棉、水泥、玻璃、钢

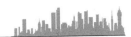

铁、火电以及其他严重污染水环境的生产项目的，由所在地的市、县人民政府责令关闭。

第七十九条 船舶未配置相应的防污染设备和器材，或者未持有合法有效的防止水域环境污染的证书与文书的，由海事管理机构、渔业主管部门按照职责分工责令限期改正，处二千元以上二万元以下的罚款；逾期不改正的，责令船舶临时停航。

船舶进行涉及污染物排放的作业，未遵守操作规程或者未在相应的记录簿上如实记载的，由海事管理机构、渔业主管部门按照职责分工责令改正，处二千元以上二万元以下的罚款。

第八十条 违反本法规定，有下列行为之一的，由海事管理机构、渔业主管部门按照职责分工责令停止违法行为，处以罚款；造成水污染的，责令限期采取治理措施，消除污染；逾期不采取治理措施的，海事管理机构、渔业主管部门按照职责分工可以指定有治理能力的单位代为治理，所需费用由船舶承担：

（一）向水体倾倒船舶垃圾或者排放船舶的残油、废油的；

（二）未经作业地海事管理机构批准，船舶进行残油、含油污水、污染危害性货物残留物的接收作业，或者进行装载油类、污染危害性货物船舱的清洗作业，或者进行散装液体污染危害性货物的过驳作业的；

（三）未经作业地海事管理机构批准，进行船舶水上拆解、打捞或者其他水上、水下船舶施工作业的；

（四）未经作业地渔业主管部门批准，在渔港水域进行渔业船舶水上拆解的。

有前款第一项、第二项、第四项行为之一的，处五千元以上五万元以下的罚款；有前款第三项行为的，处一万元以上十万元以下的罚款。

第八十一条 有下列行为之一的，由县级以上地方人民政府环境保护主管部门责令停止违法行为，处十万元以上五十万元以下的罚款；并报经有批准权的人民政府批准，责令拆除或者关闭：

（一）在饮用水水源一级保护区内新建、改建、扩建与供水设施和保护水源无关的建设项目的；

（二）在饮用水水源二级保护区内新建、改建、扩建排放污染物的建设项目的；

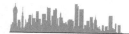

（三）在饮用水水源准保护区内新建、扩建对水体污染严重的建设项目，或者改建建设项目增加排污量的。

在饮用水水源一级保护区内从事网箱养殖或者组织进行旅游、垂钓或者其他可能污染饮用水水体的活动的，由县级以上地方人民政府环境保护主管部门责令停止违法行为，处二万元以上十万元以下的罚款。个人在饮用水水源一级保护区内游泳、垂钓或者从事其他可能污染饮用水水体的活动的，由县级以上地方人民政府环境保护主管部门责令停止违法行为，可以处五百元以下的罚款。

第八十二条　企业事业单位有下列行为之一的，由县级以上人民政府环境保护主管部门责令改正；情节严重的，处二万元以上十万元以下的罚款：

（一）不按照规定制定水污染事故的应急方案的；

（二）水污染事故发生后，未及时启动水污染事故的应急方案，采取有关应急措施的。

第八十三条　企业事业单位违反本法规定，造成水污染事故的，由县级以上人民政府环境保护主管部门依照本条第二款的规定处以罚款，责令限期采取治理措施，消除污染；不按要求采取治理措施或者不具备治理能力的，由环境保护主管部门指定有治理能力的单位代为治理，所需费用由违法者承担；对造成重大或者特大水污染事故的，可以报经有批准权的人民政府批准，责令关闭；对直接负责的主管人员和其他直接责任人员可以处上一年度从本单位取得的收入百分之五十以下的罚款。

对造成一般或者较大水污染事故的，按照水污染事故造成的直接损失的百分之二十计算罚款；对造成重大或者特大水污染事故的，按照水污染事故造成的直接损失的百分之三十计算罚款。

造成渔业污染事故或者渔业船舶造成水污染事故的，由渔业主管部门进行处罚；其他船舶造成水污染事故的，由海事管理机构进行处罚。

第八十四条　当事人对行政处罚决定不服的，可以申请行政复议，也可以在收到通知之日起十五日内向人民法院起诉；期满不申请行政复议或者起诉，又不履行行政处罚决定的，由作出行政处罚决定的机关申请人民法院强制执行。

第八十五条　因水污染受到损害的当事人，有权要求排污方排除危害和赔偿损失。

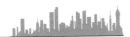

由于不可抗力造成水污染损害的,排污方不承担赔偿责任;法律另有规定的除外。

水污染损害是由受害人故意造成的,排污方不承担赔偿责任。水污染损害是由受害人重大过失造成的,可以减轻排污方的赔偿责任。

水污染损害是由第三人造成的,排污方承担赔偿责任后,有权向第三人追偿。

第八十六条 因水污染引起的损害赔偿责任和赔偿金额的纠纷,可以根据当事人的请求,由环境保护主管部门或者海事管理机构、渔业主管部门按照职责分工调解处理;调解不成的,当事人可以向人民法院提起诉讼。当事人也可以直接向人民法院提起诉讼。

第八十七条 因水污染引起的损害赔偿诉讼,由排污方就法律规定的免责事由及其行为与损害结果之间不存在因果关系承担举证责任。

第八十八条 因水污染受到损害的当事人人数众多的,可以依法由当事人推选代表人进行共同诉讼。

环境保护主管部门和有关社会团体可以依法支持因水污染受到损害的当事人向人民法院提起诉讼。

国家鼓励法律服务机构和律师为水污染损害诉讼中的受害人提供法律援助。

第八十九条 因水污染引起的损害赔偿责任和赔偿金额的纠纷,当事人可以委托环境监测机构提供监测数据。环境监测机构应当接受委托,如实提供有关监测数据。

第九十条 违反本法规定,构成违反治安管理行为的,依法给予治安管理处罚;构成犯罪的,依法追究刑事责任。

第八章 附 则

第九十一条 本法中下列用语的含义:

（一）水污染,是指水体因某种物质的介入,而导致其化学、物理、生物或者放射性等方面特性的改变,从而影响水的有效利用,危害人体健康或者破坏生态环境,造成水质恶化的现象。

（二）水污染物,是指直接或者间接向水体排放的,能导致水体污染的物质。

（三）有毒污染物,是指那些直接或者间接被生物摄入体内后,可能导致该

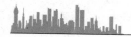

生物或者其后代发病、行为反常、遗传异变、生理机能失常、机体变形或者死亡的污染物。

（四）渔业水体，是指划定的鱼虾类的产卵场、索饵场、越冬场、洄游通道和鱼虾贝藻类的养殖场的水体。

第九十二条 本法自 2008 年 6 月 1 日起施行。

医疗废物管理条例

（2003年国务院第380号令公布）

第一章 总 则

第一条 为了加强医疗废物的安全管理，防止疾病传播，保护环境，保障人体健康，根据《中华人民共和国传染病防治法》和《中华人民共和国固体废物污染环境防治法》，制定本条例。

第二条 本条例所称医疗废物，是指医疗卫生机构在医疗、预防、保健以及其他相关活动中产生的具有直接或者间接感染性、毒性以及其他危害性的废物。

医疗废物分类目录，由国务院卫生行政主管部门和环境保护行政主管部门共同制定、公布。

第三条 本条例适用于医疗废物的收集、运送、贮存、处置以及监督管理等活动。

医疗卫生机构收治的传染病病人或者疑似传染病病人产生的生活垃圾，按照医疗废物进行管理和处置。

医疗卫生机构废弃的麻醉、精神、放射性、毒性等药品及其相关的废物的管理，依照有关法律、行政法规和国家有关规定、标准执行。

第四条 国家推行医疗废物集中无害化处置，鼓励有关医疗废物安全处置技术的研究与开发。

县级以上地方人民政府负责组织建设医疗废物集中处置设施。

国家对边远贫困地区建设医疗废物集中处置设施给予适当的支持。

第五条 县级以上各级人民政府卫生行政主管部门，对医疗废物收集、运送、贮存、处置活动中的疾病防治工作实施统一监督管理；环境保护行政主管部门，对医疗废物收集、运送、贮存、处置活动中的环境污染防治工作实施统一监督管理。

县级以上各级人民政府其他有关部门在各自的职责范围内负责与医疗废

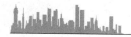

物处置有关的监督管理工作。

　　第六条　任何单位和个人有权对医疗卫生机构、医疗废物集中处置单位和监督管理部门及其工作人员的违法行为进行举报、投诉、检举和控告。

第二章　医疗废物管理的一般规定

　　第七条　医疗卫生机构和医疗废物集中处置单位,应当建立、健全医疗废物管理责任制,其法定代表人为第一责任人,切实履行职责,防止因医疗废物导致传染病传播和环境污染事故。

　　第八条　医疗卫生机构和医疗废物集中处置单位,应当制定与医疗废物安全处置有关的规章制度和在发生意外事故时的应急方案;设置监控部门或者专(兼)职人员,负责检查、督促、落实本单位医疗废物的管理工作,防止违反本条例的行为发生。

　　第九条　医疗卫生机构和医疗废物集中处置单位,应当对本单位从事医疗废物收集、运送、贮存、处置等工作的人员和管理人员,进行相关法律和专业技术、安全防护以及紧急处理等知识的培训。

　　第十条　医疗卫生机构和医疗废物集中处置单位,应当采取有效的职业卫生防护措施,为从事医疗废物收集、运送、贮存、处置等工作的人员和管理人员,配备必要的防护用品,定期进行健康检查;必要时,对有关人员进行免疫接种,防止其受到健康损害。

　　第十一条　医疗卫生机构和医疗废物集中处置单位,应当依照《中华人民共和国固体废物污染环境防治法》的规定,执行危险废物转移联单管理制度。

　　第十二条　医疗卫生机构和医疗废物集中处置单位,应当对医疗废物进行登记,登记内容应当包括医疗废物的来源、种类、重量或者数量、交接时间、处置方法、最终去向以及经办人签名等项目。登记资料至少保存 3 年。

　　第十三条　医疗卫生机构和医疗废物集中处置单位,应当采取有效措施,防止医疗废物流失、泄漏、扩散。

　　发生医疗废物流失、泄漏、扩散时,医疗卫生机构和医疗废物集中处置单位应当采取减少危害的紧急处理措施,对致病人员提供医疗救护和现场救援;同时向所在地的县级人民政府卫生行政主管部门、环境保护行政主管部门报告,并向可能受到危害的单位和居民通报。

　　第十四条　禁止任何单位和个人转让、买卖医疗废物。

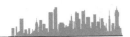

禁止在运送过程中丢弃医疗废物；禁止在非贮存地点倾倒、堆放医疗废物或者将医疗废物混入其他废物和生活垃圾。

第十五条 禁止邮寄医疗废物。

禁止通过铁路、航空运输医疗废物。

有陆路通道的,禁止通过水路运输医疗废物；没有陆路通道必需经水路运输医疗废物的,应当经设区的市级以上人民政府环境保护行政主管部门批准,并采取严格的环境保护措施后,方可通过水路运输。

禁止将医疗废物与旅客在同一运输工具上载运。

禁止在饮用水源保护区的水体上运输医疗废物。

第三章 医疗卫生机构对医疗废物的管理

第十六条 医疗卫生机构应当及时收集本单位产生的医疗废物,并按照类别分置于防渗漏、防锐器穿透的专用包装物或者密闭的容器内。

医疗废物专用包装物、容器,应当有明显的警示标识和警示说明。

医疗废物专用包装物、容器的标准和警示标识的规定,由国务院卫生行政主管部门和环境保护行政主管部门共同制定。

第十七条 医疗卫生机构应当建立医疗废物的暂时贮存设施、设备,不得露天存放医疗废物；医疗废物暂时贮存的时间不得超过2天。

医疗废物的暂时贮存设施、设备,应当远离医疗区、食品加工区和人员活动区以及生活垃圾存放场所,并设置明显的警示标识和防渗漏、防鼠、防蚊蝇、防蟑螂、防盗以及预防儿童接触等安全措施。

医疗废物的暂时贮存设施、设备应当定期消毒和清洁。

第十八条 医疗卫生机构应当使用防渗漏、防遗撒的专用运送工具,按照本单位确定的内部医疗废物运送时间、路线,将医疗废物收集、运送至暂时贮存地点。

运送工具使用后应当在医疗卫生机构内指定的地点及时消毒和清洁。

第十九条 医疗卫生机构应当根据就近集中处置的原则,及时将医疗废物交由医疗废物集中处置单位处置。

医疗废物中病原体的培养基、标本和菌种、毒种保存液等高危险废物,在交医疗废物集中处置单位处置前应当就地消毒。

第二十条 医疗卫生机构产生的污水、传染病病人或者疑似传染病病人

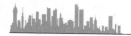

的排泄物,应当按照国家规定严格消毒;达到国家规定的排放标准后,方可排入污水处理系统。

　　第二十一条　不具备集中处置医疗废物条件的农村,医疗卫生机构应当按照县级人民政府卫生行政主管部门、环境保护行政主管部门的要求,自行就地处置其产生的医疗废物。自行处置医疗废物的,应当符合下列基本要求:

　　(一)使用后的一次性医疗器具和容易致人损伤的医疗废物,应当消毒并作毁形处理;

　　(二)能够焚烧的,应当及时焚烧;

　　(三)不能焚烧的,消毒后集中填埋。

第四章　医疗废物的集中处置

　　第二十二条　从事医疗废物集中处置活动的单位,应当向县级以上人民政府环境保护行政主管部门申请领取经营许可证;未取得经营许可证的单位,不得从事有关医疗废物集中处置的活动。

　　第二十三条　医疗废物集中处置单位,应当符合下列条件:

　　(一)具有符合环境保护和卫生要求的医疗废物贮存、处置设施或者设备;

　　(二)具有经过培训的技术人员以及相应的技术工人;

　　(三)具有负责医疗废物处置效果检测、评价工作的机构和人员;

　　(四)具有保证医疗废物安全处置的规章制度。

　　第二十四条　医疗废物集中处置单位的贮存、处置设施,应当远离居(村)民居住区、水源保护区和交通干道,与工厂、企业等工作场所有适当的安全防护距离,并符合国务院环境保护行政主管部门的规定。

　　第二十五条　医疗废物集中处置单位应当至少每 2 天到医疗卫生机构收集、运送一次医疗废物,并负责医疗废物的贮存、处置。

　　第二十六条　医疗废物集中处置单位运送医疗废物,应当遵守国家有关危险货物运输管理的规定,使用有明显医疗废物标识的专用车辆。医疗废物专用车辆应当达到防渗漏、防遗撒以及其他环境保护和卫生要求。

　　运送医疗废物的专用车辆使用后,应当在医疗废物集中处置场所内及时进行消毒和清洁。

　　运送医疗废物的专用车辆不得运送其他物品。

　　第二十七条　医疗废物集中处置单位在运送医疗废物过程中应当确保安

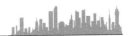

全,不得丢弃、遗撒医疗废物。

第二十八条 医疗废物集中处置单位应当安装污染物排放在线监控装置,并确保监控装置经常处于正常运行状态。

第二十九条 医疗废物集中处置单位处置医疗废物,应当符合国家规定的环境保护、卫生标准、规范。

第三十条 医疗废物集中处置单位应当按照环境保护行政主管部门和卫生行政主管部门的规定,定期对医疗废物处置设施的环境污染防治和卫生学效果进行检测、评价。检测、评价结果存入医疗废物集中处置单位档案,每半年向所在地环境保护行政主管部门和卫生行政主管部门报告一次。

第三十一条 医疗废物集中处置单位处置医疗废物,按照国家有关规定向医疗卫生机构收取医疗废物处置费用。

医疗卫生机构按照规定支付的医疗废物处置费用,可以纳入医疗成本。

第三十二条 各地区应当利用和改造现有固体废物处置设施和其他设施,对医疗废物集中处置,并达到基本的环境保护和卫生要求。

第三十三条 尚无集中处置设施或者处置能力不足的城市,自本条例施行之日起,设区的市级以上城市应当在1年内建成医疗废物集中处置设施;县级市应当在2年内建成医疗废物集中处置设施。县(旗)医疗废物集中处置设施的建设,由省、自治区、直辖市人民政府规定。

在尚未建成医疗废物集中处置设施期间,有关地方人民政府应当组织制定符合环境保护和卫生要求的医疗废物过渡性处置方案,确定医疗废物收集、运送、处置方式和处置单位。

第五章 监督管理

第三十四条 县级以上地方人民政府卫生行政主管部门、环境保护行政主管部门,应当依照本条例的规定,按照职责分工,对医疗卫生机构和医疗废物集中处置单位进行监督检查。

第三十五条 县级以上地方人民政府卫生行政主管部门,应当对医疗卫生机构和医疗废物集中处置单位从事医疗废物的收集、运送、贮存、处置中的疾病防治工作,以及工作人员的卫生防护等情况进行定期监督检查或者不定期的抽查。

第三十六条 县级以上地方人民政府环境保护行政主管部门,应当对医

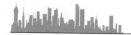

疗卫生机构和医疗废物集中处置单位从事医疗废物收集、运送、贮存、处置中的环境污染防治工作进行定期监督检查或者不定期的抽查。

第三十七条　卫生行政主管部门、环境保护行政主管部门应当定期交换监督检查和抽查结果。在监督检查或者抽查中发现医疗卫生机构和医疗废物集中处置单位存在隐患时,应当责令立即消除隐患。

第三十八条　卫生行政主管部门、环境保护行政主管部门接到对医疗卫生机构、医疗废物集中处置单位和监督管理部门及其工作人员违反本条例行为的举报、投诉、检举和控告后,应当及时核实,依法作出处理,并将处理结果予以公布。

第三十九条　卫生行政主管部门、环境保护行政主管部门履行监督检查职责时,有权采取下列措施:

(一)对有关单位进行实地检查,了解情况,现场监测,调查取证;

(二)查阅或者复制医疗废物管理的有关资料,采集样品;

(三)责令违反本条例规定的单位和个人停止违法行为;

(四)查封或者暂扣涉嫌违反本条例规定的场所、设备、运输工具和物品;

(五)对违反本条例规定的行为进行查处。

第四十条　发生因医疗废物管理不当导致传染病传播或者环境污染事故,或者有证据证明传染病传播或者环境污染的事故有可能发生时,卫生行政主管部门、环境保护行政主管部门应当采取临时控制措施,疏散人员,控制现场,并根据需要责令暂停导致或者可能导致传染病传播或者环境污染事故的作业。

第四十一条　医疗卫生机构和医疗废物集中处置单位,对有关部门的检查、监测、调查取证,应当予以配合,不得拒绝和阻碍,不得提供虚假材料。

第六章　法　律　责　任

第四十二条　县级以上地方人民政府未依照本条例的规定,组织建设医疗废物集中处置设施或者组织制定医疗废物过渡性处置方案的,由上级人民政府通报批评,责令限期建成医疗废物集中处置设施或者组织制定医疗废物过渡性处置方案;并可以对政府主要领导人、负有责任的主管人员,依法给予行政处分。

第四十三条　县级以上各级人民政府卫生行政主管部门、环境保护行政

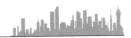

主管部门或者其他有关部门,未按照本条例的规定履行监督检查职责,发现医疗卫生机构和医疗废物集中处置单位的违法行为不及时处理,发生或者可能发生传染病传播或者环境污染事故时未及时采取减少危害措施,以及有其他玩忽职守、失职、渎职行为的,由本级人民政府或者上级人民政府有关部门责令改正,通报批评;造成传染病传播或者环境污染事故的,对主要负责人、负有责任的主管人员和其他直接责任人员依法给予降级、撤职、开除的行政处分;构成犯罪的,依法追究刑事责任。

第四十四条 县级以上人民政府环境保护行政主管部门,违反本条例的规定发给医疗废物集中处置单位经营许可证的,由本级人民政府或者上级人民政府环境保护行政主管部门通报批评,责令收回违法发给的证书;并可以对主要负责人、负有责任的主管人员和其他直接责任人员依法给予行政处分。

第四十五条 医疗卫生机构、医疗废物集中处置单位违反本条例规定,有下列情形之一的,由县级以上地方人民政府卫生行政主管部门或者环境保护行政主管部门按照各自的职责责令限期改正,给予警告;逾期不改正的,处2000元以上5000元以下的罚款:

(一)未建立、健全医疗废物管理制度,或者未设置监控部门或者专(兼)职人员的;

(二)未对有关人员进行相关法律和专业技术、安全防护以及紧急处理等知识的培训的;

(三)未对从事医疗废物收集、运送、贮存、处置等工作的人员和管理人员采取职业卫生防护措施的;

(四)未对医疗废物进行登记或者未保存登记资料的;

(五)对使用后的医疗废物运送工具或者运送车辆未在指定地点及时进行消毒和清洁的;

(六)未及时收集、运送医疗废物的;

(七)未定期对医疗废物处置设施的环境污染防治和卫生学效果进行检测、评价,或者未将检测、评价效果存档、报告的。

第四十六条 医疗卫生机构、医疗废物集中处置单位违反本条例规定,有下列情形之一的,由县级以上地方人民政府卫生行政主管部门或者环境保护行政主管部门按照各自的职责责令限期改正,给予警告,可以并处5000元以下的罚款;逾期不改正的,处5000元以上3万元以下的罚款:

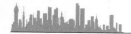

（一）贮存设施或者设备不符合环境保护、卫生要求的；

（二）未将医疗废物按照类别分置于专用包装物或者容器的；

（三）未使用符合标准的专用车辆运送医疗废物或者使用运送医疗废物的车辆运送其他物品的；

（四）未安装污染物排放在线监控装置或者监控装置未经常处于正常运行状态的。

第四十七条　医疗卫生机构、医疗废物集中处置单位有下列情形之一的，由县级以上地方人民政府卫生行政主管部门或者环境保护行政主管部门按照各自的职责责令限期改正，给予警告，并处 5000 元以上 1 万元以下的罚款；逾期不改正的，处 1 万元以上 3 万元以下的罚款；造成传染病传播或者环境污染事故的，由原发证部门暂扣或者吊销执业许可证件或者经营许可证件；构成犯罪的，依法追究刑事责任：

（一）在运送过程中丢弃医疗废物，在非贮存地点倾倒、堆放医疗废物或者将医疗废物混入其他废物和生活垃圾的；

（二）未执行危险废物转移联单管理制度的；

（三）将医疗废物交给未取得经营许可证的单位或者个人收集、运送、贮存、处置的；

（四）对医疗废物的处置不符合国家规定的环境保护、卫生标准、规范的；

（五）未按照本条例的规定对污水、传染病病人或者疑似传染病病人的排泄物，进行严格消毒，或者未达到国家规定的排放标准，排入污水处理系统的；

（六）对收治的传染病病人或者疑似传染病病人产生的生活垃圾，未按照医疗废物进行管理和处置的。

第四十八条　医疗卫生机构违反本条例规定，将未达到国家规定标准的污水、传染病病人或者疑似传染病病人的排泄物排入城市排水管网的，由县级以上地方人民政府建设行政主管部门责令限期改正，给予警告，并处 5000 元以上 1 万元以下的罚款；逾期不改正的，处 1 万元以上 3 万元以下的罚款；造成传染病传播或者环境污染事故的，由原发证部门暂扣或者吊销执业许可证件；构成犯罪的，依法追究刑事责任。

第四十九条　医疗卫生机构、医疗废物集中处置单位发生医疗废物流失、泄漏、扩散时，未采取紧急处理措施，或者未及时向卫生行政主管部门和环境保护行政主管部门报告的，由县级以上地方人民政府卫生行政主管部门或者环境保护行政主管部门按照各自的职责责令改正,给予警告,并处 1 万元以上 3 万元以下的罚款;造成传染病传播或者环境污染事故的,由原发证部门暂扣或者吊销执业许可证件或者经营许可证件;构成犯罪的,依法追究刑事责任。

第五十条　医疗卫生机构、医疗废物集中处置单位,无正当理由,阻碍卫生行政主管部门或者环境保护行政主管部门执法人员执行职务,拒绝执法人员进入现场,或者不配合执法部门的检查、监测、调查取证的,由县级以上地方人民政府卫生行政主管部门或者环境保护行政主管部门按照各自的职责责令改正,给予警告;拒不改正的,由原发证部门暂扣或者吊销执业许可证件或者经营许可证件;触犯《中华人民共和国治安管理处罚条例》,构成违反治安管理行为的,由公安机关依法予以处罚;构成犯罪的,依法追究刑事责任。

第五十一条　不具备集中处置医疗废物条件的农村,医疗卫生机构未按照本条例的要求处置医疗废物的,由县级人民政府卫生行政主管部门或者环境保护行政主管部门按照各自的职责责令限期改正,给予警告;逾期不改正的,处 1000 元以上 5000 元以下的罚款;造成传染病传播或者环境污染事故的,由原发证部门暂扣或者吊销执业许可证件;构成犯罪的,依法追究刑事责任。

第五十二条　未取得经营许可证从事医疗废物的收集、运送、贮存、处置等活动的,由县级以上地方人民政府环境保护行政主管部门责令立即停止违法行为,没收违法所得,可以并处违法所得 1 倍以下的罚款。

第五十三条　转让、买卖医疗废物,邮寄或者通过铁路、航空运输医疗废物,或者违反本条例规定通过水路运输医疗废物的,由县级以上地方人民政府环境保护行政主管部门责令转让、买卖双方、邮寄人、托运人立即停止违法行为,给予警告,没收违法所得;违法所得 5000 元以上的,并处违法所得 2 倍以上 5 倍以下的罚款;没有违法所得或者违法所得不足 5000 元的,并处 5000 元以上 2 万元以下的罚款。

承运人明知托运人违反本条例的规定运输医疗废物,仍予以运输的,或者承运人将医疗废物与旅客在同一工具上载运的,按照前款的规定予以处罚。

第五十四条　医疗卫生机构、医疗废物集中处置单位违反本条例规定,导致传染病传播或者发生环境污染事故,给他人造成损害的,依法承担民事赔偿责任。

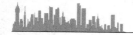

第七章　附　　则

第五十五条　计划生育技术服务、医学科研、教学、尸体检查和其他相关活动中产生的具有直接或者间接感染性、毒性以及其他危害性废物的管理,依照本条例执行。

第五十六条　军队医疗卫生机构医疗废物的管理由中国人民解放军卫生主管部门参照本条例制定管理办法。

第五十七条　本条例自公布之日起施行。

医疗卫生机构医疗废物管理办法

（2003 年卫生部第 36 号令发布）

第一章　总　　则

第一条　为规范医疗卫生机构对医疗废物的管理,有效预防和控制医疗废物对人体健康和环境产生危害,根据《医疗废物管理条例》,制定本办法。

第二条　各级各类医疗卫生机构应当按照《医疗废物管理条例》和本办法的规定对医疗废物进行管理。

第三条　卫生部对全国医疗卫生机构的医疗废物管理工作实施监督。

县级以上地方人民政府卫生行政主管部门对本行政区域医疗卫生机构的医疗废物管理工作实施监督。

第二章　医疗卫生机构对医疗废物的管理职责

第四条　医疗卫生机构应当建立、健全医疗废物管理责任制,其法定代表人或者主要负责人为第一责任人,切实履行职责,确保医疗废物的安全管理。

第五条　医疗卫生机构应当依据国家有关法律、行政法规、部门规章和规范性文件的规定,制定并落实医疗废物管理的规章制度、工作流程和要求、有关人员的工作职责及发生医疗卫生机构内医疗废物流失、泄漏、扩散和意外事故的应急方案。内容包括:

（一）医疗卫生机构内医疗废物各产生地点对医疗废物分类收集方法和工作要求;

（二）医疗卫生机构内医疗废物的产生地点、暂时贮存地点的工作制度及从产生地点运送至暂时贮存地点的工作要求;

（三）医疗废物在医疗卫生机构内部运送及将医疗废物交由医疗废物处置单位的有关交接、登记的规定;

（四）医疗废物管理过程中的特殊操作程序及发生医疗废物流失、泄漏、扩散和意外事故的紧急处理措施;

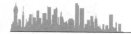

（五）医疗废物分类收集、运送、暂时贮存过程中有关工作人员的职业卫生安全防护。

第六条 医疗卫生机构应当设置负责医疗废物管理的监控部门或者专（兼）职人员，履行以下职责：

（一）负责指导、检查医疗废物分类收集、运送、暂时贮存及机构内处置过程中各项工作的落实情况；

（二）负责指导、检查医疗废物分类收集、运送、暂时贮存及机构内处置过程中的职业卫生安全防护工作；

（三）负责组织医疗废物流失、泄漏、扩散和意外事故发生时的紧急处理工作；

（四）负责组织有关医疗废物管理的培训工作；

（五）负责有关医疗废物登记和档案资料的管理；

（六）负责及时分析和处理医疗废物管理中的其他问题。

第七条 医疗卫生机构发生医疗废物流失、泄漏、扩散和意外事故时，应当按照《医疗废物管理条例》和本办法的规定采取相应紧急处理措施，并在48小时内向所在地的县级人民政府卫生行政主管部门、环境保护行政主管部门报告。调查处理工作结束后，医疗卫生机构应当将调查处理结果向所在地的县级人民政府卫生行政主管部门、环境保护行政主管部门报告。

县级人民政府卫生行政主管部门每月汇总逐级上报至当地省级人民政府卫生行政主管部门。

省级人民政府卫生行政主管部门每半年汇总后报卫生部。

第八条 医疗卫生机构发生因医疗废物管理不当导致1人以上死亡或者3人以上健康损害，需要对致病人员提供医疗救护和现场救援的重大事故时，应当在12小时内向所在地的县级人民政府卫生行政主管部门报告，并按照《医疗废物管理条例》和本办法的规定，采取相应紧急处理措施。

县级人民政府卫生行政主管部门接到报告后，应当在12小时内逐级向省级人民政府卫生行政主管部门报告。

医疗卫生机构发生因医疗废物管理不当导致3人以上死亡或者10人以上健康损害，需要对致病人员提供医疗救护和现场救援的重大事故时，应当在2小时内向所在地的县级人民政府卫生行政主管部门报告，并按照《医疗废物管理条例》和本办法的规定，采取相应紧急处理措施。

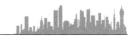

县级人民政府卫生行政主管部门接到报告后，应当在6小时内逐级向省级人民政府卫生行政主管部门报告。

省级人民政府卫生行政主管部门接到报告后，应当在6小时内向卫生部报告。

发生医疗废物管理不当导致传染病传播事故，或者有证据证明传染病传播的事故有可能发生时，应当按照《传染病防治法》及有关规定报告，并采取相应措施。

第九条　医疗卫生机构应当根据医疗废物分类收集、运送、暂时贮存及机构内处置过程中所需要的专业技术、职业卫生安全防护和紧急处理知识等，制订相关工作人员的培训计划并组织实施。

第三章　分类收集、运送与暂时贮存

第十条　医疗卫生机构应当根据《医疗废物分类目录》，对医疗废物实施分类管理。

第十一条　医疗卫生机构应当按照以下要求，及时分类收集医疗废物：

（一）根据医疗废物的类别，将医疗废物分置于符合《医疗废物专用包装物、容器的标准和警示标识的规定》的包装物或者容器内；

（二）在盛装医疗废物前，应当对医疗废物包装物或者容器进行认真检查，确保无破损、渗漏和其他缺陷；

（三）感染性废物、病理性废物、损伤性废物、药物性废物及化学性废物不能混合收集。少量的药物性废物可以混入感染性废物，但应当在标签上注明；

（四）废弃的麻醉、精神、放射性、毒性等药品及其相关的废物的管理，依照有关法律、行政法规和国家有关规定、标准执行；

（五）化学性废物中批量的废化学试剂、废消毒剂应当交由专门机构处置；

（六）批量的含有汞的体温计、血压计等医疗器具报废时，应当交由专门机构处置；

（七）医疗废物中病原体的培养基、标本和菌种、毒种保存液等高危险废物，应当首先在产生地点进行压力蒸汽灭菌或者化学消毒处理，然后按感染性废物收集处理；

（八）隔离的传染病病人或者疑似传染病病人产生的具有传染性的排泄物，应当按照国家规定严格消毒，达到国家规定的排放标准后方可排入污水处

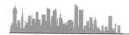

理系统；

（九）隔离的传染病病人或者疑似传染病病人产生的医疗废物应当使用双层包装物，并及时密封；

（十）放入包装物或者容器内的感染性废物、病理性废物、损伤性废物不得取出。

第十二条 医疗卫生机构内医疗废物产生地点应当有医疗废物分类收集方法的示意图或者文字说明。

第十三条 盛装的医疗废物达到包装物或者容器的3/4时，应当使用有效的封口方式，使包装物或者容器的封口紧实、严密。

第十四条 包装物或者容器的外表面被感染性废物污染时，应当对被污染处进行消毒处理或者增加一层包装。

第十五条 盛装医疗废物的每个包装物、容器外表面应当有警示标识，在每个包装物、容器上应当系中文标签，中文标签的内容应当包括：医疗废物产生单位、产生日期、类别及需要的特别说明等。

第十六条 运送人员每天从医疗废物产生地点将分类包装的医疗废物按照规定的时间和路线运送至内部指定的暂时贮存地点。

第十七条 运送人员在运送医疗废物前，应当检查包装物或者容器的标识、标签及封口是否符合要求，不得将不符合要求的医疗废物运送至暂时贮存地点。

第十八条 运送人员在运送医疗废物时，应当防止造成包装物或容器破损和医疗废物的流失、泄漏和扩散，并防止医疗废物直接接触身体。

第十九条 运送医疗废物应当使用防渗漏、防遗撒、无锐利边角、易于装卸和清洁的专用运送工具。

每天运送工作结束后，应当对运送工具及时进行清洁和消毒。

第二十条 医疗卫生机构应当建立医疗废物暂时贮存设施、设备，不得露天存放医疗废物；医疗废物暂时贮存的时间不得超过2天。

第二十一条 医疗卫生机构建立的医疗废物暂时贮存设施、设备应当达到以下要求：

（一）远离医疗区、食品加工区、人员活动区和生活垃圾存放场所，方便医疗废物运送人员及运送工具、车辆的出入；

（二）有严密的封闭措施，设专（兼）职人员管理，防止非工作人员接触医疗

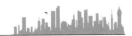

废物；

（三）有防鼠、防蚊蝇、防蟑螂的安全措施；

（四）防止渗漏和雨水冲刷；

（五）易于清洁和消毒；

（六）避免阳光直射；

（七）设有明显的医疗废物警示标识和"禁止吸烟、饮食"的警示标识。

第二十二条 暂时贮存病理性废物，应当具备低温贮存或者防腐条件。

第二十三条 医疗卫生机构应当将医疗废物交由取得县级以上人民政府环境保护行政主管部门许可的医疗废物集中处置单位处置，依照危险废物转移联单制度填写和保存转移联单。

第二十四条 医疗卫生机构应当对医疗废物进行登记，登记内容应当包括医疗废物的来源、种类、重量或者数量、交接时间、最终去向以及经办人签名等项目。登记资料至少保存 3 年。

第二十五条 医疗废物转交出去后，应当对暂时贮存地点、设施及时进行清洁和消毒处理。

第二十六条 禁止医疗卫生机构及其工作人员转让、买卖医疗废物。

禁止在非收集、非暂时贮存地点倾倒、堆放医疗废物，禁止将医疗废物混入其它废物和生活垃圾。

第二十七条 不具备集中处置医疗废物条件的农村地区，医疗卫生机构应当按照当地卫生行政主管部门和环境保护行政主管部门的要求，自行就地处置其产生的医疗废物。自行处置医疗废物的，应当符合以下基本要求：

（一）使用后的一次性医疗器具和容易致人损伤的医疗废物应当消毒并作毁形处理；

（二）能够焚烧的，应当及时焚烧；

（三）不能焚烧的，应当消毒后集中填埋。

第二十八条 医疗卫生机构发生医疗废物流失、泄漏、扩散和意外事故时，应当按照以下要求及时采取紧急处理措施：

（一）确定流失、泄漏、扩散的医疗废物的类别、数量、发生时间、影响范围及严重程度；

（二）组织有关人员尽快按照应急方案，对发生医疗废物泄漏、扩散的现场进行处理；

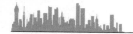

（三）对被医疗废物污染的区域进行处理时，应当尽可能减少对病人、医务人员、其它现场人员及环境的影响；

（四）采取适当的安全处置措施，对泄漏物及受污染的区域、物品进行消毒或者其他无害化处置，必要时封锁污染区域，以防扩大污染；

（五）对感染性废物污染区域进行消毒时，消毒工作从污染最轻区域向污染最严重区域进行，对可能被污染的所有使用过的工具也应当进行消毒；

（六）工作人员应当做好卫生安全防护后进行工作。

处理工作结束后，医疗卫生机构应当对事件的起因进行调查，并采取有效的防范措施预防类似事件的发生。

第四章　人员培训和职业安全防护

第二十九条　医疗卫生机构应当对本机构工作人员进行培训，提高全体工作人员对医疗废物管理工作的认识。对从事医疗废物分类收集、运送、暂时贮存、处置等工作的人员和管理人员，进行相关法律和专业技术、安全防护以及紧急处理等知识的培训。

第三十条　医疗废物相关工作人员和管理人员应当达到以下要求：

（一）掌握国家相关法律、法规、规章和有关规范性文件的规定，熟悉本机构制定的医疗废物管理的规章制度、工作流程和各项工作要求；

（二）掌握医疗废物分类收集、运送、暂时贮存的正确方法和操作程序；

（三）掌握医疗废物分类中的安全知识、专业技术、职业卫生安全防护等知识；

（四）掌握在医疗废物分类收集、运送、暂时贮存及处置过程中预防被医疗废物刺伤、擦伤等伤害的措施及发生后的处理措施；

（五）掌握发生医疗废物流失、泄漏、扩散和意外事故情况时的紧急处理措施。

第三十一条　医疗卫生机构应当根据接触医疗废物种类及风险大小的不同，采取适宜、有效的职业卫生防护措施，为机构内从事医疗废物分类收集、运送、暂时贮存和处置等工作的人员和管理人员配备必要的防护用品，定期进行健康检查，必要时，对有关人员进行免疫接种，防止其受到健康损害。

第三十二条　医疗卫生机构的工作人员在工作中发生被医疗废物刺伤、擦伤等伤害时，应当采取相应的处理措施，并及时报告机构内的相关部门。

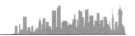

第五章　监　督　管　理

第三十三条　县级以上地方人民政府卫生行政主管部门应当依照《医疗废物管理条例》和本办法的规定,对所辖区域的医疗卫生机构进行定期监督检查和不定期抽查。

第三十四条　对医疗卫生机构监督检查和抽查的主要内容是:

（一）医疗废物管理的规章制度及落实情况;

（二）医疗废物分类收集、运送、暂时贮存及机构内处置的工作状况;

（三）有关医疗废物管理的登记资料和记录;

（四）医疗废物管理工作中,相关人员的安全防护工作;

（五）发生医疗废物流失、泄漏、扩散和意外事故的上报及调查处理情况;

（六）进行现场卫生学监测。

第三十五条　卫生行政主管部门在监督检查或者抽查中发现医疗卫生机构存在隐患时,应当责令立即消除隐患。

第三十六条　县级以上卫生行政主管部门应当对医疗卫生机构发生违反《医疗废物管理条例》和本办法规定的行为依法进行查处。

第三十七条　发生因医疗废物管理不当导致传染病传播事故,或者有证据证明传染病传播的事故有可能发生时,卫生行政主管部门应当按照《医疗废物管理条例》第四十条的规定及时采取相应措施。

第三十八条　医疗卫生机构对卫生行政主管部门的检查、监测、调查取证等工作,应当予以配合,不得拒绝和阻碍,不得提供虚假材料。

第六章　罚　　　则

第三十九条　医疗卫生机构违反《医疗废物管理条例》及本办法规定,有下列情形之一的,由县级以上地方人民政府卫生行政主管部门责令限期改正、给予警告;逾期不改正的,处以 2000 元以上 5000 元以下的罚款:

（一）未建立、健全医疗废物管理制度,或者未设置监控部门或者专(兼)职人员的;

（二）未对有关人员进行相关法律和专业技术、安全防护以及紧急处理等知识的培训的;

（三）未对医疗废物进行登记或者未保存登记资料的;

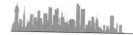

（四）未对机构内从事医疗废物分类收集、运送、暂时贮存、处置等工作的人员和管理人员采取职业卫生防护措施的；

（五）未对使用后的医疗废物运送工具及时进行清洁和消毒的；

（六）自行建有医疗废物处置设施的医疗卫生机构，未定期对医疗废物处置设施的卫生学效果进行检测、评价，或者未将检测、评价效果存档、报告的。

第四十条 医疗卫生机构违反《医疗废物管理条例》及本办法规定，有下列情形之一的，由县级以上地方人民政府卫生行政主管部门责令限期改正、给予警告，可以并处 5000 元以下的罚款；逾期不改正的，处 5000 元以上 3 万元以下的罚款：

（一）医疗废物暂时贮存地点、设施或者设备不符合卫生要求的；

（二）未将医疗废物按类别分置于专用包装物或者容器的；

（三）使用的医疗废物运送工具不符合要求的。

第四十一条 医疗卫生机构违反《医疗废物管理条例》及本办法规定，有下列情形之一的，由县级以上地方人民政府卫生行政主管部门责令限期改正，给予警告，并处 5000 元以上 1 万以下的罚款；逾期不改正的，处 1 万元以上 3 万元以下的罚款；造成传染病传播的，由原发证部门暂扣或者吊销医疗卫生机构执业许可证件；构成犯罪的，依法追究刑事责任：

（一）在医疗卫生机构内丢弃医疗废物和在非贮存地点倾倒、堆放医疗废物或者将医疗废物混入其他废物和生活垃圾的；

（二）将医疗废物交给未取得经营许可证的单位或者个人的；

（三）未按照条例及本办法的规定对污水、传染病病人和疑似传染病病人的排泄物进行严格消毒，或者未达到国家规定的排放标准，排入污水处理系统的；

（四）对收治的传染病病人或者疑似传染病病人产生的生活垃圾，未按照医疗废物进行管理和处置的。

第四十二条 医疗卫生机构转让、买卖医疗废物的，依照《医疗废物管理条例》第五十三条处罚。

第四十三条 医疗卫生机构发生医疗废物流失、泄漏、扩散时，未采取紧急处理措施，或者未及时向卫生行政主管部门报告的，由县级以上地方人民政府卫生行政主管部门责令改正，给予警告，并处 1 万元以上 3 万元以下的罚款；造成传染病传播的，由原发证部门暂扣或者吊销医疗卫生机构执业许可证件；

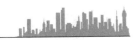

构成犯罪的,依法追究刑事责任。

第四十四条 医疗卫生机构无正当理由,阻碍卫生行政主管部门执法人员执行职务,拒绝执法人员进入现场,或者不配合执法部门的检查、监测、调查取证的,由县级以上地方人民政府卫生行政主管部门责令改正,给予警告;拒不改正的,由原发证部门暂扣或者吊销医疗卫生机构执业许可证件;触犯《中华人民共和国治安管理处罚条例》,构成违反治安管理行为的,由公安机关依法予以处罚;构成犯罪的,依法追究刑事责任。

第四十五条 不具备集中处置医疗废物条件的农村,医疗卫生机构未按照《医疗废物管理条例》和本办法的要求处置医疗废物的,由县级以上地方人民政府卫生行政主管部门责令限期改正,给予警告;逾期不改的,处 1000 元以上 5000 元以下的罚款;造成传染病传播的,由原发证部门暂扣或者吊销医疗卫生机构执业许可证件;构成犯罪的,依法追究刑事责任。

第四十六条 医疗卫生机构违反《医疗废物管理条例》及本办法规定,导致传染病传播,给他人造成损害的,依法承担民事赔偿责任。

第七章 附 则

第四十七条 本办法所称医疗卫生机构指依照《医疗机构管理条例》的规定取得《医疗机构执业许可证》的机构及疾病预防控制机构、采供血机构。

第四十八条 本办法自公布之日起施行。

五、重点场所卫生类

公共场所卫生管理条例

(国发〔1987〕24号)

第一章 总 则

第一条 为创造良好的公共场所卫生条件,预防疾病,保障人体健康,制定本条例。

第二条 本条例适用于下列公共场所:

(一)宾馆、饭馆、旅店、招待所、车马店、咖啡馆、酒吧、茶座;

(二)公共浴室、理发店、美容店;

(三)影剧院、录像厅(室)、游艺厅(室)、舞厅、音乐厅;

(四)体育场(馆)、游泳场(馆)、公园;

(五)展览馆、博物馆、美术馆、图书馆;

(六)商场(店)、书店;

(七)候诊室、候车(机、船)室、公共交通工具。

第三条 公共场所的下列项目应符合国家卫生标准和要求:

(一)空气、微小气候(湿度、温度、风速);

(二)水质;

(三)采光、照明;

(四)噪音;

(五)顾客用具和卫生设施。

公共场所的卫生标准和要求,由卫生部负责制定。

第四条 国家对公共场所以及新建、改建、扩建的公共场所的选址和设计实行"卫生许可证"制度。

"卫生许可证"由县以上卫生行政部门签发。

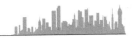

第二章 卫 生 管 理

第五条 公共场所的主管部门应当建立卫生管理制度,配备专职或者兼职卫生管理人员,对所属经营单位(包括个体经营者,下同)的卫生状况进行经常性检查,并提供必要的条件。

第六条 经营单位应当负责所经营的公共场所的卫生管理,建立卫生责任制度,对本单位的从业人员进行卫生知识的培训和考核工作。

第七条 公共场所直接为顾客服务的人员,持有"健康合格证"方能从事本职工作。患有痢疾、伤寒、病毒性肝炎、活动期肺结核、化脓性或者渗出性皮肤病以及其他有碍公共卫生的疾病的,治愈前不得从事直接为顾客服务的工作。

第八条 经营单位须取得"卫生许可证"后,方可向工商行政管理部门申请登记,办理营业执照。在本条例实施前已开业的,须经卫生防疫机构验收合格后,补发"卫生许可证"。"卫生许可证"两年复核一次。

第九条 公共场所因不符合卫生标准和要求造成危害健康事故的,经营单位应妥善处理,并及时报告卫生防疫机构。

第三章 卫 生 监 督

第十条 各级卫生防疫机构,负责管辖范围内的公共场所卫生监督工作。

民航、铁路、交通、厂(场)矿卫生防疫机构对管辖范围内的公共场所,施行卫生监督,并接受当地卫生防疫机构的业务指导。

第十一条 卫生防疫机构根据需要设立公共场所卫生监督员,执行卫生防疫机构交给的任务。公共场所卫生监督员由同级人民政府发给证书。

民航、铁路、交通、工矿企业卫生防疫机构的公共场所卫生监督员,由其上级主管部门发给证书。

第十二条 卫生防疫机构对公共场所的卫生监督职责:

(一) 对公共场所进行卫生监测和卫生技术指导;

(二) 监督从业人员健康检查,指导有关部门对从业人员进行卫生知识的教育和培训;

(三) 对新建、扩建、改建的公共场所的选址和设计进行卫生审查,并参加竣工验收。

第十三条 卫生监督员有权对公共场所进行现场检查,索取有关资料,经

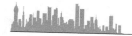

营单位不得拒绝或隐瞒。卫生监督员对所提供的技术资料有保密的责任。

公共场所卫生监督员在执行任务时,应佩戴证章、出示证件。

第四章 罚 则

第十四条 凡有下列行为之一的单位或者个人,卫生防疫机构可以根据情节轻重,给予警告、罚款、停业整顿、吊销"卫生许可证"的行政处罚:

(一)卫生质量不符合国家卫生标准和要求,而继续营业的;

(二)未获得"健康合格证",而从事直接为顾客服务的;

(三)拒绝卫生监督的;

(四)未取得"卫生许可证",擅自营业的。

罚款一律上交国库。

第十五条 违反本条例的规定造成严重危害公民健康的事故或中毒事故的单位或者个人,应当对受害人赔偿损失。

违反本条例致人残疾或者死亡,构成犯罪的,应由司法机关依法追究直接责任人员的刑事责任。

第十六条 对罚款、停业整顿及吊销"卫生许可证"的行政处罚不服的,在接到处罚通知之日起十五天内,可以向当地人民法院起诉。但对公共场所卫生质量控制的决定应立即执行。对处罚的决定不履行又逾期不起诉的,由卫生防疫机构向人民法院申请强制执行。

第十七条 公共场所卫生监督机构和卫生监督员必须尽职尽责,依法办事。对玩忽职守,滥用职权,收取贿赂的,由上级主管部门给予直接责任人员行政处分。构成犯罪的,由司法机关依法追究直接责任人员的刑事责任。

第五章 附 则

第十八条 本条例的实施细则由卫生部负责制定。

第十九条 本条例自发布之日起施行。

公共场所卫生管理条例实施细则

（2011 年卫生部第 80 号令发布）

第一章　总　　则

第一条　根据《公共场所卫生管理条例》的规定,制定本细则。

第二条　公共场所经营者在经营活动中,应当遵守有关卫生法律、行政法规和部门规章以及相关的卫生标准、规范,开展公共场所卫生知识宣传,预防传染病和保障公众健康,为顾客提供良好的卫生环境。

第三条　卫生部主管全国公共场所卫生监督管理工作。

县级以上地方各级人民政府卫生行政部门负责本行政区域的公共场所卫生监督管理工作。

国境口岸及出入境交通工具的卫生监督管理工作由出入境检验检疫机构按照有关法律法规的规定执行。

铁路部门所属的卫生主管部门负责对管辖范围内的车站、等候室、铁路客车以及主要为本系统职工服务的公共场所的卫生监督管理工作。

第四条　县级以上地方各级人民政府卫生行政部门应当根据公共场所卫生监督管理需要,建立健全公共场所卫生监督队伍和公共场所卫生监测体系,制定公共场所卫生监督计划并组织实施。

第五条　鼓励和支持公共场所行业组织开展行业自律教育,引导公共场所经营者依法经营,推动行业诚信建设,宣传、普及公共场所卫生知识。

第六条　任何单位或者个人对违反本细则的行为,有权举报。接到举报的卫生行政部门应当及时调查处理,并按照规定予以答复。

第二章　卫　生　管　理

第七条　公共场所的法定代表人或者负责人是其经营场所卫生安全的第一责任人。

公共场所经营者应当设立卫生管理部门或者配备专(兼)职卫生管理人员,

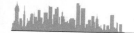

具体负责本公共场所的卫生工作,建立健全卫生管理制度和卫生管理档案。

第八条 公共场所卫生管理档案应当主要包括下列内容:

(一)卫生管理部门、人员设置情况及卫生管理制度;

(二)空气、微小气候(湿度、温度、风速)、水质、采光、照明、噪声的检测情况;

(三)顾客用品用具的清洗、消毒、更换及检测情况;

(四)卫生设施的使用、维护、检查情况;

(五)集中空调通风系统的清洗、消毒情况;

(六)安排从业人员健康检查情况和培训考核情况;

(七)公共卫生用品进货索证管理情况;

(八)公共场所危害健康事故应急预案或者方案;

(九)省、自治区、直辖市卫生行政部门要求记录的其他情况。

公共场所卫生管理档案应当有专人管理,分类记录,至少保存两年。

第九条 公共场所经营者应当建立卫生培训制度,组织从业人员学习相关卫生法律知识和公共场所卫生知识,并进行考核。对考核不合格的,不得安排上岗。

第十条 公共场所经营者应当组织从业人员每年进行健康检查,从业人员在取得有效健康合格证明后方可上岗。

患有痢疾、伤寒、甲型病毒性肝炎、戊型病毒性肝炎等消化道传染病的人员,以及患有活动性肺结核、化脓性或者渗出性皮肤病等疾病的人员,治愈前不得从事直接为顾客服务的工作。

第十一条 公共场所经营者应当保持公共场所空气流通,室内空气质量应当符合国家卫生标准和要求。

公共场所采用集中空调通风系统的,应当符合公共场所集中空调通风系统相关卫生规范和规定的要求。

第十二条 公共场所经营者提供给顾客使用的生活饮用水应当符合国家生活饮用水卫生标准要求。游泳场(馆)和公共浴室水质应当符合国家卫生标准和要求。

第十三条 公共场所的采光照明、噪声应当符合国家卫生标准和要求。

公共场所应当尽量采用自然光。自然采光不足的,公共场所经营者应当配置与其经营场所规模相适应的照明设施。

公共场所经营者应当采取措施降低噪声。

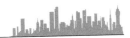

第十四条 公共场所经营者提供给顾客使用的用品用具应当保证卫生安全，可以反复使用的用品用具应当一客一换，按照有关卫生标准和要求清洗、消毒、保洁。禁止重复使用一次性用品用具。

第十五条 公共场所经营者应当根据经营规模、项目设置清洗、消毒、保洁、盥洗等设施设备和公共卫生间。

公共场所经营者应当建立卫生设施设备维护制度，定期检查卫生设施设备，确保其正常运行，不得擅自拆除、改造或者挪作他用。公共场所设置的卫生间，应当有单独通风排气设施，保持清洁无异味。

第十六条 公共场所经营者应当配备安全、有效的预防控制蚊、蝇、蟑螂、鼠和其他病媒生物的设施设备及废弃物存放专用设施设备，并保证相关设施设备的正常使用，及时清运废弃物。

第十七条 公共场所的选址、设计、装修应当符合国家相关标准和规范的要求。

公共场所室内装饰装修期间不得营业。进行局部装饰装修的，经营者应当采取有效措施，保证营业的非装饰装修区域室内空气质量合格。

第十八条 室内公共场所禁止吸烟。公共场所经营者应当设置醒目的禁止吸烟警语和标志。

室外公共场所设置的吸烟区不得位于行人必经的通道上。

公共场所不得设置自动售烟机。

公共场所经营者应当开展吸烟危害健康的宣传，并配备专（兼）职人员对吸烟者进行劝阻。

第十九条 公共场所经营者应当按照卫生标准、规范的要求对公共场所的空气、微小气候、水质、采光、照明、噪声、顾客用品用具等进行卫生检测，检测每年不得少于一次；检测结果不符合卫生标准、规范要求的应当及时整改。

公共场所经营者不具备检测能力的，可以委托检测。

公共场所经营者应当在醒目位置如实公示检测结果。

第二十条 公共场所经营者应当制定公共场所危害健康事故应急预案或者方案，定期检查公共场所各项卫生制度、措施的落实情况，及时消除危害公众健康的隐患。

第二十一条 公共场所发生危害健康事故的，经营者应当立即处置，防止

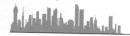

危害扩大,并及时向县级人民政府卫生行政部门报告。

任何单位或者个人对危害健康事故不得隐瞒、缓报、谎报或者授意他人隐瞒、缓报、谎报。

第三章　卫　生　监　督

第二十二条　国家对公共场所实行卫生许可证管理。

公共场所经营者应当按照规定向县级以上地方人民政府卫生行政部门申请卫生许可证。未取得卫生许可证的,不得营业。

公共场所卫生监督的具体范围由省、自治区、直辖市人民政府卫生行政部门公布。

第二十三条　公共场所经营者申请卫生许可证的,应当提交下列资料:

(一)卫生许可证申请表;

(二)法定代表人或者负责人身份证明;

(三)公共场所地址方位示意图、平面图和卫生设施平面布局图;

(四)公共场所卫生检测或者评价报告;

(五)公共场所卫生管理制度;

(六)省、自治区、直辖市卫生行政部门要求提供的其他材料。

使用集中空调通风系统的,还应当提供集中空调通风系统卫生检测或者评价报告。

第二十四条　县级以上地方人民政府卫生行政部门应当自受理公共场所卫生许可申请之日起 20 日内,对申报资料进行审查,对现场进行审核,符合规定条件的,作出准予公共场所卫生许可的决定;对不符合规定条件的,作出不予行政许可的决定并书面说明理由。

第二十五条　公共场所卫生许可证应当载明编号、单位名称、法定代表人或者负责人、经营项目、经营场所地址、发证机关、发证时间、有效期限。

公共场所卫生许可证有效期限为四年,每两年复核一次。

公共场所卫生许可证应当在经营场所醒目位置公示。

第二十六条　公共场所进行新建、改建、扩建的,应当符合有关卫生标准和要求,经营者应当按照有关规定办理预防性卫生审查手续。

预防性卫生审查程序和具体要求由省、自治区、直辖市人民政府卫生行政部门制定。

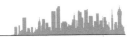

第二十七条　公共场所经营者变更单位名称、法定代表人或者负责人的,应当向原发证卫生行政部门办理变更手续。

公共场所经营者变更经营项目、经营场所地址的,应当向县级以上地方人民政府卫生行政部门重新申请卫生许可证。

公共场所经营者需要延续卫生许可证的,应当在卫生许可证有效期届满30日前,向原发证卫生行政部门提出申请。

第二十八条　县级以上人民政府卫生行政部门应当组织对公共场所的健康危害因素进行监测、分析,为制定法律法规、卫生标准和实施监督管理提供科学依据。

县级以上疾病预防控制机构应当承担卫生行政部门下达的公共场所健康危害因素监测任务。

第二十九条　县级以上地方人民政府卫生行政部门应当对公共场所卫生监督实施量化分级管理,促进公共场所自身卫生管理,增强卫生监督信息透明度。

第三十条　县级以上地方人民政府卫生行政部门应当根据卫生监督量化评价的结果确定公共场所的卫生信誉度等级和日常监督频次。

公共场所卫生信誉度等级应当在公共场所醒目位置公示。

第三十一条　县级以上地方人民政府卫生行政部门对公共场所进行监督检查,应当依据有关卫生标准和要求,采取现场卫生监测、采样、查阅和复制文件、询问等方法,有关单位和个人不得拒绝或者隐瞒。

第三十二条　县级以上人民政府卫生行政部门应当加强公共场所卫生监督抽检,并将抽检结果向社会公布。

第三十三条　县级以上地方人民政府卫生行政部门对发生危害健康事故的公共场所,可以依法采取封闭场所、封存相关物品等临时控制措施。

经检验,属于被污染的场所、物品,应当进行消毒或者销毁;对未被污染的场所、物品或者经消毒后可以使用的物品,应当解除控制措施。

第三十四条　开展公共场所卫生检验、检测、评价等业务的技术服务机构,应当具有相应专业技术能力,按照有关卫生标准、规范的要求开展工作,不得出具虚假检验、检测、评价等报告。

技术服务机构的专业技术能力由省、自治区、直辖市人民政府卫生行政部门组织考核。

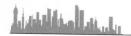

第四章　法　律　责　任

第三十五条　对未依法取得公共场所卫生许可证擅自营业的,由县级以上地方人民政府卫生行政部门责令限期改正,给予警告,并处以五百元以上五千元以下罚款;有下列情形之一的,处以五千元以上三万元以下罚款:

（一）擅自营业曾受过卫生行政部门处罚的;

（二）擅自营业时间在三个月以上的;

（三）以涂改、转让、倒卖、伪造的卫生许可证擅自营业的。

对涂改、转让、倒卖有效卫生许可证的,由原发证的卫生行政部门予以注销。

第三十六条　公共场所经营者有下列情形之一的,由县级以上地方人民政府卫生行政部门责令限期改正,给予警告,并可处以二千元以下罚款;逾期不改正,造成公共场所卫生质量不符合卫生标准和要求的,处以二千元以上二万元以下罚款;情节严重的,可以依法责令停业整顿,直至吊销卫生许可证:

（一）未按照规定对公共场所的空气、微小气候、水质、采光、照明、噪声、顾客用品用具等进行卫生检测的;

（二）未按照规定对顾客用品用具进行清洗、消毒、保洁,或者重复使用一次性用品用具的。

第三十七条　公共场所经营者有下列情形之一的,由县级以上地方人民政府卫生行政部门责令限期改正;逾期不改的,给予警告,并处以一千元以上一万元以下罚款;对拒绝监督的,处以一万元以上三万元以下罚款;情节严重的,可以依法责令停业整顿,直至吊销卫生许可证:

（一）未按照规定建立卫生管理制度、设立卫生管理部门或者配备专(兼)职卫生管理人员,或者未建立卫生管理档案的;

（二）未按照规定组织从业人员进行相关卫生法律知识和公共场所卫生知识培训,或者安排未经相关卫生法律知识和公共场所卫生知识培训考核的从业人员上岗的;

（三）未按照规定设置与其经营规模、项目相适应的清洗、消毒、保洁、盥洗等设施设备和公共卫生间,或者擅自停止使用、拆除上述设施设备,或者挪作他用的;

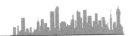

（四）未按照规定配备预防控制鼠、蚊、蝇、蟑螂和其他病媒生物的设施设备以及废弃物存放专用设施设备，或者擅自停止使用、拆除预防控制鼠、蚊、蝇、蟑螂和其他病媒生物的设施设备以及废弃物存放专用设施设备的；

（五）未按照规定索取公共卫生用品检验合格证明和其他相关资料的；

（六）未按照规定对公共场所新建、改建、扩建项目办理预防性卫生审查手续的；

（七）公共场所集中空调通风系统未经卫生检测或者评价不合格而投入使用的；

（八）未按照规定公示公共场所卫生许可证、卫生检测结果和卫生信誉度等级的；

（九）未按照规定办理公共场所卫生许可证复核手续的。

第三十八条　公共场所经营者安排未获得有效健康合格证明的从业人员从事直接为顾客服务工作的，由县级以上地方人民政府卫生行政部门责令限期改正，给予警告，并处以五百元以上五千元以下罚款；逾期不改正的，处以五千元以上一万五千元以下罚款。

第三十九条　公共场所经营者对发生的危害健康事故未立即采取处置措施，导致危害扩大，或者隐瞒、缓报、谎报的，由县级以上地方人民政府卫生行政部门处以五千元以上三万元以下罚款；情节严重的，可以依法责令停业整顿，直至吊销卫生许可证。构成犯罪的，依法追究刑事责任。

第四十条　公共场所经营者违反其他卫生法律、行政法规规定，应当给予行政处罚的，按照有关卫生法律、行政法规规定进行处罚。

第四十一条　县级以上人民政府卫生行政部门及其工作人员玩忽职守、滥用职权、收取贿赂的，由有关部门对单位负责人、直接负责的主管人员和其他责任人员依法给予行政处分。构成犯罪的，依法追究刑事责任。

第五章　附　　则

第四十二条　本细则下列用语的含义：

集中空调通风系统，指为使房间或者封闭空间空气温度、湿度、洁净度和气流速度等参数达到设定的要求，而对空气进行集中处理、输送、分配的所有设备、管道及附件、仪器仪表的总和。

公共场所危害健康事故，指公共场所内发生的传染病疫情或者因空气质

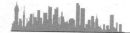

量、水质不符合卫生标准、用品用具或者设施受到污染导致的危害公众健康事故。

第四十三条 本细则自 2011 年 5 月 1 日起实施。卫生部 1991 年 3 月 11 日发布的《公共场所卫生管理条例实施细则》同时废止。

学校卫生工作条例

（1990 年国家教育委员会第 10 号令、卫生部第 1 号令发布）

第一章 总 则

第一条 为加强学校卫生工作,提高学生的健康水平,制定本条例。

第二条 学校卫生工作的主要任务是:监测学生健康状况;对学生进行健康教育,培养学生良好的卫生习惯;改善学校卫生环境和教学卫生条件;加强对传染病、学生常见病的预防和治疗。

第三条 本条例所称的学校,是指普通中小学、农业中学、职业中学、中等专业学校、技工学校、普通高等学校。

第四条 教育行政部门负责学校卫生工作的行政管理。卫生行政部门负责对学校卫生工作的监督指导。

第二章 学校卫生工作要求

第五条 学校应当合理安排学生的学习时间。学生每日学习时间(包括自习),小学不超过六小时,中学不超过八小时,大学不超过十小时。

学校或者教师不得以任何理由和方式,增加授课时间和作业量,加重学生学习负担。

第六条 学校教学建筑、环境噪声、室内微小气候、采光、照明等环境质量以及黑板、课桌椅的设置应当符合国家有关标准。

新建、改建、扩建校舍,其选址、设计应当符合国家的卫生标准,并取得当地卫生行政部门的许可。竣工验收应当有当地卫生行政部门参加。

第七条 学校应当按照有关规定为学生设置厕所和洗手设施。寄宿制学校应当为学生提供相应的洗漱、洗澡等卫生设施。

学校应当为学生提供充足的符合卫生标准的饮用水。

第八条 学校应当建立卫生制度,加强对学生个人卫生、环境卫生以及教室、宿舍卫生的管理。

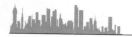

第九条　学校应当认真贯彻执行食品卫生法律、法规,加强饮食卫生管理,办好学生膳食,加强营养指导。

第十条　学校体育场地和器材应当符合卫生和安全要求。运动项目和运动强度应当适合学生的生理承受能力和体质健康状况,防止发生伤害事故。

第十一条　学校应当根据学生的年龄,组织学生参加适当的劳动,并对参加劳动的学生,进行安全教育,提供必要的安全和卫生防护措施。

普通中小学校组织学生参加劳动,不得让学生接触有毒有害物质或者从事不安全工种的作业,不得让学生参加夜班劳动。

普通高等学校、中等专业学校、技工学校、农业中学、职业中学组织学生参加生产劳动,接触有毒有害物质的,按照国家有关规定,提供保健待遇。学校应当定期对他们进行体格检查,加强卫生防护。

第十二条　学校在安排体育课以及劳动等体力活动时,应当注意女学生的生理特点,给予必要的照顾。

第十三条　学校应当把健康教育纳入教学计划。普通中小学必须开设健康教育课,普通高等学校、中等专业学校、技工学校、农业中学、职业中学应当开设健康教育选修课或者讲座。

学校应当开展学生健康咨询活动。

第十四条　学校应当建立学生健康管理制度。根据条件定期对学生进行体格检查,建立学生体质健康卡片,纳入学生档案。

学校对体格检查中发现学生有器质性疾病的,应当配合学生家长做好转诊治疗。

学校对残疾、体弱学生,应当加强医学照顾和心理卫生工作。

第十五条　学校应当配备可以处理一般伤病事故的医疗用品。

第十六条　学校应当积极做好近视眼、弱视、沙眼、龋齿、寄生虫、营养不良、贫血、脊柱弯曲、神经衰弱等学生常见疾病的群体预防和矫治工作。

第十七条　学校应当认真贯彻执行传染病防治法律、法规,做好急、慢性传染病的预防和控制管理工作,同时做好地方病的预防和控制管理工作。

第三章　学校卫生工作管理

第十八条　各级教育行政部门应当把学校卫生工作纳入学校工作计划,作为考评学校工作的一项内容。

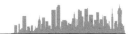

第十九条　普通高等学校、中等专业学校、技工学校和规模较大的农业中学、职业中学、普通中小学,可以设立卫生管理机构,管理学校的卫生工作。

第二十条　普通高等学校设校医院或者卫生科。校医院应当设保健科(室),负责师生的卫生保健工作。

城市普通中小学、农村中心小学和普通中学设卫生室,按学生人数六百比一的比例配备专职卫生技术人员。

中等专业学校、技工学校、农业中学、职业中学,可以根据需要,配备专职卫生技术人员。

学生人数不足六百人的学校,可以配备专职或者兼职保健教师,开展学校卫生工作。

第二十一条　经本地区卫生行政部门批准,可以成立区域性中小学卫生保健机构。

区域性的中小学生卫生保健机构的主要任务是:

(一)调查研究本地区中小学生体质健康状况;

(二)开展中小学生常见疾病的预防与矫治;

(三)开展中小学卫生技术人员的技术培训和业务指导。

第二十二条　学校卫生技术人员的专业技术职称考核、评定,按照卫生、教育行政部门制定的考核标准和办法,由教育行政部门组织实施。

学校卫生技术人员按照国家有关规定,享受卫生保健津贴。

第二十三条　教育行政部门应当将培养学校卫生技术人员的工作列入招生计划,并通过各种教育形式为学校卫生技术人员和保健教师提供进修机会。

第二十四条　各级教育行政部门和学校应当将学校卫生经费纳入核定的年度教育经费预算。

第二十五条　各级卫生行政部门应当组织医疗单位和专业防治机构对学生进行健康检查、传染病防治和常见病矫治,接受转诊治疗。

第二十六条　各级卫生防疫站,对学校卫生工作承担下列任务:

(一)实施学校卫生监测,掌握本地区学生生长发育和健康状况,掌握学生常见病、传染病、地方病动态;

(二)制定学生常见病、传染病、地方病的防治计划;

(三)对本地区学校卫生工作进行技术指导;

(四)开展学校卫生服务。

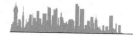

第二十七条 供学生使用的文具、娱乐器具、保健用品,必须符合国家有关卫生标准。

第四章 学校卫生工作监督

第二十八条 县以上卫生行政部门对学校卫生工作行使监督职权。其职责是:

(一)对新建、改建、扩建校舍的选址、设计实行卫生监督;

(二)对学校内影响学生健康的学习、生活、劳动、环境、食品等方面的卫生和传染病防治工作实行卫生监督;

(三)对学生使用的文具、娱乐器具、保健用品实行卫生监督。

国务院卫生行政部门可以委托国务院其他有关部门的卫生主管机构,在本系统内对前款所列第(一)、(二)项职责行使学校卫生监督职权。

第二十九条 行使学校卫生监督职权的机构设立学校卫生监督员,由省级以上卫生行政部门聘任并发给学校卫生监督员证书。

学校卫生监督员执行卫生行政部门或者其他有关部门卫生主管机构交付的学校卫生监督任务。

第三十条 学校卫生监督员在执行任务时应出示证件。

学校卫生监督员在进行卫生监督时,有权查阅与卫生监督有关的资料,搜集与卫生监督有关的情况,被监督的单位或者个人应当给予配合。学校卫生监督员对所掌握的资料、情况负有保密责任。

第五章 奖励与处罚

第三十一条 对在学校卫生工作中成绩显著的单位或者个人,各级教育、卫生行政部门和学校应当给予表彰、奖励。

第三十二条 违反本条例第六条第二款规定,未经卫生行政部门许可新建、改建、扩建校舍的,由卫生行政部门对直接责任单位或者个人给予警告、责令停止施工或者限期改建。

第三十三条 违反本条例第六条第一款、第七条和第十条规定的,由卫生行政部门对直接责任单位或者个人给予警告并责令限期改进。情节严重的,可以同时建议教育行政部门给予行政处分。

第三十四条 违反本条例第十一条规定,致使学生健康受到损害的,由卫

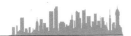

生行政部门对直接责任单位或者个人给予警告,责令限期改进。

第三十五条 违反本条例第二十七条规定的,由卫生行政部门对直接责任单位或者个人给予警告。情节严重的,可以会同工商行政部门没收其不符合国家有关卫生标准的物品,并处以非法所得两倍以下的罚款。

第三十六条 拒绝或者妨碍学校卫生监督员依照本条例实施卫生监督的,由卫生行政部门对直接责任单位或者个人给予警告。情节严重的,可以建议教育行政部门给予行政处分或者处以二百元以下的罚款。

第三十七条 当事人对没收、罚款的行政处罚不服的,可以在接到处罚决定书之日起十五日内,向作出处罚决定机关的上一级机关申请复议,也可以直接向人民法院起诉。对复议决定不服的,可以在接到复议决定之日起十五日内,向人民法院起诉。对罚款决定不履行又逾期不起诉的,由作出处罚决定的机关申请人民法院强制执行。

第六章 附 则

第三十八条 学校卫生监督办法、学校卫生标准由卫生部会同国家教育委员会制定。

第三十九条 贫困县不能全部适用本条例第六条第一款和第七条规定的,可以由所在省、自治区的教育、卫生行政部门制定变通的规定。变通的规定,应当报送国家教育委员会、卫生部备案。

第四十条 本条例由国家教育委员会、卫生部负责解释。

第四十一条 本条例自发布之日起施行。原教育部、卫生部一九七九年十二月六日颁布的《中、小学卫生工作暂行规定(草案)》和一九八零年八月二十六日颁布的《高等学校卫生工作暂行规定(草案)》同时废止。

六、食品和生活饮用水安全类

中华人民共和国食品安全法

（2015 年主席第二十一号令公布）

第一章 总 则

第一条 为了保证食品安全,保障公众身体健康和生命安全,制定本法。

第二条 在中华人民共和国境内从事下列活动,应当遵守本法:

（一）食品生产和加工(以下称食品生产),食品销售和餐饮服务(以下称食品经营);

（二）食品添加剂的生产经营;

（三）用于食品的包装材料、容器、洗涤剂、消毒剂和用于食品生产经营的工具、设备(以下称食品相关产品)的生产经营;

（四）食品生产经营者使用食品添加剂、食品相关产品;

（五）食品的贮存和运输;

（六）对食品、食品添加剂、食品相关产品的安全管理。

供食用的源于农业的初级产品(以下称食用农产品)的质量安全管理,遵守《中华人民共和国农产品质量安全法》的规定。但是,食用农产品的市场销售、有关质量安全标准的制定、有关安全信息的公布和本法对农业投入品作出规定的,应当遵守本法的规定。

第三条 食品安全工作实行预防为主、风险管理、全程控制、社会共治,建立科学、严格的监督管理制度。

第四条 食品生产经营者对其生产经营食品的安全负责。

食品生产经营者应当依照法律、法规和食品安全标准从事生产经营活动,保证食品安全,诚信自律,对社会和公众负责,接受社会监督,承担社会责任。

第五条 国务院设立食品安全委员会,其职责由国务院规定。

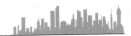

国务院食品药品监督管理部门依照本法和国务院规定的职责，对食品生产经营活动实施监督管理。

国务院卫生行政部门依照本法和国务院规定的职责，组织开展食品安全风险监测和风险评估，会同国务院食品药品监督管理部门制定并公布食品安全国家标准。

国务院其他有关部门依照本法和国务院规定的职责，承担有关食品安全工作。

第六条 县级以上地方人民政府对本行政区域的食品安全监督管理工作负责，统一领导、组织、协调本行政区域的食品安全监督管理工作以及食品安全突发事件应对工作，建立健全食品安全全程监督管理工作机制和信息共享机制。

县级以上地方人民政府依照本法和国务院的规定，确定本级食品药品监督管理、卫生行政部门和其他有关部门的职责。有关部门在各自职责范围内负责本行政区域的食品安全监督管理工作。

县级人民政府食品药品监督管理部门可以在乡镇或者特定区域设立派出机构。

第七条 县级以上地方人民政府实行食品安全监督管理责任制。上级人民政府负责对下一级人民政府的食品安全监督管理工作进行评议、考核。县级以上地方人民政府负责对本级食品药品监督管理部门和其他有关部门的食品安全监督管理工作进行评议、考核。

第八条 县级以上人民政府应当将食品安全工作纳入本级国民经济和社会发展规划，将食品安全工作经费列入本级政府财政预算，加强食品安全监督管理能力建设，为食品安全工作提供保障。

县级以上人民政府食品药品监督管理部门和其他有关部门应当加强沟通、密切配合，按照各自职责分工，依法行使职权，承担责任。

第九条 食品行业协会应当加强行业自律，按照章程建立健全行业规范和奖惩机制，提供食品安全信息、技术等服务，引导和督促食品生产经营者依法生产经营，推动行业诚信建设，宣传、普及食品安全知识。

消费者协会和其他消费者组织对违反本法规定，损害消费者合法权益的行为，依法进行社会监督。

第十条 各级人民政府应当加强食品安全的宣传教育，普及食品安全知

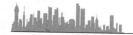

识,鼓励社会组织、基层群众性自治组织、食品生产经营者开展食品安全法律、法规以及食品安全标准和知识的普及工作,倡导健康的饮食方式,增强消费者食品安全意识和自我保护能力。

新闻媒体应当开展食品安全法律、法规以及食品安全标准和知识的公益宣传,并对食品安全违法行为进行舆论监督。有关食品安全的宣传报道应当真实、公正。

第十一条 国家鼓励和支持开展与食品安全有关的基础研究、应用研究,鼓励和支持食品生产经营者为提高食品安全水平采用先进技术和先进管理规范。

国家对农药的使用实行严格的管理制度,加快淘汰剧毒、高毒、高残留农药,推动替代产品的研发和应用,鼓励使用高效低毒低残留农药。

第十二条 任何组织或者个人有权举报食品安全违法行为,依法向有关部门了解食品安全信息,对食品安全监督管理工作提出意见和建议。

第十三条 对在食品安全工作中做出突出贡献的单位和个人,按照国家有关规定给予表彰、奖励。

第二章 食品安全风险监测和评估

第十四条 国家建立食品安全风险监测制度,对食源性疾病、食品污染以及食品中的有害因素进行监测。

国务院卫生行政部门会同国务院食品药品监督管理、质量监督等部门,制定、实施国家食品安全风险监测计划。

国务院食品药品监督管理部门和其他有关部门获知有关食品安全风险信息后,应当立即核实并向国务院卫生行政部门通报。对有关部门通报的食品安全风险信息以及医疗机构报告的食源性疾病等有关疾病信息,国务院卫生行政部门应当会同国务院有关部门分析研究,认为必要的,及时调整国家食品安全风险监测计划。

省、自治区、直辖市人民政府卫生行政部门会同同级食品药品监督管理、质量监督等部门,根据国家食品安全风险监测计划,结合本行政区域的具体情况,制定、调整本行政区域的食品安全风险监测方案,报国务院卫生行政部门备案并实施。

第十五条 承担食品安全风险监测工作的技术机构应当根据食品安全风

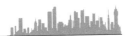

险监测计划和监测方案开展监测工作，保证监测数据真实、准确，并按照食品安全风险监测计划和监测方案的要求报送监测数据和分析结果。

食品安全风险监测工作人员有权进入相关食用农产品种植养殖、食品生产经营场所采集样品、收集相关数据。采集样品应当按照市场价格支付费用。

第十六条 食品安全风险监测结果表明可能存在食品安全隐患的，县级以上人民政府卫生行政部门应当及时将相关信息通报同级食品药品监督管理等部门，并报告本级人民政府和上级人民政府卫生行政部门。食品药品监督管理等部门应当组织开展进一步调查。

第十七条 国家建立食品安全风险评估制度，运用科学方法，根据食品安全风险监测信息、科学数据以及有关信息，对食品、食品添加剂、食品相关产品中生物性、化学性和物理性危害因素进行风险评估。

国务院卫生行政部门负责组织食品安全风险评估工作，成立由医学、农业、食品、营养、生物、环境等方面的专家组成的食品安全风险评估专家委员会进行食品安全风险评估。食品安全风险评估结果由国务院卫生行政部门公布。

对农药、肥料、兽药、饲料和饲料添加剂等的安全性评估，应当有食品安全风险评估专家委员会的专家参加。

食品安全风险评估不得向生产经营者收取费用，采集样品应当按照市场价格支付费用。

第十八条 有下列情形之一的，应当进行食品安全风险评估：

（一）通过食品安全风险监测或者接到举报发现食品、食品添加剂、食品相关产品可能存在安全隐患的；

（二）为制定或者修订食品安全国家标准提供科学依据需要进行风险评估的；

（三）为确定监督管理的重点领域、重点品种需要进行风险评估的；

（四）发现新的可能危害食品安全因素的；

（五）需要判断某一因素是否构成食品安全隐患的；

（六）国务院卫生行政部门认为需要进行风险评估的其他情形。

第十九条 国务院食品药品监督管理、质量监督、农业行政等部门在监督管理工作中发现需要进行食品安全风险评估的，应当向国务院卫生行政部

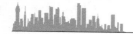

门提出食品安全风险评估的建议,并提供风险来源、相关检验数据和结论等信息、资料。属于本法第十八条规定情形的,国务院卫生行政部门应当及时进行食品安全风险评估,并向国务院有关部门通报评估结果。

第二十条　省级以上人民政府卫生行政、农业行政部门应当及时相互通报食品、食用农产品安全风险监测信息。

国务院卫生行政、农业行政部门应当及时相互通报食品、食用农产品安全风险评估结果等信息。

第二十一条　食品安全风险评估结果是制定、修订食品安全标准和实施食品安全监督管理的科学依据。

经食品安全风险评估,得出食品、食品添加剂、食品相关产品不安全结论的,国务院食品药品监督管理、质量监督等部门应当依据各自职责立即向社会公告,告知消费者停止食用或者使用,并采取相应措施,确保该食品、食品添加剂、食品相关产品停止生产经营;需要制定、修订相关食品安全国家标准的,国务院卫生行政部门应当会同国务院食品药品监督管理部门立即制定、修订。

第二十二条　国务院食品药品监督管理部门应当会同国务院有关部门,根据食品安全风险评估结果、食品安全监督管理信息,对食品安全状况进行综合分析。对经综合分析表明可能具有较高程度安全风险的食品,国务院食品药品监督管理部门应当及时提出食品安全风险警示,并向社会公布。

第二十三条　县级以上人民政府食品药品监督管理部门和其他有关部门、食品安全风险评估专家委员会及其技术机构,应当按照科学、客观、及时、公开的原则,组织食品生产经营者、食品检验机构、认证机构、食品行业协会、消费者协会以及新闻媒体等,就食品安全风险评估信息和食品安全监督管理信息进行交流沟通。

第三章　食品安全标准

第二十四条　制定食品安全标准,应当以保障公众身体健康为宗旨,做到科学合理、安全可靠。

第二十五条　食品安全标准是强制执行的标准。除食品安全标准外,不得制定其他食品强制性标准。

第二十六条　食品安全标准应当包括下列内容:

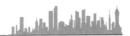

（一）食品、食品添加剂、食品相关产品中的致病性微生物,农药残留、兽药残留、生物毒素、重金属等污染物质以及其他危害人体健康物质的限量规定;

（二）食品添加剂的品种、使用范围、用量;

（三）专供婴幼儿和其他特定人群的主辅食品的营养成分要求;

（四）对与卫生、营养等食品安全要求有关的标签、标志、说明书的要求;

（五）食品生产经营过程的卫生要求;

（六）与食品安全有关的质量要求;

（七）与食品安全有关的食品检验方法与规程;

（八）其他需要制定为食品安全标准的内容。

第二十七条 食品安全国家标准由国务院卫生行政部门会同国务院食品药品监督管理部门制定、公布,国务院标准化行政部门提供国家标准编号。

食品中农药残留、兽药残留的限量规定及其检验方法与规程由国务院卫生行政部门、国务院农业行政部门会同国务院食品药品监督管理部门制定。

屠宰畜、禽的检验规程由国务院农业行政部门会同国务院卫生行政部门制定。

第二十八条 制定食品安全国家标准,应当依据食品安全风险评估结果并充分考虑食用农产品安全风险评估结果,参照相关的国际标准和国际食品安全风险评估结果,并将食品安全国家标准草案向社会公布,广泛听取食品生产经营者、消费者、有关部门等方面的意见。

食品安全国家标准应当经国务院卫生行政部门组织的食品安全国家标准审评委员会审查通过。食品安全国家标准审评委员会由医学、农业、食品、营养、生物、环境等方面的专家以及国务院有关部门、食品行业协会、消费者协会的代表组成,对食品安全国家标准草案的科学性和实用性等进行审查。

第二十九条 对地方特色食品,没有食品安全国家标准的,省、自治区、直辖市人民政府卫生行政部门可以制定并公布食品安全地方标准,报国务院卫生行政部门备案。食品安全国家标准制定后,该地方标准即行废止。

第三十条 国家鼓励食品生产企业制定严于食品安全国家标准或者地方标准的企业标准,在本企业适用,并报省、自治区、直辖市人民政府卫生行政部门备案。

第三十一条 省级以上人民政府卫生行政部门应当在其网站上公布制定

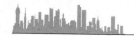

和备案的食品安全国家标准、地方标准和企业标准,供公众免费查阅、下载。

对食品安全标准执行过程中的问题,县级以上人民政府卫生行政部门应当会同有关部门及时给予指导、解答。

第三十二条 省级以上人民政府卫生行政部门应当会同同级食品药品监督管理、质量监督、农业行政等部门,分别对食品安全国家标准和地方标准的执行情况进行跟踪评价,并根据评价结果及时修订食品安全标准。

省级以上人民政府食品药品监督管理、质量监督、农业行政等部门应当对食品安全标准执行中存在的问题进行收集、汇总,并及时向同级卫生行政部门通报。

食品生产经营者、食品行业协会发现食品安全标准在执行中存在问题的,应当立即向卫生行政部门报告。

第四章 食品生产经营

第一节 一 般 规 定

第三十三条 食品生产经营应当符合食品安全标准,并符合下列要求:

(一)具有与生产经营的食品品种、数量相适应的食品原料处理和食品加工、包装、贮存等场所,保持该场所环境整洁,并与有毒、有害场所以及其他污染源保持规定的距离;

(二)具有与生产经营的食品品种、数量相适应的生产经营设备或者设施,有相应的消毒、更衣、盥洗、采光、照明、通风、防腐、防尘、防蝇、防鼠、防虫、洗涤以及处理废水、存放垃圾和废弃物的设备或者设施;

(三)有专职或者兼职的食品安全专业技术人员、食品安全管理人员和保证食品安全的规章制度;

(四)具有合理的设备布局和工艺流程,防止待加工食品与直接入口食品、原料与成品交叉污染,避免食品接触有毒物、不洁物;

(五)餐具、饮具和盛放直接入口食品的容器,使用前应当洗净、消毒,炊具、用具用后应当洗净,保持清洁;

(六)贮存、运输和装卸食品的容器、工具和设备应当安全、无害,保持清洁,防止食品污染,并符合保证食品安全所需的温度、湿度等特殊要求,不得将食品与有毒、有害物品一同贮存、运输;

(七)直接入口的食品应当使用无毒、清洁的包装材料、餐具、饮具和容器;

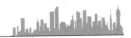

（八）食品生产经营人员应当保持个人卫生，生产经营食品时，应当将手洗净，穿戴清洁的工作衣、帽等；销售无包装的直接入口食品时，应当使用无毒、清洁的容器、售货工具和设备；

（九）用水应当符合国家规定的生活饮用水卫生标准；

（十）使用的洗涤剂、消毒剂应当对人体安全、无害；

（十一）法律、法规规定的其他要求。

非食品生产经营者从事食品贮存、运输和装卸的，应当符合前款第六项的规定。

第三十四条 禁止生产经营下列食品、食品添加剂、食品相关产品：

（一）用非食品原料生产的食品或者添加食品添加剂以外的化学物质和其他可能危害人体健康物质的食品，或者用回收食品作为原料生产的食品；

（二）致病性微生物，农药残留、兽药残留、生物毒素、重金属等污染物质以及其他危害人体健康的物质含量超过食品安全标准限量的食品、食品添加剂、食品相关产品；

（三）用超过保质期的食品原料、食品添加剂生产的食品、食品添加剂；

（四）超范围、超限量使用食品添加剂的食品；

（五）营养成分不符合食品安全标准的专供婴幼儿和其他特定人群的主辅食品；

（六）腐败变质、油脂酸败、霉变生虫、污秽不洁、混有异物、掺假掺杂或者感官性状异常的食品、食品添加剂；

（七）病死、毒死或者死因不明的禽、畜、兽、水产动物肉类及其制品；

（八）未按规定进行检疫或者检疫不合格的肉类，或者未经检验或者检验不合格的肉类制品；

（九）被包装材料、容器、运输工具等污染的食品、食品添加剂；

（十）标注虚假生产日期、保质期或者超过保质期的食品、食品添加剂；

（十一）无标签的预包装食品、食品添加剂；

（十二）国家为防病等特殊需要明令禁止生产经营的食品；

（十三）其他不符合法律、法规或者食品安全标准的食品、食品添加剂、食品相关产品。

第三十五条 国家对食品生产经营实行许可制度。从事食品生产、食品销售、餐饮服务，应当依法取得许可。但是，销售食用农产品，不需要取得许可。

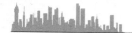

县级以上地方人民政府食品药品监督管理部门应当依照《中华人民共和国行政许可法》的规定，审核申请人提交的本法第三十三条第一款第一项至第四项规定要求的相关资料，必要时对申请人的生产经营场所进行现场核查；对符合规定条件的，准予许可；对不符合规定条件的，不予许可并书面说明理由。

第三十六条　食品生产加工小作坊和食品摊贩等从事食品生产经营活动，应当符合本法规定的与其生产经营规模、条件相适应的食品安全要求，保证所生产经营的食品卫生、无毒、无害，食品药品监督管理部门应当对其加强监督管理。

县级以上地方人民政府应当对食品生产加工小作坊、食品摊贩等进行综合治理，加强服务和统一规划，改善其生产经营环境，鼓励和支持其改进生产经营条件，进入集中交易市场、店铺等固定场所经营，或者在指定的临时经营区域、时段经营。

食品生产加工小作坊和食品摊贩等的具体管理办法由省、自治区、直辖市制定。

第三十七条　利用新的食品原料生产食品，或者生产食品添加剂新品种、食品相关产品新品种，应当向国务院卫生行政部门提交相关产品的安全性评估材料。国务院卫生行政部门应当自收到申请之日起六十日内组织审查；对符合食品安全要求的，准予许可并公布；对不符合食品安全要求的，不予许可并书面说明理由。

第三十八条　生产经营的食品中不得添加药品，但是可以添加按照传统既是食品又是中药材的物质。按照传统既是食品又是中药材的物质目录由国务院卫生行政部门会同国务院食品药品监督管理部门制定、公布。

第三十九条　国家对食品添加剂生产实行许可制度。从事食品添加剂生产，应当具有与所生产食品添加剂品种相适应的场所、生产设备或者设施、专业技术人员和管理制度，并依照本法第三十五条第二款规定的程序，取得食品添加剂生产许可。

生产食品添加剂应当符合法律、法规和食品安全国家标准。

第四十条　食品添加剂应当在技术上确有必要且经过风险评估证明安全可靠，方可列入允许使用的范围；有关食品安全国家标准应当根据技术必要性和食品安全风险评估结果及时修订。

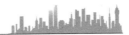

食品生产经营者应当按照食品安全国家标准使用食品添加剂。

第四十一条 生产食品相关产品应当符合法律、法规和食品安全国家标准。对直接接触食品的包装材料等具有较高风险的食品相关产品，按照国家有关工业产品生产许可证管理的规定实施生产许可。质量监督部门应当加强对食品相关产品生产活动的监督管理。

第四十二条 国家建立食品安全全程追溯制度。

食品生产经营者应当依照本法的规定，建立食品安全追溯体系，保证食品可追溯。国家鼓励食品生产经营者采用信息化手段采集、留存生产经营信息，建立食品安全追溯体系。

国务院食品药品监督管理部门会同国务院农业行政等有关部门建立食品安全全程追溯协作机制。

第四十三条 地方各级人民政府应当采取措施鼓励食品规模化生产和连锁经营、配送。

国家鼓励食品生产经营企业参加食品安全责任保险。

第二节 生产经营过程控制

第四十四条 食品生产经营企业应当建立健全食品安全管理制度，对职工进行食品安全知识培训，加强食品检验工作，依法从事生产经营活动。

食品生产经营企业的主要负责人应当落实企业食品安全管理制度，对本企业的食品安全工作全面负责。

食品生产经营企业应当配备食品安全管理人员，加强对其培训和考核。经考核不具备食品安全管理能力的，不得上岗。食品药品监督管理部门应当对企业食品安全管理人员随机进行监督抽查考核并公布考核情况。监督抽查考核不得收取费用。

第四十五条 食品生产经营者应当建立并执行从业人员健康管理制度。患有国务院卫生行政部门规定的有碍食品安全疾病的人员，不得从事接触直接入口食品的工作。

从事接触直接入口食品工作的食品生产经营人员应当每年进行健康检查，取得健康证明后方可上岗工作。

第四十六条 食品生产企业应当就下列事项制定并实施控制要求，保证所生产的食品符合食品安全标准：

（一）原料采购、原料验收、投料等原料控制；

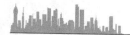

（二）生产工序、设备、贮存、包装等生产关键环节控制；

（三）原料检验、半成品检验、成品出厂检验等检验控制；

（四）运输和交付控制。

第四十七条　食品生产经营者应当建立食品安全自查制度，定期对食品安全状况进行检查评价。生产经营条件发生变化，不再符合食品安全要求的，食品生产经营者应当立即采取整改措施；有发生食品安全事故潜在风险的，应当立即停止食品生产经营活动，并向所在地县级人民政府食品药品监督管理部门报告。

第四十八条　国家鼓励食品生产经营企业符合良好生产规范要求，实施危害分析与关键控制点体系，提高食品安全管理水平。

对通过良好生产规范、危害分析与关键控制点体系认证的食品生产经营企业，认证机构应当依法实施跟踪调查；对不再符合认证要求的企业，应当依法撤销认证，及时向县级以上人民政府食品药品监督管理部门通报，并向社会公布。认证机构实施跟踪调查不得收取费用。

第四十九条　食用农产品生产者应当按照食品安全标准和国家有关规定使用农药、肥料、兽药、饲料和饲料添加剂等农业投入品，严格执行农业投入品使用安全间隔期或者休药期的规定，不得使用国家明令禁止的农业投入品。禁止将剧毒、高毒农药用于蔬菜、瓜果、茶叶和中草药材等国家规定的农作物。

食用农产品的生产企业和农民专业合作经济组织应当建立农业投入品使用记录制度。

县级以上人民政府农业行政部门应当加强对农业投入品使用的监督管理和指导，建立健全农业投入品安全使用制度。

第五十条　食品生产者采购食品原料、食品添加剂、食品相关产品，应当查验供货者的许可证和产品合格证明；对无法提供合格证明的食品原料，应当按照食品安全标准进行检验；不得采购或者使用不符合食品安全标准的食品原料、食品添加剂、食品相关产品。

食品生产企业应当建立食品原料、食品添加剂、食品相关产品进货查验记录制度，如实记录食品原料、食品添加剂、食品相关产品的名称、规格、数量、生产日期或者生产批号、保质期、进货日期以及供货者名称、地址、联系方式等内容，并保存相关凭证。记录和凭证保存期限不得少于产品保质期满后六个月；

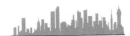

没有明确保质期的,保存期限不得少于二年。

第五十一条 食品生产企业应当建立食品出厂检验记录制度,查验出厂食品的检验合格证和安全状况,如实记录食品的名称、规格、数量、生产日期或者生产批号、保质期、检验合格证号、销售日期以及购货者名称、地址、联系方式等内容,并保存相关凭证。记录和凭证保存期限应当符合本法第五十条第二款的规定。

第五十二条 食品、食品添加剂、食品相关产品的生产者,应当按照食品安全标准对所生产的食品、食品添加剂、食品相关产品进行检验,检验合格后方可出厂或者销售。

第五十三条 食品经营者采购食品,应当查验供货者的许可证和食品出厂检验合格证或者其他合格证明(以下称合格证明文件)。

食品经营企业应当建立食品进货查验记录制度,如实记录食品的名称、规格、数量、生产日期或者生产批号、保质期、进货日期以及供货者名称、地址、联系方式等内容,并保存相关凭证。记录和凭证保存期限应当符合本法第五十条第二款的规定。

实行统一配送经营方式的食品经营企业,可以由企业总部统一查验供货者的许可证和食品合格证明文件,进行食品进货查验记录。

从事食品批发业务的经营企业应当建立食品销售记录制度,如实记录批发食品的名称、规格、数量、生产日期或者生产批号、保质期、销售日期以及购货者名称、地址、联系方式等内容,并保存相关凭证。记录和凭证保存期限应当符合本法第五十条第二款的规定。

第五十四条 食品经营者应当按照保证食品安全的要求贮存食品,定期检查库存食品,及时清理变质或者超过保质期的食品。

食品经营者贮存散装食品,应当在贮存位置标明食品的名称、生产日期或者生产批号、保质期、生产者名称及联系方式等内容。

第五十五条 餐饮服务提供者应当制定并实施原料控制要求,不得采购不符合食品安全标准的食品原料。倡导餐饮服务提供者公开加工过程,公示食品原料及其来源等信息。

餐饮服务提供者在加工过程中应当检查待加工的食品及原料,发现有本法第三十四条第六项规定情形的,不得加工或者使用。

第五十六条 餐饮服务提供者应当定期维护食品加工、贮存、陈列等设施、设备;定期清洗、校验保温设施及冷藏、冷冻设施。

餐饮服务提供者应当按照要求对餐具、饮具进行清洗消毒,不得使用未经清洗消毒的餐具、饮具;餐饮服务提供者委托清洗消毒餐具、饮具的,应当委托符合本法规定条件的餐具、饮具集中消毒服务单位。

第五十七条 学校、托幼机构、养老机构、建筑工地等集中用餐单位的食堂应当严格遵守法律、法规和食品安全标准;从供餐单位订餐的,应当从取得食品生产经营许可的企业订购,并按照要求对订购的食品进行查验。供餐单位应当严格遵守法律、法规和食品安全标准,当餐加工,确保食品安全。

学校、托幼机构、养老机构、建筑工地等集中用餐单位的主管部门应当加强对集中用餐单位的食品安全教育和日常管理,降低食品安全风险,及时消除食品安全隐患。

第五十八条 餐具、饮具集中消毒服务单位应当具备相应的作业场所、清洗消毒设备或者设施,用水和使用的洗涤剂、消毒剂应当符合相关食品安全国家标准和其他国家标准、卫生规范。

餐具、饮具集中消毒服务单位应当对消毒餐具、饮具进行逐批检验,检验合格后方可出厂,并应当随附消毒合格证明。消毒后的餐具、饮具应当在独立包装上标注单位名称、地址、联系方式、消毒日期以及使用期限等内容。

第五十九条 食品添加剂生产者应当建立食品添加剂出厂检验记录制度,查验出厂产品的检验合格证和安全状况,如实记录食品添加剂的名称、规格、数量、生产日期或者生产批号、保质期、检验合格证号、销售日期以及购货者名称、地址、联系方式等相关内容,并保存相关凭证。记录和凭证保存期限应当符合本法第五十条第二款的规定。

第六十条 食品添加剂经营者采购食品添加剂,应当依法查验供货者的许可证和产品合格证明文件,如实记录食品添加剂的名称、规格、数量、生产日期或者生产批号、保质期、进货日期以及供货者名称、地址、联系方式等内容,并保存相关凭证。记录和凭证保存期限应当符合本法第五十条第二款的规定。

第六十一条 集中交易市场的开办者、柜台出租者和展销会举办者,应当依法审查入场食品经营者的许可证,明确其食品安全管理责任,定期对其经营环境和条件进行检查,发现其有违反本法规定行为的,应当及时制止并立即报告所在地县级人民政府食品药品监督管理部门。

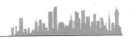

第六十二条　网络食品交易第三方平台提供者应当对入网食品经营者进行实名登记，明确其食品安全管理责任；依法应当取得许可证的，还应当审查其许可证。

网络食品交易第三方平台提供者发现入网食品经营者有违反本法规定行为的，应当及时制止并立即报告所在地县级人民政府食品药品监督管理部门；发现严重违法行为的，应当立即停止提供网络交易平台服务。

第六十三条　国家建立食品召回制度。食品生产者发现其生产的食品不符合食品安全标准或者有证据证明可能危害人体健康的，应当立即停止生产，召回已经上市销售的食品，通知相关生产经营者和消费者，并记录召回和通知情况。

食品经营者发现其经营的食品有前款规定情形的，应当立即停止经营，通知相关生产经营者和消费者，并记录停止经营和通知情况。食品生产者认为应当召回的，应当立即召回。由于食品经营者的原因造成其经营的食品有前款规定情形的，食品经营者应当召回。

食品生产经营者应当对召回的食品采取无害化处理、销毁等措施，防止其再次流入市场。但是，对因标签、标志或者说明书不符合食品安全标准而被召回的食品，食品生产者在采取补救措施且能保证食品安全的情况下可以继续销售；销售时应当向消费者明示补救措施。

食品生产经营者应当将食品召回和处理情况向所在地县级人民政府食品药品监督管理部门报告；需要对召回的食品进行无害化处理、销毁的，应当提前报告时间、地点。食品药品监督管理部门认为必要的，可以实施现场监督。

食品生产经营者未依照本条规定召回或者停止经营的，县级以上人民政府食品药品监督管理部门可以责令其召回或者停止经营。

第六十四条　食用农产品批发市场应当配备检验设备和检验人员或者委托符合本法规定的食品检验机构，对进入该批发市场销售的食用农产品进行抽样检验；发现不符合食品安全标准的，应当要求销售者立即停止销售，并向食品药品监督管理部门报告。

第六十五条　食用农产品销售者应当建立食用农产品进货查验记录制度，如实记录食用农产品的名称、数量、进货日期以及供货者名称、地址、联系方式等内容，并保存相关凭证。记录和凭证保存期限不得少于六个月。

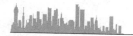

第六十六条 进入市场销售的食用农产品在包装、保鲜、贮存、运输中使用保鲜剂、防腐剂等食品添加剂和包装材料等食品相关产品,应当符合食品安全国家标准。

第三节 标签、说明书和广告

第六十七条 预包装食品的包装上应当有标签。标签应当标明下列事项:

(一)名称、规格、净含量、生产日期;

(二)成分或者配料表;

(三)生产者的名称、地址、联系方式;

(四)保质期;

(五)产品标准代号;

(六)贮存条件;

(七)所使用的食品添加剂在国家标准中的通用名称;

(八)生产许可证编号;

(九)法律、法规或者食品安全标准规定应当标明的其他事项。

专供婴幼儿和其他特定人群的主辅食品,其标签还应当标明主要营养成分及其含量。

食品安全国家标准对标签标注事项另有规定的,从其规定。

第六十八条 食品经营者销售散装食品,应当在散装食品的容器、外包装上标明食品的名称、生产日期或者生产批号、保质期以及生产经营者名称、地址、联系方式等内容。

第六十九条 生产经营转基因食品应当按照规定显著标示。

第七十条 食品添加剂应当有标签、说明书和包装。标签、说明书应当载明本法第六十七条第一款第一项至第六项、第八项、第九项规定的事项,以及食品添加剂的使用范围、用量、使用方法,并在标签上载明"食品添加剂"字样。

第七十一条 食品和食品添加剂的标签、说明书,不得含有虚假内容,不得涉及疾病预防、治疗功能。生产经营者对其提供的标签、说明书的内容负责。

食品和食品添加剂的标签、说明书应当清楚、明显,生产日期、保质期等事项应当显著标注,容易辨识。

食品和食品添加剂与其标签、说明书的内容不符的,不得上市销售。

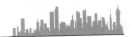

第七十二条 食品经营者应当按照食品标签标示的警示标志、警示说明或者注意事项的要求销售食品。

第七十三条 食品广告的内容应当真实合法，不得含有虚假内容，不得涉及疾病预防、治疗功能。食品生产经营者对食品广告内容的真实性、合法性负责。

县级以上人民政府食品药品监督管理部门和其他有关部门以及食品检验机构、食品行业协会不得以广告或者其他形式向消费者推荐食品。消费者组织不得以收取费用或者其他牟取利益的方式向消费者推荐食品。

第四节　特　殊　食　品

第七十四条 国家对保健食品、特殊医学用途配方食品和婴幼儿配方食品等特殊食品实行严格监督管理。

第七十五条 保健食品声称保健功能，应当具有科学依据，不得对人体产生急性、亚急性或者慢性危害。

保健食品原料目录和允许保健食品声称的保健功能目录，由国务院食品药品监督管理部门会同国务院卫生行政部门、国家中医药管理部门制定、调整并公布。

保健食品原料目录应当包括原料名称、用量及其对应的功效；列入保健食品原料目录的原料只能用于保健食品生产，不得用于其他食品生产。

第七十六条 使用保健食品原料目录以外原料的保健食品和首次进口的保健食品应当经国务院食品药品监督管理部门注册。但是，首次进口的保健食品中属于补充维生素、矿物质等营养物质的，应当报国务院食品药品监督管理部门备案。其他保健食品应当报省、自治区、直辖市人民政府食品药品监督管理部门备案。

进口的保健食品应当是出口国（地区）主管部门准许上市销售的产品。

第七十七条 依法应当注册的保健食品，注册时应当提交保健食品的研发报告、产品配方、生产工艺、安全性和保健功能评价、标签、说明书等材料及样品，并提供相关证明文件。国务院食品药品监督管理部门经组织技术审评，对符合安全和功能声称要求的，准予注册；对不符合要求的，不予注册并书面说明理由。对使用保健食品原料目录以外原料的保健食品作出准予注册决定的，应当及时将该原料纳入保健食品原料目录。

依法应当备案的保健食品，备案时应当提交产品配方、生产工艺、标签、说

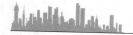

明书以及表明产品安全性和保健功能的材料。

第七十八条 保健食品的标签、说明书不得涉及疾病预防、治疗功能,内容应当真实,与注册或者备案的内容相一致,载明适宜人群、不适宜人群、功效成分或者标志性成分及其含量等,并声明"本品不能代替药物"。保健食品的功能和成分应当与标签、说明书相一致。

第七十九条 保健食品广告除应当符合本法第七十三条第一款的规定外,还应当声明"本品不能代替药物";其内容应当经生产企业所在地省、自治区、直辖市人民政府食品药品监督管理部门审查批准,取得保健食品广告批准文件。省、自治区、直辖市人民政府食品药品监督管理部门应当公布并及时更新已经批准的保健食品广告目录以及批准的广告内容。

第八十条 特殊医学用途配方食品应当经国务院食品药品监督管理部门注册。注册时,应当提交产品配方、生产工艺、标签、说明书以及表明产品安全性、营养充足性和特殊医学用途临床效果的材料。

特殊医学用途配方食品广告适用《中华人民共和国广告法》和其他法律、行政法规关于药品广告管理的规定。

第八十一条 婴幼儿配方食品生产企业应当实施从原料进厂到成品出厂的全过程质量控制,对出厂的婴幼儿配方食品实施逐批检验,保证食品安全。

生产婴幼儿配方食品使用的生鲜乳、辅料等食品原料、食品添加剂等,应当符合法律、行政法规的规定和食品安全国家标准,保证婴幼儿生长发育所需的营养成分。

婴幼儿配方食品生产企业应当将食品原料、食品添加剂、产品配方及标签等事项向省、自治区、直辖市人民政府食品药品监督管理部门备案。

婴幼儿配方乳粉的产品配方应当经国务院食品药品监督管理部门注册。注册时,应当提交配方研发报告和其他表明配方科学性、安全性的材料。

不得以分装方式生产婴幼儿配方乳粉,同一企业不得用同一配方生产不同品牌的婴幼儿配方乳粉。

第八十二条 保健食品、特殊医学用途配方食品、婴幼儿配方乳粉的注册人或者备案人应当对其提交材料的真实性负责。

省级以上人民政府食品药品监督管理部门应当及时公布注册或者备案的保健食品、特殊医学用途配方食品、婴幼儿配方乳粉目录,并对注册或者备案中获知的企业商业秘密予以保密。

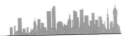

保健食品、特殊医学用途配方食品、婴幼儿配方乳粉生产企业应当按照注册或者备案的产品配方、生产工艺等技术要求组织生产。

第八十三条 生产保健食品，特殊医学用途配方食品、婴幼儿配方食品和其他专供特定人群的主辅食品的企业，应当按照良好生产规范的要求建立与所生产食品相适应的生产质量管理体系，定期对该体系的运行情况进行自查，保证其有效运行，并向所在地县级人民政府食品药品监督管理部门提交自查报告。

第五章 食 品 检 验

第八十四条 食品检验机构按照国家有关认证认可的规定取得资质认定后，方可从事食品检验活动。但是，法律另有规定的除外。

食品检验机构的资质认定条件和检验规范，由国务院食品药品监督管理部门规定。

符合本法规定的食品检验机构出具的检验报告具有同等效力。

县级以上人民政府应当整合食品检验资源，实现资源共享。

第八十五条 食品检验由食品检验机构指定的检验人独立进行。

检验人应当依照有关法律、法规的规定，并按照食品安全标准和检验规范对食品进行检验，尊重科学，恪守职业道德，保证出具的检验数据和结论客观、公正，不得出具虚假检验报告。

第八十六条 食品检验实行食品检验机构与检验人负责制。食品检验报告应当加盖食品检验机构公章，并有检验人的签名或者盖章。食品检验机构和检验人对出具的食品检验报告负责。

第八十七条 县级以上人民政府食品药品监督管理部门应当对食品进行定期或者不定期的抽样检验，并依据有关规定公布检验结果，不得免检。进行抽样检验，应当购买抽取的样品，委托符合本法规定的食品检验机构进行检验，并支付相关费用；不得向食品生产经营者收取检验费和其他费用。

第八十八条 对依照本法规定实施的检验结论有异议的，食品生产经营者可以自收到检验结论之日起七个工作日内向实施抽样检验的食品药品监督管理部门或者其上一级食品药品监督管理部门提出复检申请，由受理复检申请的食品药品监督管理部门在公布的复检机构名录中随机确定复检机构进行复检。复检机构出具的复检结论为最终检验结论。复检机构与初检机构不得

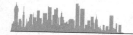

为同一机构。复检机构名录由国务院认证认可监督管理、食品药品监督管理、卫生行政、农业行政等部门共同公布。

采用国家规定的快速检测方法对食用农产品进行抽查检测,被抽查人对检测结果有异议的,可以自收到检测结果时起四小时内申请复检。复检不得采用快速检测方法。

第八十九条 食品生产企业可以自行对所生产的食品进行检验,也可以委托符合本法规定的食品检验机构进行检验。

食品行业协会和消费者协会等组织、消费者需要委托食品检验机构对食品进行检验的,应当委托符合本法规定的食品检验机构进行。

第九十条 食品添加剂的检验,适用本法有关食品检验的规定。

第六章　食品进出口

第九十一条 国家出入境检验检疫部门对进出口食品安全实施监督管理。

第九十二条 进口的食品、食品添加剂、食品相关产品应当符合我国食品安全国家标准。

进口的食品、食品添加剂应当经出入境检验检疫机构依照进出口商品检验相关法律、行政法规的规定检验合格。

进口的食品、食品添加剂应当按照国家出入境检验检疫部门的要求随附合格证明材料。

第九十三条 进口尚无食品安全国家标准的食品,由境外出口商、境外生产企业或者其委托的进口商向国务院卫生行政部门提交所执行的相关国家(地区)标准或者国际标准。国务院卫生行政部门对相关标准进行审查,认为符合食品安全要求的,决定暂予适用,并及时制定相应的食品安全国家标准。进口利用新的食品原料生产的食品或者进口食品添加剂新品种、食品相关产品新品种,依照本法第三十七条的规定办理。

出入境检验检疫机构按照国务院卫生行政部门的要求,对前款规定的食品、食品添加剂、食品相关产品进行检验。检验结果应当公开。

第九十四条 境外出口商、境外生产企业应当保证向我国出口的食品、食品添加剂、食品相关产品符合本法以及我国其他有关法律、行政法规的规定和食品安全国家标准的要求,并对标签、说明书的内容负责。

进口商应当建立境外出口商、境外生产企业审核制度,重点审核前款规定

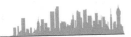

的内容;审核不合格的,不得进口。

发现进口食品不符合我国食品安全国家标准或者有证据证明可能危害人体健康的,进口商应当立即停止进口,并依照本法第六十三条的规定召回。

第九十五条 境外发生的食品安全事件可能对我国境内造成影响,或者在进口食品、食品添加剂、食品相关产品中发现严重食品安全问题的,国家出入境检验检疫部门应当及时采取风险预警或者控制措施,并向国务院食品药品监督管理、卫生行政、农业行政部门通报。接到通报的部门应当及时采取相应措施。

县级以上人民政府食品药品监督管理部门对国内市场上销售的进口食品、食品添加剂实施监督管理。发现存在严重食品安全问题的,国务院食品药品监督管理部门应当及时向国家出入境检验检疫部门通报。国家出入境检验检疫部门应当及时采取相应措施。

第九十六条 向我国境内出口食品的境外出口商或者代理商、进口食品的进口商应当向国家出入境检验检疫部门备案。向我国境内出口食品的境外食品生产企业应当经国家出入境检验检疫部门注册。已经注册的境外食品生产企业提供虚假材料,或者因其自身的原因致使进口食品发生重大食品安全事故的,国家出入境检验检疫部门应当撤销注册并公告。

国家出入境检验检疫部门应当定期公布已经备案的境外出口商、代理商、进口商和已经注册的境外食品生产企业名单。

第九十七条 进口的预包装食品、食品添加剂应当有中文标签;依法应当有说明书的,还应当有中文说明书。标签、说明书应当符合本法以及我国其他有关法律、行政法规的规定和食品安全国家标准的要求,并载明食品的原产地以及境内代理商的名称、地址、联系方式。预包装食品没有中文标签、中文说明书或者标签、说明书不符合本条规定的,不得进口。

第九十八条 进口商应当建立食品、食品添加剂进口和销售记录制度,如实记录食品、食品添加剂的名称、规格、数量、生产日期、生产或者进口批号、保质期、境外出口商和购货者名称、地址及联系方式、交货日期等内容,并保存相关凭证。记录和凭证保存期限应当符合本法第五十条第二款的规定。

第九十九条 出口食品生产企业应当保证其出口食品符合进口国(地区)的标准或者合同要求。

出口食品生产企业和出口食品原料种植、养殖场应当向国家出入境检验

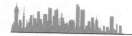

检疫部门备案。

第一百条 国家出入境检验检疫部门应当收集、汇总下列进出口食品安全信息，并及时通报相关部门、机构和企业：

（一）出入境检验检疫机构对进出口食品实施检验检疫发现的食品安全信息；

（二）食品行业协会和消费者协会等组织、消费者反映的进口食品安全信息；

（三）国际组织、境外政府机构发布的风险预警信息及其他食品安全信息，以及境外食品行业协会等组织、消费者反映的食品安全信息；

（四）其他食品安全信息。

国家出入境检验检疫部门应当对进出口食品的进口商、出口商和出口食品生产企业实施信用管理，建立信用记录，并依法向社会公布。对有不良记录的进口商、出口商和出口食品生产企业，应当加强对其进出口食品的检验检疫。

第一百零一条 国家出入境检验检疫部门可以对向我国境内出口食品的国家（地区）的食品安全管理体系和食品安全状况进行评估和审查，并根据评估和审查结果，确定相应检验检疫要求。

第七章　食品安全事故处置

第一百零二条 国务院组织制定国家食品安全事故应急预案。

县级以上地方人民政府应当根据有关法律、法规的规定和上级人民政府的食品安全事故应急预案以及本行政区域的实际情况，制定本行政区域的食品安全事故应急预案，并报上一级人民政府备案。

食品安全事故应急预案应当对食品安全事故分级、事故处置组织指挥体系与职责、预防预警机制、处置程序、应急保障措施等作出规定。

食品生产经营企业应当制定食品安全事故处置方案，定期检查本企业各项食品安全防范措施的落实情况，及时消除事故隐患。

第一百零三条 发生食品安全事故的单位应当立即采取措施，防止事故扩大。事故单位和接收病人进行治疗的单位应当及时向事故发生地县级人民政府食品药品监督管理、卫生行政部门报告。

县级以上人民政府质量监督、农业行政等部门在日常监督管理中发现食

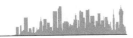

品安全事故或者接到事故举报,应当立即向同级食品药品监督管理部门通报。

发生食品安全事故,接到报告的县级人民政府食品药品监督管理部门应当按照应急预案的规定向本级人民政府和上级人民政府食品药品监督管理部门报告。县级人民政府和上级人民政府食品药品监督管理部门应当按照应急预案的规定上报。

任何单位和个人不得对食品安全事故隐瞒、谎报、缓报,不得隐匿、伪造、毁灭有关证据。

第一百零四条 医疗机构发现其接收的病人属于食源性疾病病人或者疑似病人的,应当按照规定及时将相关信息向所在地县级人民政府卫生行政部门报告。县级人民政府卫生行政部门认为与食品安全有关的,应当及时通报同级食品药品监督管理部门。

县级以上人民政府卫生行政部门在调查处理传染病或者其他突发公共卫生事件中发现与食品安全相关的信息,应当及时通报同级食品药品监督管理部门。

第一百零五条 县级以上人民政府食品药品监督管理部门接到食品安全事故的报告后,应当立即会同同级卫生行政、质量监督、农业行政等部门进行调查处理,并采取下列措施,防止或者减轻社会危害:

(一)开展应急救援工作,组织救治因食品安全事故导致人身伤害的人员;

(二)封存可能导致食品安全事故的食品及其原料,并立即进行检验;对确认属于被污染的食品及其原料,责令食品生产经营者依照本法第六十三条的规定召回或者停止经营;

(三)封存被污染的食品相关产品,并责令进行清洗消毒;

(四)做好信息发布工作,依法对食品安全事故及其处理情况进行发布,并对可能产生的危害加以解释、说明。

发生食品安全事故需要启动应急预案的,县级以上人民政府应当立即成立事故处置指挥机构,启动应急预案,依照前款和应急预案的规定进行处置。

发生食品安全事故,县级以上疾病预防控制机构应当对事故现场进行卫生处理,并对与事故有关的因素开展流行病学调查,有关部门应当予以协助。县级以上疾病预防控制机构应当向同级食品药品监督管理、卫生行政部门提交流行病学调查报告。

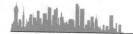

第一百零六条　发生食品安全事故,设区的市级以上人民政府食品药品监督管理部门应当立即会同有关部门进行事故责任调查,督促有关部门履行职责,向本级人民政府和上一级人民政府食品药品监督管理部门提出事故责任调查处理报告。

涉及两个以上省、自治区、直辖市的重大食品安全事故由国务院食品药品监督管理部门依照前款规定组织事故责任调查。

第一百零七条　调查食品安全事故,应当坚持实事求是、尊重科学的原则,及时、准确查清事故性质和原因,认定事故责任,提出整改措施。

调查食品安全事故,除了查明事故单位的责任,还应当查明有关监督管理部门、食品检验机构、认证机构及其工作人员的责任。

第一百零八条　食品安全事故调查部门有权向有关单位和个人了解与事故有关的情况,并要求提供相关资料和样品。有关单位和个人应当予以配合,按照要求提供相关资料和样品,不得拒绝。

任何单位和个人不得阻挠、干涉食品安全事故的调查处理。

第八章　监督管理

第一百零九条　县级以上人民政府食品药品监督管理、质量监督部门根据食品安全风险监测、风险评估结果和食品安全状况等,确定监督管理的重点、方式和频次,实施风险分级管理。

县级以上地方人民政府组织本级食品药品监督管理、质量监督、农业行政等部门制定本行政区域的食品安全年度监督管理计划,向社会公布并组织实施。

食品安全年度监督管理计划应当将下列事项作为监督管理的重点:

(一)专供婴幼儿和其他特定人群的主辅食品;

(二)保健食品生产过程中的添加行为和按照注册或者备案的技术要求组织生产的情况,保健食品标签、说明书以及宣传材料中有关功能宣传的情况;

(三)发生食品安全事故风险较高的食品生产经营者;

(四)食品安全风险监测结果表明可能存在食品安全隐患的事项。

第一百一十条　县级以上人民政府食品药品监督管理、质量监督部门履行各自食品安全监督管理职责,有权采取下列措施,对生产经营者遵守本法的情况进行监督检查:

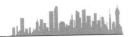

（一）进入生产经营场所实施现场检查；

（二）对生产经营的食品、食品添加剂、食品相关产品进行抽样检验；

（三）查阅、复制有关合同、票据、账簿以及其他有关资料；

（四）查封、扣押有证据证明不符合食品安全标准或者有证据证明存在安全隐患以及用于违法生产经营的食品、食品添加剂、食品相关产品；

（五）查封违法从事生产经营活动的场所。

第一百一十一条 对食品安全风险评估结果证明食品存在安全隐患，需要制定、修订食品安全标准的，在制定、修订食品安全标准前，国务院卫生行政部门应当及时会同国务院有关部门规定食品中有害物质的临时限量值和临时检验方法，作为生产经营和监督管理的依据。

第一百一十二条 县级以上人民政府食品药品监督管理部门在食品安全监督管理工作中可以采用国家规定的快速检测方法对食品进行抽查检测。

对抽查检测结果表明可能不符合食品安全标准的食品，应当依照本法第八十七条的规定进行检验。抽查检测结果确定有关食品不符合食品安全标准的，可以作为行政处罚的依据。

第一百一十三条 县级以上人民政府食品药品监督管理部门应当建立食品生产经营者食品安全信用档案，记录许可颁发、日常监督检查结果、违法行为查处等情况，依法向社会公布并实时更新；对有不良信用记录的食品生产经营者增加监督检查频次，对违法行为情节严重的食品生产经营者，可以通报投资主管部门、证券监督管理机构和有关的金融机构。

第一百一十四条 食品生产经营过程中存在食品安全隐患，未及时采取措施消除的，县级以上人民政府食品药品监督管理部门可以对食品生产经营者的法定代表人或者主要负责人进行责任约谈。食品生产经营者应当立即采取措施，进行整改，消除隐患。责任约谈情况和整改情况应当纳入食品生产经营者食品安全信用档案。

第一百一十五条 县级以上人民政府食品药品监督管理、质量监督等部门应当公布本部门的电子邮件地址或者电话，接受咨询、投诉、举报。接到咨询、投诉、举报，对属于本部门职责的，应当受理并在法定期限内及时答复、核实、处理；对不属于本部门职责的，应当移交有权处理的部门并书面通知咨询、投诉、举报人。有权处理的部门应当在法定期限内及时处理，不得推诿。对查证属实的举报，给予举报人奖励。

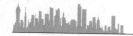

有关部门应当对举报人的信息予以保密,保护举报人的合法权益。举报人举报所在企业的,该企业不得以解除、变更劳动合同或者其他方式对举报人进行打击报复。

第一百一十六条 县级以上人民政府食品药品监督管理、质量监督等部门应当加强对执法人员食品安全法律、法规、标准和专业知识与执法能力等的培训,并组织考核。不具备相应知识和能力的,不得从事食品安全执法工作。

食品生产经营者、食品行业协会、消费者协会等发现食品安全执法人员在执法过程中有违反法律、法规规定的行为以及不规范执法行为的,可以向本级或者上级人民政府食品药品监督管理、质量监督等部门或者监察机关投诉、举报。接到投诉、举报的部门或者机关应当进行核实,并将经核实的情况向食品安全执法人员所在部门通报;涉嫌违法违纪的,按照本法和有关规定处理。

第一百一十七条 县级以上人民政府食品药品监督管理等部门未及时发现食品安全系统性风险,未及时消除监督管理区域内的食品安全隐患的,本级人民政府可以对其主要负责人进行责任约谈。

地方人民政府未履行食品安全职责,未及时消除区域性重大食品安全隐患的,上级人民政府可以对其主要负责人进行责任约谈。

被约谈的食品药品监督管理等部门、地方人民政府应当立即采取措施,对食品安全监督管理工作进行整改。

责任约谈情况和整改情况应当纳入地方人民政府和有关部门食品安全监督管理工作评议、考核记录。

第一百一十八条 国家建立统一的食品安全信息平台,实行食品安全信息统一公布制度。国家食品安全总体情况、食品安全风险警示信息、重大食品安全事故及其调查处理信息和国务院确定需要统一公布的其他信息由国务院食品药品监督管理部门统一公布。食品安全风险警示信息和重大食品安全事故及其调查处理信息的影响限于特定区域的,也可以由有关省、自治区、直辖市人民政府食品药品监督管理部门公布。未经授权不得发布上述信息。

县级以上人民政府食品药品监督管理、质量监督、农业行政部门依据各自职责公布食品安全日常监督管理信息。

公布食品安全信息,应当做到准确、及时,并进行必要的解释说明,避免误

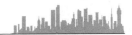

导消费者和社会舆论。

第一百一十九条 县级以上地方人民政府食品药品监督管理、卫生行政、质量监督、农业行政部门获知本法规定需要统一公布的信息,应当向上级主管部门报告,由上级主管部门立即报告国务院食品药品监督管理部门;必要时,可以直接向国务院食品药品监督管理部门报告。

县级以上人民政府食品药品监督管理、卫生行政、质量监督、农业行政部门应当相互通报获知的食品安全信息。

第一百二十条 任何单位和个人不得编造、散布虚假食品安全信息。

县级以上人民政府食品药品监督管理部门发现可能误导消费者和社会舆论的食品安全信息,应当立即组织有关部门、专业机构、相关食品生产经营者等进行核实、分析,并及时公布结果。

第一百二十一条 县级以上人民政府食品药品监督管理、质量监督等部门发现涉嫌食品安全犯罪的,应当按照有关规定及时将案件移送公安机关。对移送的案件,公安机关应当及时审查;认为有犯罪事实需要追究刑事责任的,应当立案侦查。

公安机关在食品安全犯罪案件侦查过程中认为没有犯罪事实,或者犯罪事实显著轻微,不需要追究刑事责任,但依法应当追究行政责任的,应当及时将案件移送食品药品监督管理、质量监督等部门和监察机关,有关部门应当依法处理。

公安机关商请食品药品监督管理、质量监督、环境保护等部门提供检验结论、认定意见以及对涉案物品进行无害化处理等协助的,有关部门应当及时提供,予以协助。

第九章 法 律 责 任

第一百二十二条 违反本法规定,未取得食品生产经营许可从事食品生产经营活动,或者未取得食品添加剂生产许可从事食品添加剂生产活动的,由县级以上人民政府食品药品监督管理部门没收违法所得和违法生产经营的食品、食品添加剂以及用于违法生产经营的工具、设备、原料等物品;违法生产经营的食品、食品添加剂货值金额不足一万元的,并处五万元以上十万元以下罚款;货值金额一万元以上的,并处货值金额十倍以上二十倍以下罚款。

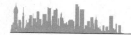

明知从事前款规定的违法行为,仍为其提供生产经营场所或者其他条件的,由县级以上人民政府食品药品监督管理部门责令停止违法行为,没收违法所得,并处五万元以上十万元以下罚款;使消费者的合法权益受到损害的,应当与食品、食品添加剂生产经营者承担连带责任。

第一百二十三条 违反本法规定,有下列情形之一,尚不构成犯罪的,由县级以上人民政府食品药品监督管理部门没收违法所得和违法生产经营的食品,并可以没收用于违法生产经营的工具、设备、原料等物品;违法生产经营的食品货值金额不足一万元的,并处十万元以上十五万元以下罚款;货值金额一万元以上的,并处货值金额十五倍以上三十倍以下罚款;情节严重的,吊销许可证,并可以由公安机关对其直接负责的主管人员和其他直接责任人员处五日以上十五日以下拘留:

(一)用非食品原料生产食品、在食品中添加食品添加剂以外的化学物质和其他可能危害人体健康的物质,或者用回收食品作为原料生产食品,或者经营上述食品;

(二)生产经营营养成分不符合食品安全标准的专供婴幼儿和其他特定人群的主辅食品;

(三)经营病死、毒死或者死因不明的禽、畜、兽、水产动物肉类,或者生产经营其制品;

(四)经营未按规定进行检疫或者检疫不合格的肉类,或者生产经营未经检验或者检验不合格的肉类制品;

(五)生产经营国家为防病等特殊需要明令禁止生产经营的食品;

(六)生产经营添加药品的食品。

明知从事前款规定的违法行为,仍为其提供生产经营场所或者其他条件的,由县级以上人民政府食品药品监督管理部门责令停止违法行为,没收违法所得,并处十万元以上二十万元以下罚款;使消费者的合法权益受到损害的,应当与食品生产经营者承担连带责任。

违法使用剧毒、高毒农药的,除依照有关法律、法规规定给予处罚外,可以由公安机关依照第一款规定给予拘留。

第一百二十四条 违反本法规定,有下列情形之一,尚不构成犯罪的,由县级以上人民政府食品药品监督管理部门没收违法所得和违法生产经营的食品、食品添加剂,并可以没收用于违法生产经营的工具、设备、原料等物品;违

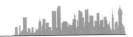

法生产经营的食品、食品添加剂货值金额不足一万元的，并处五万元以上十万元以下罚款；货值金额一万元以上的，并处货值金额十倍以上二十倍以下罚款；情节严重的，吊销许可证：

（一）生产经营致病性微生物，农药残留、兽药残留、生物毒素、重金属等污染物质以及其他危害人体健康的物质含量超过食品安全标准限量的食品、食品添加剂；

（二）用超过保质期的食品原料、食品添加剂生产食品、食品添加剂，或者经营上述食品、食品添加剂；

（三）生产经营超范围、超限量使用食品添加剂的食品；

（四）生产经营腐败变质、油脂酸败、霉变生虫、污秽不洁、混有异物、掺假掺杂或者感官性状异常的食品、食品添加剂；

（五）生产经营标注虚假生产日期、保质期或者超过保质期的食品、食品添加剂；

（六）生产经营未按规定注册的保健食品、特殊医学用途配方食品、婴幼儿配方乳粉，或者未按注册的产品配方、生产工艺等技术要求组织生产；

（七）以分装方式生产婴幼儿配方乳粉，或者同一企业以同一配方生产不同品牌的婴幼儿配方乳粉；

（八）利用新的食品原料生产食品，或者生产食品添加剂新品种，未通过安全性评估；

（九）食品生产经营者在食品药品监督管理部门责令其召回或者停止经营后，仍拒不召回或者停止经营。

除前款和本法第一百二十三条、第一百二十五条规定的情形外，生产经营不符合法律、法规或者食品安全标准的食品、食品添加剂的，依照前款规定给予处罚。

生产食品相关产品新品种，未通过安全性评估，或者生产不符合食品安全标准的食品相关产品的，由县级以上人民政府质量监督部门依照第一款规定给予处罚。

第一百二十五条　违反本法规定，有下列情形之一的，由县级以上人民政府食品药品监督管理部门没收违法所得和违法生产经营的食品、食品添加剂，并可以没收用于违法生产经营的工具、设备、原料等物品；违法生产经营的食品、食品添加剂货值金额不足一万元的，并处五千元以上五万元以下罚款；货

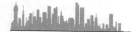

值金额一万元以上的,并处货值金额五倍以上十倍以下罚款;情节严重的,责令停产停业,直至吊销许可证:

（一）生产经营被包装材料、容器、运输工具等污染的食品、食品添加剂;

（二）生产经营无标签的预包装食品、食品添加剂或者标签、说明书不符合本法规定的食品、食品添加剂;

（三）生产经营转基因食品未按规定进行标示;

（四）食品生产经营者采购或者使用不符合食品安全标准的食品原料、食品添加剂、食品相关产品。

生产经营的食品、食品添加剂的标签、说明书存在瑕疵但不影响食品安全且不会对消费者造成误导的,由县级以上人民政府食品药品监督管理部门责令改正;拒不改正的,处二千元以下罚款。

第一百二十六条　违反本法规定,有下列情形之一的,由县级以上人民政府食品药品监督管理部门责令改正,给予警告;拒不改正的,处五千元以上五万元以下罚款;情节严重的,责令停产停业,直至吊销许可证:

（一）食品、食品添加剂生产者未按规定对采购的食品原料和生产的食品、食品添加剂进行检验;

（二）食品生产经营企业未按规定建立食品安全管理制度,或者未按规定配备或者培训、考核食品安全管理人员;

（三）食品、食品添加剂生产经营者进货时未查验许可证和相关证明文件,或者未按规定建立并遵守进货查验记录、出厂检验记录和销售记录制度;

（四）食品生产经营企业未制定食品安全事故处置方案;

（五）餐具、饮具和盛放直接入口食品的容器,使用前未经洗净、消毒或者清洗消毒不合格,或者餐饮服务设施、设备未按规定定期维护、清洗、校验;

（六）食品生产经营者安排未取得健康证明或者患有国务院卫生行政部门规定的有碍食品安全疾病的人员从事接触直接入口食品的工作;

（七）食品经营者未按规定要求销售食品;

（八）保健食品生产企业未按规定向食品药品监督管理部门备案,或者未按备案的产品配方、生产工艺等技术要求组织生产;

（九）婴幼儿配方食品生产企业未将食品原料、食品添加剂、产品配方、标签等向食品药品监督管理部门备案;

（十）特殊食品生产企业未按规定建立生产质量管理体系并有效运行,或

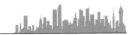

者未定期提交自查报告;

(十一) 食品生产经营者未定期对食品安全状况进行检查评价,或者生产经营条件发生变化,未按规定处理;

(十二) 学校、托幼机构、养老机构、建筑工地等集中用餐单位未按规定履行食品安全管理责任;

(十三) 食品生产企业、餐饮服务提供者未按规定制定、实施生产经营过程控制要求。

餐具、饮具集中消毒服务单位违反本法规定用水,使用洗涤剂、消毒剂,或者出厂的餐具、饮具未按规定检验合格并随附消毒合格证明,或者未按规定在独立包装上标注相关内容的,由县级以上人民政府卫生行政部门依照前款规定给予处罚。

食品相关产品生产者未按规定对生产的食品相关产品进行检验的,由县级以上人民政府质量监督部门依照第一款规定给予处罚。

食用农产品销售者违反本法第六十五条规定的,由县级以上人民政府食品药品监督管理部门依照第一款规定给予处罚。

第一百二十七条 对食品生产加工小作坊、食品摊贩等的违法行为的处罚,依照省、自治区、直辖市制定的具体管理办法执行。

第一百二十八条 违反本法规定,事故单位在发生食品安全事故后未进行处置、报告的,由有关主管部门按照各自职责分工责令改正,给予警告;隐匿、伪造、毁灭有关证据的,责令停产停业,没收违法所得,并处十万元以上五十万元以下罚款;造成严重后果的,吊销许可证。

第一百二十九条 违反本法规定,有下列情形之一的,由出入境检验检疫机构依照本法第一百二十四条的规定给予处罚:

(一) 提供虚假材料,进口不符合我国食品安全国家标准的食品、食品添加剂、食品相关产品;

(二) 进口尚无食品安全国家标准的食品,未提交所执行的标准并经国务院卫生行政部门审查,或者进口利用新的食品原料生产的食品或者进口食品添加剂新品种、食品相关产品新品种,未通过安全性评估;

(三) 未遵守本法的规定出口食品;

(四) 进口商在有关主管部门责令其依照本法规定召回进口的食品后,仍拒不召回。

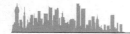

违反本法规定,进口商未建立并遵守食品、食品添加剂进口和销售记录制度、境外出口商或者生产企业审核制度的,由出入境检验检疫机构依照本法第一百二十六条的规定给予处罚。

第一百三十条 违反本法规定,集中交易市场的开办者、柜台出租者、展销会的举办者允许未依法取得许可的食品经营者进入市场销售食品,或者未履行检查、报告等义务的,由县级以上人民政府食品药品监督管理部门责令改正,没收违法所得,并处五万元以上二十万元以下罚款;造成严重后果的,责令停业,直至由原发证部门吊销许可证;使消费者的合法权益受到损害的,应当与食品经营者承担连带责任。

食用农产品批发市场违反本法第六十四条规定的,依照前款规定承担责任。

第一百三十一条 违反本法规定,网络食品交易第三方平台提供者未对入网食品经营者进行实名登记、审查许可证,或者未履行报告、停止提供网络交易平台服务等义务的,由县级以上人民政府食品药品监督管理部门责令改正,没收违法所得,并处五万元以上二十万元以下罚款;造成严重后果的,责令停业,直至由原发证部门吊销许可证;使消费者的合法权益受到损害的,应当与食品经营者承担连带责任。

消费者通过网络食品交易第三方平台购买食品,其合法权益受到损害的,可以向入网食品经营者或者食品生产者要求赔偿。网络食品交易第三方平台提供者不能提供入网食品经营者的真实名称、地址和有效联系方式的,由网络食品交易第三方平台提供者赔偿。网络食品交易第三方平台提供者赔偿后,有权向入网食品经营者或者食品生产者追偿。网络食品交易第三方平台提供者作出更有利于消费者承诺的,应当履行其承诺。

第一百三十二条 违反本法规定,未按要求进行食品贮存、运输和装卸的,由县级以上人民政府食品药品监督管理等部门按照各自职责分工责令改正,给予警告;拒不改正的,责令停产停业,并处一万元以上五万元以下罚款;情节严重的,吊销许可证。

第一百三十三条 违反本法规定,拒绝、阻挠、干涉有关部门、机构及其工作人员依法开展食品安全监督检查、事故调查处理、风险监测和风险评估的,由有关主管部门按照各自职责分工责令停产停业,并处二千元以上五万元以下罚款;情节严重的,吊销许可证;构成违反治安管理行为的,由公安机关依法

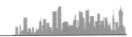

给予治安管理处罚。

违反本法规定,对举报人以解除、变更劳动合同或者其他方式打击报复的,应当依照有关法律的规定承担责任。

第一百三十四条 食品生产经营者在一年内累计三次因违反本法规定受到责令停产停业、吊销许可证以外处罚的,由食品药品监督管理部门责令停产停业,直至吊销许可证。

第一百三十五条 被吊销许可证的食品生产经营者及其法定代表人、直接负责的主管人员和其他直接责任人员自处罚决定作出之日起五年内不得申请食品生产经营许可,或者从事食品生产经营管理工作、担任食品生产经营企业食品安全管理人员。

因食品安全犯罪被判处有期徒刑以上刑罚的,终身不得从事食品生产经营管理工作,也不得担任食品生产经营企业食品安全管理人员。

食品生产经营者聘用人员违反前两款规定的,由县级以上人民政府食品药品监督管理部门吊销许可证。

第一百三十六条 食品经营者履行了本法规定的进货查验等义务,有充分证据证明其不知道所采购的食品不符合食品安全标准,并能如实说明其进货来源的,可以免予处罚,但应当依法没收其不符合食品安全标准的食品;造成人身、财产或者其他损害的,依法承担赔偿责任。

第一百三十七条 违反本法规定,承担食品安全风险监测、风险评估工作的技术机构、技术人员提供虚假监测、评估信息的,依法对技术机构直接负责的主管人员和技术人员给予撤职、开除处分;有执业资格的,由授予其资格的主管部门吊销执业证书。

第一百三十八条 违反本法规定,食品检验机构、食品检验人员出具虚假检验报告的,由授予其资质的主管部门或者机构撤销该食品检验机构的检验资质,没收所收取的检验费用,并处检验费用五倍以上十倍以下罚款,检验费用不足一万元的,并处五万元以上十万元以下罚款;依法对食品检验机构直接负责的主管人员和食品检验人员给予撤职或者开除处分;导致发生重大食品安全事故的,对直接负责的主管人员和食品检验人员给予开除处分。

违反本法规定,受到开除处分的食品检验机构人员,自处分决定作出之日起十年内不得从事食品检验工作;因食品安全违法行为受到刑事处罚或者因

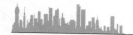

出具虚假检验报告导致发生重大食品安全事故受到开除处分的食品检验机构人员,终身不得从事食品检验工作。食品检验机构聘用不得从事食品检验工作的人员的,由授予其资质的主管部门或者机构撤销该食品检验机构的检验资质。

食品检验机构出具虚假检验报告,使消费者的合法权益受到损害的,应当与食品生产经营者承担连带责任。

第一百三十九条 违反本法规定,认证机构出具虚假认证结论,由认证认可监督管理部门没收所收取的认证费用,并处认证费用五倍以上十倍以下罚款,认证费用不足一万元的,并处五万元以上十万元以下罚款;情节严重的,责令停业,直至撤销认证机构批准文件,并向社会公布;对直接负责的主管人员和负有直接责任的认证人员,撤销其执业资格。

认证机构出具虚假认证结论,使消费者的合法权益受到损害的,应当与食品生产经营者承担连带责任。

第一百四十条 违反本法规定,在广告中对食品作虚假宣传,欺骗消费者,或者发布未取得批准文件、广告内容与批准文件不一致的保健食品广告的,依照《中华人民共和国广告法》的规定给予处罚。

广告经营者、发布者设计、制作、发布虚假食品广告,使消费者的合法权益受到损害的,应当与食品生产经营者承担连带责任。

社会团体或者其他组织、个人在虚假广告或者其他虚假宣传中向消费者推荐食品,使消费者的合法权益受到损害的,应当与食品生产经营者承担连带责任。

违反本法规定,食品药品监督管理等部门、食品检验机构、食品行业协会以广告或者其他形式向消费者推荐食品,消费者组织以收取费用或者其他牟取利益的方式向消费者推荐食品的,由有关主管部门没收违法所得,依法对直接负责的主管人员和其他直接责任人员给予记大过、降级或者撤职处分;情节严重的,给予开除处分。

对食品作虚假宣传且情节严重的,由省级以上人民政府食品药品监督管理部门决定暂停销售该食品,并向社会公布;仍然销售该食品的,由县级以上人民政府食品药品监督管理部门没收违法所得和违法销售的食品,并处二万元以上五万元以下罚款。

第一百四十一条 违反本法规定,编造、散布虚假食品安全信息,构成违

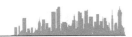

反治安管理行为的,由公安机关依法给予治安管理处罚。

媒体编造、散布虚假食品安全信息的,由有关主管部门依法给予处罚,并对直接负责的主管人员和其他直接责任人员给予处分;使公民、法人或者其他组织的合法权益受到损害的,依法承担消除影响、恢复名誉、赔偿损失、赔礼道歉等民事责任。

第一百四十二条 违反本法规定,县级以上地方人民政府有下列行为之一的,对直接负责的主管人员和其他直接责任人员给予记大过处分;情节较重的,给予降级或者撤职处分;情节严重的,给予开除处分;造成严重后果的,其主要负责人还应当引咎辞职:

(一)对发生在本行政区域内的食品安全事故,未及时组织协调有关部门开展有效处置,造成不良影响或者损失;

(二)对本行政区域内涉及多环节的区域性食品安全问题,未及时组织整治,造成不良影响或者损失;

(三)隐瞒、谎报、缓报食品安全事故;

(四)本行政区域内发生特别重大食品安全事故,或者连续发生重大食品安全事故。

第一百四十三条 违反本法规定,县级以上地方人民政府有下列行为之一的,对直接负责的主管人员和其他直接责任人员给予警告、记过或者记大过处分;造成严重后果的,给予降级或者撤职处分:

(一)未确定有关部门的食品安全监督管理职责,未建立健全食品安全全程监督管理工作机制和信息共享机制,未落实食品安全监督管理责任制;

(二)未制定本行政区域的食品安全事故应急预案,或者发生食品安全事故后未按规定立即成立事故处置指挥机构、启动应急预案。

第一百四十四条 违反本法规定,县级以上人民政府食品药品监督管理、卫生行政、质量监督、农业行政等部门有下列行为之一的,对直接负责的主管人员和其他直接责任人员给予记大过处分;情节较重的,给予降级或者撤职处分;情节严重的,给予开除处分;造成严重后果的,其主要负责人还应当引咎辞职:

(一)隐瞒、谎报、缓报食品安全事故;

(二)未按规定查处食品安全事故,或者接到食品安全事故报告未及时处理,造成事故扩大或者蔓延;

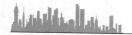

（三）经食品安全风险评估得出食品、食品添加剂、食品相关产品不安全结论后，未及时采取相应措施，造成食品安全事故或者不良社会影响；

（四）对不符合条件的申请人准予许可，或者超越法定职权准予许可；

（五）不履行食品安全监督管理职责，导致发生食品安全事故。

第一百四十五条 违反本法规定，县级以上人民政府食品药品监督管理、卫生行政、质量监督、农业行政等部门有下列行为之一，造成不良后果的，对直接负责的主管人员和其他直接责任人员给予警告、记过或者记大过处分；情节较重的，给予降级或者撤职处分；情节严重的，给予开除处分：

（一）在获知有关食品安全信息后，未按规定向上级主管部门和本级人民政府报告，或者未按规定相互通报；

（二）未按规定公布食品安全信息；

（三）不履行法定职责，对查处食品安全违法行为不配合，或者滥用职权、玩忽职守、徇私舞弊。

第一百四十六条 食品药品监督管理、质量监督等部门在履行食品安全监督管理职责过程中，违法实施检查、强制等执法措施，给生产经营者造成损失的，应当依法予以赔偿，对直接负责的主管人员和其他直接责任人员依法给予处分。

第一百四十七条 违反本法规定，造成人身、财产或者其他损害的，依法承担赔偿责任。生产经营者财产不足以同时承担民事赔偿责任和缴纳罚款、罚金时，先承担民事赔偿责任。

第一百四十八条 消费者因不符合食品安全标准的食品受到损害的，可以向经营者要求赔偿损失，也可以向生产者要求赔偿损失。接到消费者赔偿要求的生产经营者，应当实行首负责任制，先行赔付，不得推诿；属于生产者责任的，经营者赔偿后有权向生产者追偿；属于经营者责任的，生产者赔偿后有权向经营者追偿。

生产不符合食品安全标准的食品或者经营明知是不符合食品安全标准的食品，消费者除要求赔偿损失外，还可以向生产者或者经营者要求支付价款十倍或者损失三倍的赔偿金；增加赔偿的金额不足一千元的，为一千元。但是，食品的标签、说明书存在不影响食品安全且不会对消费者造成误导的瑕疵的除外。

第一百四十九条 违反本法规定，构成犯罪的，依法追究刑事责任。

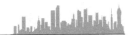

第十章 附 则

第一百五十条 本法下列用语的含义:

食品,指各种供人食用或者饮用的成品和原料以及按照传统既是食品又是中药材的物品,但是不包括以治疗为目的的物品。

食品安全,指食品无毒、无害,符合应当有的营养要求,对人体健康不造成任何急性、亚急性或者慢性危害。

预包装食品,指预先定量包装或者制作在包装材料、容器中的食品。

食品添加剂,指为改善食品品质和色、香、味以及为防腐、保鲜和加工工艺的需要而加入食品中的人工合成或者天然物质,包括营养强化剂。

用于食品的包装材料和容器,指包装、盛放食品或者食品添加剂用的纸、竹、木、金属、搪瓷、陶瓷、塑料、橡胶、天然纤维、化学纤维、玻璃等制品和直接接触食品或者食品添加剂的涂料。

用于食品生产经营的工具、设备,指在食品或者食品添加剂生产、销售、使用过程中直接接触食品或者食品添加剂的机械、管道、传送带、容器、用具、餐具等。

用于食品的洗涤剂、消毒剂,指直接用于洗涤或者消毒食品、餐具、饮具以及直接接触食品的工具、设备或者食品包装材料和容器的物质。

食品保质期,指食品在标明的贮存条件下保持品质的期限。

食源性疾病,指食品中致病因素进入人体引起的感染性、中毒性等疾病,包括食物中毒。

食品安全事故,指食源性疾病、食品污染等源于食品,对人体健康有危害或者可能有危害的事故。

第一百五十一条 转基因食品和食盐的食品安全管理,本法未作规定的,适用其他法律、行政法规的规定。

第一百五十二条 铁路、民航运营中食品安全的管理办法由国务院食品药品监督管理部门会同国务院有关部门依照本法制定。

保健食品的具体管理办法由国务院食品药品监督管理部门依照本法制定。

食品相关产品生产活动的具体管理办法由国务院质量监督部门依照本法制定。

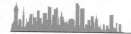

　　国境口岸食品的监督管理由出入境检验检疫机构依照本法以及有关法律、行政法规的规定实施。

　　军队专用食品和自供食品的食品安全管理办法由中央军事委员会依照本法制定。

　　第一百五十三条　国务院根据实际需要,可以对食品安全监督管理体制作出调整。

　　第一百五十四条　本法自 2015 年 10 月 1 日起施行。

中华人民共和国食品安全法实施条例

(2009 年国务院第 557 号令公布)

第一章 总　　则

第一条　根据《中华人民共和国食品安全法》(以下简称食品安全法),制定本条例。

第二条　县级以上地方人民政府应当履行食品安全法规定的职责;加强食品安全监督管理能力建设,为食品安全监督管理工作提供保障;建立健全食品安全监督管理部门的协调配合机制,整合、完善食品安全信息网络,实现食品安全信息共享和食品检验等技术资源的共享。

第三条　食品生产经营者应当依照法律、法规和食品安全标准从事生产经营活动,建立健全食品安全管理制度,采取有效管理措施,保证食品安全。

食品生产经营者对其生产经营的食品安全负责,对社会和公众负责,承担社会责任。

第四条　食品安全监督管理部门应当依照食品安全法和本条例的规定公布食品安全信息,为公众咨询、投诉、举报提供方便;任何组织和个人有权向有关部门了解食品安全信息。

第二章　食品安全风险监测和评估

第五条　食品安全法第十一条规定的国家食品安全风险监测计划,由国务院卫生行政部门会同国务院质量监督、工商行政管理和国家食品药品监督管理以及国务院商务、工业和信息化等部门,根据食品安全风险评估、食品安全标准制定与修订、食品安全监督管理等工作的需要制定。

第六条　省、自治区、直辖市人民政府卫生行政部门应当组织同级质量监督、工商行政管理、食品药品监督管理、商务、工业和信息化等部门,依照食品安全法第十一条的规定,制定本行政区域的食品安全风险监测方案,报国务院卫生行政部门备案。

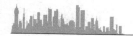

国务院卫生行政部门应当将备案情况向国务院质量监督、工商行政管理和国家食品药品监督管理以及国务院商务、工业和信息化等部门通报。

第七条 国务院卫生行政部门会同有关部门除依照食品安全法第十二条的规定对国家食品安全风险监测计划作出调整外，必要时，还应当依据医疗机构报告的有关疾病信息调整国家食品安全风险监测计划。

国家食品安全风险监测计划作出调整后，省、自治区、直辖市人民政府卫生行政部门应当结合本行政区域的具体情况，对本行政区域的食品安全风险监测方案作出相应调整。

第八条 医疗机构发现其接收的病人属于食源性疾病病人、食物中毒病人，或者疑似食源性疾病病人、疑似食物中毒病人的，应当及时向所在地县级人民政府卫生行政部门报告有关疾病信息。

接到报告的卫生行政部门应当汇总、分析有关疾病信息，及时向本级人民政府报告，同时报告上级卫生行政部门；必要时，可以直接向国务院卫生行政部门报告，同时报告本级人民政府和上级卫生行政部门。

第九条 食品安全风险监测工作由省级以上人民政府卫生行政部门会同同级质量监督、工商行政管理、食品药品监督管理等部门确定的技术机构承担。

承担食品安全风险监测工作的技术机构应当根据食品安全风险监测计划和监测方案开展监测工作，保证监测数据真实、准确，并按照食品安全风险监测计划和监测方案的要求，将监测数据和分析结果报送省级以上人民政府卫生行政部门和下达监测任务的部门。

食品安全风险监测工作人员采集样品、收集相关数据，可以进入相关食用农产品种植养殖、食品生产、食品流通或者餐饮服务场所。采集样品，应当按照市场价格支付费用。

第十条 食品安全风险监测分析结果表明可能存在食品安全隐患的，省、自治区、直辖市人民政府卫生行政部门应当及时将相关信息通报本行政区域设区的市级和县级人民政府及其卫生行政部门。

第十一条 国务院卫生行政部门应当收集、汇总食品安全风险监测数据和分析结果，并向国务院质量监督、工商行政管理和国家食品药品监督管理以及国务院商务、工业和信息化等部门通报。

第十二条 有下列情形之一的，国务院卫生行政部门应当组织食品安全

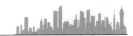

风险评估工作：

（一）为制定或者修订食品安全国家标准提供科学依据需要进行风险评估的；

（二）为确定监督管理的重点领域、重点品种需要进行风险评估的；

（三）发现新的可能危害食品安全的因素的；

（四）需要判断某一因素是否构成食品安全隐患的；

（五）国务院卫生行政部门认为需要进行风险评估的其他情形。

第十三条 国务院农业行政、质量监督、工商行政管理和国家食品药品监督管理等有关部门依照食品安全法第十五条规定向国务院卫生行政部门提出食品安全风险评估建议，应当提供下列信息和资料：

（一）风险的来源和性质；

（二）相关检验数据和结论；

（三）风险涉及范围；

（四）其他有关信息和资料。

县级以上地方农业行政、质量监督、工商行政管理、食品药品监督管理等有关部门应当协助收集前款规定的食品安全风险评估信息和资料。

第十四条 省级以上人民政府卫生行政、农业行政部门应当及时相互通报食品安全风险监测和食用农产品质量安全风险监测的相关信息。

国务院卫生行政、农业行政部门应当及时相互通报食品安全风险评估结果和食用农产品质量安全风险评估结果等相关信息。

第三章　食品安全标准

第十五条 国务院卫生行政部门会同国务院农业行政、质量监督、工商行政管理和国家食品药品监督管理以及国务院商务、工业和信息化等部门制定食品安全国家标准规划及其实施计划。制定食品安全国家标准规划及其实施计划，应当公开征求意见。

第十六条 国务院卫生行政部门应当选择具备相应技术能力的单位起草食品安全国家标准草案。提倡由研究机构、教育机构、学术团体、行业协会等单位，共同起草食品安全国家标准草案。

国务院卫生行政部门应当将食品安全国家标准草案向社会公布，公开征求意见。

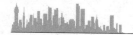

第十七条　食品安全法第二十三条规定的食品安全国家标准审评委员会由国务院卫生行政部门负责组织。

食品安全国家标准审评委员会负责审查食品安全国家标准草案的科学性和实用性等内容。

第十八条　省、自治区、直辖市人民政府卫生行政部门应当将企业依照食品安全法第二十五条规定报送备案的企业标准,向同级农业行政、质量监督、工商行政管理、食品药品监督管理、商务、工业和信息化等部门通报。

第十九条　国务院卫生行政部门和省、自治区、直辖市人民政府卫生行政部门应当会同同级农业行政、质量监督、工商行政管理、食品药品监督管理、商务、工业和信息化等部门,对食品安全国家标准和食品安全地方标准的执行情况分别进行跟踪评价,并应当根据评价结果适时组织修订食品安全标准。

国务院和省、自治区、直辖市人民政府的农业行政、质量监督、工商行政管理、食品药品监督管理、商务、工业和信息化等部门应当收集、汇总食品安全标准在执行过程中存在的问题,并及时向同级卫生行政部门通报。

食品生产经营者、食品行业协会发现食品安全标准在执行过程中存在问题的,应当立即向食品安全监督管理部门报告。

第四章　食品生产经营

第二十条　设立食品生产企业,应当预先核准企业名称,依照食品安全法的规定取得食品生产许可后,办理工商登记。县级以上质量监督管理部门依照有关法律、行政法规规定审核相关资料、核查生产场所、检验相关产品;对相关资料、场所符合规定要求以及相关产品符合食品安全标准或者要求的,应当作出准予许可的决定。

其他食品生产经营者应当在依法取得相应的食品生产许可、食品流通许可、餐饮服务许可后,办理工商登记。法律、法规对食品生产加工小作坊和食品摊贩另有规定的,依照其规定。

食品生产许可、食品流通许可和餐饮服务许可的有效期为3年。

第二十一条　食品生产经营者的生产经营条件发生变化,不符合食品生产经营要求的,食品生产经营者应当立即采取整改措施;有发生食品安全事故的潜在风险的,应当立即停止食品生产经营活动,并向所在地县级质量监督、工商行政管理或者食品药品监督管理部门报告;需要重新办理许可手续的,应

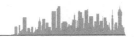

当依法办理。

县级以上质量监督、工商行政管理、食品药品监督管理部门应当加强对食品生产经营者生产经营活动的日常监督检查；发现不符合食品生产经营要求情形的，应当责令立即纠正，并依法予以处理；不再符合生产经营许可条件的，应当依法撤销相关许可。

第二十二条　食品生产经营企业应当依照食品安全法第三十二条的规定组织职工参加食品安全知识培训，学习食品安全法律、法规、规章、标准和其他食品安全知识，并建立培训档案。

第二十三条　食品生产经营者应当依照食品安全法第三十四条的规定建立并执行从业人员健康检查制度和健康档案制度。从事接触直接入口食品工作的人员患有痢疾、伤寒、甲型病毒性肝炎、戊型病毒性肝炎等消化道传染病，以及患有活动性肺结核、化脓性或者渗出性皮肤病等有碍食品安全的疾病的，食品生产经营者应当将其调整到其他不影响食品安全的工作岗位。

食品生产经营人员依照食品安全法第三十四条第二款规定进行健康检查，其检查项目等事项应当符合所在地省、自治区、直辖市的规定。

第二十四条　食品生产经营企业应当依照食品安全法第三十六条第二款、第三十七条第一款、第三十九条第二款的规定建立进货查验记录制度、食品出厂检验记录制度，如实记录法律规定记录的事项，或者保留载有相关信息的进货或者销售票据。记录、票据的保存期限不得少于2年。

第二十五条　实行集中统一采购原料的集团性食品生产企业，可以由企业总部统一查验供货者的许可证和产品合格证明文件，进行进货查验记录；对无法提供合格证明文件的食品原料，应当依照食品安全标准进行检验。

第二十六条　食品生产企业应当建立并执行原料验收、生产过程安全管理、贮存管理、设备管理、不合格产品管理等食品安全管理制度，不断完善食品安全保障体系，保证食品安全。

第二十七条　食品生产企业应当就下列事项制定并实施控制要求，保证出厂的食品符合食品安全标准：

（一）原料采购、原料验收、投料等原料控制；

（二）生产工序、设备、贮存、包装等生产关键环节控制；

（三）原料检验、半成品检验、成品出厂检验等检验控制；

（四）运输、交付控制。

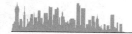

食品生产过程中有不符合控制要求情形的,食品生产企业应当立即查明原因并采取整改措施。

第二十八条 食品生产企业除依照食品安全法第三十六条、第三十七条规定进行进货查验记录和食品出厂检验记录外,还应当如实记录食品生产过程的安全管理情况。记录的保存期限不得少于 2 年。

第二十九条 从事食品批发业务的经营企业销售食品,应当如实记录批发食品的名称、规格、数量、生产批号、保质期、购货者名称及联系方式、销售日期等内容,或者保留载有相关信息的销售票据。记录、票据的保存期限不得少于 2 年。

第三十条 国家鼓励食品生产经营者采用先进技术手段,记录食品安全法和本条例要求记录的事项。

第三十一条 餐饮服务提供者应当制定并实施原料采购控制要求,确保所购原料符合食品安全标准。

餐饮服务提供者在制作加工过程中应当检查待加工的食品及原料,发现有腐败变质或者其他感官性状异常的,不得加工或者使用。

第三十二条 餐饮服务提供企业应当定期维护食品加工、贮存、陈列等设施、设备;定期清洗、校验保温设施及冷藏、冷冻设施。

餐饮服务提供者应当按照要求对餐具、饮具进行清洗、消毒,不得使用未经清洗和消毒的餐具、饮具。

第三十三条 对依照食品安全法第五十三条规定被召回的食品,食品生产者应当进行无害化处理或者予以销毁,防止其再次流入市场。对因标签、标识或者说明书不符合食品安全标准而被召回的食品,食品生产者在采取补救措施且能保证食品安全的情况下可以继续销售;销售时应当向消费者明示补救措施。

县级以上质量监督、工商行政管理、食品药品监督管理部门应当将食品生产者召回不符合食品安全标准的食品的情况,以及食品经营者停止经营不符合食品安全标准的食品的情况,记入食品生产经营者食品安全信用档案。

第五章　食　品　检　验

第三十四条 申请人依照食品安全法第六十条第三款规定向承担复检工作的食品检验机构(以下称复检机构)申请复检,应当说明理由。

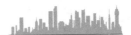

复检机构名录由国务院认证认可监督管理、卫生行政、农业行政等部门共同公布。复检机构出具的复检结论为最终检验结论。

复检机构由复检申请人自行选择。复检机构与初检机构不得为同一机构。

第三十五条 食品生产经营者对依照食品安全法第六十条规定进行的抽样检验结论有异议申请复检，复检结论表明食品合格的，复检费用由抽样检验的部门承担；复检结论表明食品不合格的，复检费用由食品生产经营者承担。

第六章　食品进出口

第三十六条 进口食品的进口商应当持合同、发票、装箱单、提单等必要的凭证和相关批准文件，向海关报关地的出入境检验检疫机构报检。进口食品应当经出入境检验检疫机构检验合格。海关凭出入境检验检疫机构签发的通关证明放行。

第三十七条 进口尚无食品安全国家标准的食品，或者首次进口食品添加剂新品种、食品相关产品新品种，进口商应当向出入境检验检疫机构提交依照食品安全法第六十三条规定取得的许可证明文件，出入境检验检疫机构应当按照国务院卫生行政部门的要求进行检验。

第三十八条 国家出入境检验检疫部门在进口食品中发现食品安全国家标准未规定且可能危害人体健康的物质，应当按照食品安全法第十二条的规定向国务院卫生行政部门通报。

第三十九条 向我国境内出口食品的境外食品生产企业依照食品安全法第六十五条规定进行注册，其注册有效期为4年。已经注册的境外食品生产企业提供虚假材料，或者因境外食品生产企业的原因致使相关进口食品发生重大食品安全事故的，国家出入境检验检疫部门应当撤销注册，并予以公告。

第四十条 进口的食品添加剂应当有中文标签、中文说明书。标签、说明书应当符合食品安全法和我国其他有关法律、行政法规的规定以及食品安全国家标准的要求，载明食品添加剂的原产地和境内代理商的名称、地址、联系方式。食品添加剂没有中文标签、中文说明书或者标签、说明书不符合本条规定的，不得进口。

第四十一条 出入境检验检疫机构依照食品安全法第六十二条规定对进口食品实施检验，依照食品安全法第六十八条规定对出口食品实施监督、抽检，具体办法由国家出入境检验检疫部门制定。

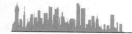

第四十二条 国家出入境检验检疫部门应当建立信息收集网络,依照食品安全法第六十九条的规定,收集、汇总、通报下列信息:

(一)出入境检验检疫机构对进出口食品实施检验检疫发现的食品安全信息;

(二)行业协会、消费者反映的进口食品安全信息;

(三)国际组织、境外政府机构发布的食品安全信息、风险预警信息,以及境外行业协会等组织、消费者反映的食品安全信息;

(四)其他食品安全信息。

接到通报的部门必要时应当采取相应处理措施。

食品安全监督管理部门应当及时将获知的涉及进出口食品安全的信息向国家出入境检验检疫部门通报。

第七章 食品安全事故处置

第四十三条 发生食品安全事故的单位对导致或者可能导致食品安全事故的食品及原料、工具、设备等,应当立即采取封存等控制措施,并自事故发生之时起2小时内向所在地县级人民政府卫生行政部门报告。

第四十四条 调查食品安全事故,应当坚持实事求是、尊重科学的原则,及时、准确查清事故性质和原因,认定事故责任,提出整改措施。

参与食品安全事故调查的部门应当在卫生行政部门的统一组织协调下分工协作、相互配合,提高事故调查处理的工作效率。

食品安全事故的调查处理办法由国务院卫生行政部门会同国务院有关部门制定。

第四十五条 参与食品安全事故调查的部门有权向有关单位和个人了解与事故有关的情况,并要求提供相关资料和样品。

有关单位和个人应当配合食品安全事故调查处理工作,按照要求提供相关资料和样品,不得拒绝。

第四十六条 任何单位或者个人不得阻挠、干涉食品安全事故的调查处理。

第八章 监 督 管 理

第四十七条 县级以上地方人民政府依照食品安全法第七十六条规定制

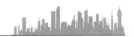

定的食品安全年度监督管理计划,应当包含食品抽样检验的内容。对专供婴幼儿、老年人、病人等特定人群的主辅食品,应当重点加强抽样检验。

县级以上农业行政、质量监督、工商行政管理、食品药品监督管理部门应当按照食品安全年度监督管理计划进行抽样检验。抽样检验购买样品所需费用和检验费等,由同级财政列支。

第四十八条　县级人民政府应当统一组织、协调本级卫生行政、农业行政、质量监督、工商行政管理、食品药品监督管理部门,依法对本行政区域内的食品生产经营者进行监督管理;对发生食品安全事故风险较高的食品生产经营者,应当重点加强监督管理。

在国务院卫生行政部门公布食品安全风险警示信息,或者接到所在地省、自治区、直辖市人民政府卫生行政部门依照本条例第十条规定通报的食品安全风险监测信息后,设区的市级和县级人民政府应当立即组织本级卫生行政、农业行政、质量监督、工商行政管理、食品药品监督管理部门采取有针对性的措施,防止发生食品安全事故。

第四十九条　国务院卫生行政部门应当根据疾病信息和监督管理信息等,对发现的添加或者可能添加到食品中的非食品用化学物质和其他可能危害人体健康的物质的名录及检测方法予以公布;国务院质量监督、工商行政管理和国家食品药品监督管理部门应当采取相应的监督管理措施。

第五十条　质量监督、工商行政管理、食品药品监督管理部门在食品安全监督管理工作中可以采用国务院质量监督、工商行政管理和国家食品药品监督管理部门认定的快速检测方法对食品进行初步筛查;对初步筛查结果表明可能不符合食品安全标准的食品,应当依照食品安全法第六十条第三款的规定进行检验。初步筛查结果不得作为执法依据。

第五十一条　食品安全法第八十二条第二款规定的食品安全日常监督管理信息包括:

(一)依照食品安全法实施行政许可的情况;

(二)责令停止生产经营的食品、食品添加剂、食品相关产品的名录;

(三)查处食品生产经营违法行为的情况;

(四)专项检查整治工作情况;

(五)法律、行政法规规定的其他食品安全日常监督管理信息。

前款规定的信息涉及两个以上食品安全监督管理部门职责的,由相关部

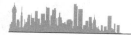

门联合公布。

第五十二条　食品安全监督管理部门依照食品安全法第八十二条规定公布信息,应当同时对有关食品可能产生的危害进行解释、说明。

第五十三条　卫生行政、农业行政、质量监督、工商行政管理、食品药品监督管理等部门应当公布本单位的电子邮件地址或者电话,接受咨询、投诉、举报;对接到的咨询、投诉、举报,应当依照食品安全法第八十条的规定进行答复、核实、处理,并对咨询、投诉、举报和答复、核实、处理的情况予以记录、保存。

第五十四条　国务院工业和信息化、商务等部门依据职责制定食品行业的发展规划和产业政策,采取措施推进产业结构优化,加强对食品行业诚信体系建设的指导,促进食品行业健康发展。

第九章　法　律　责　任

第五十五条　食品生产经营者的生产经营条件发生变化,未依照本条例第二十一条规定处理的,由有关主管部门责令改正,给予警告;造成严重后果的,依照食品安全法第八十五条的规定给予处罚。

第五十六条　餐饮服务提供者未依照本条例第三十一条第一款规定制定、实施原料采购控制要求的,依照食品安全法第八十六条的规定给予处罚。

餐饮服务提供者未依照本条例第三十一条第二款规定检查待加工的食品及原料,或者发现有腐败变质或者其他感官性状异常仍加工、使用的,依照食品安全法第八十五条的规定给予处罚。

第五十七条　有下列情形之一的,依照食品安全法第八十七条的规定给予处罚:

（一）食品生产企业未依照本条例第二十六条规定建立、执行食品安全管理制度的;

（二）食品生产企业未依照本条例第二十七条规定制定、实施生产过程控制要求,或者食品生产过程中有不符合控制要求的情形未依照规定采取整改措施的;

（三）食品生产企业未依照本条例第二十八条规定记录食品生产过程的安全管理情况并保存相关记录的;

（四）从事食品批发业务的经营企业未依照本条例第二十九条规定记录、

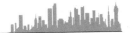

保存销售信息或者保留销售票据的；

（五）餐饮服务提供企业未依照本条例第三十二条第一款规定定期维护、清洗、校验设施、设备的；

（六）餐饮服务提供者未依照本条例第三十二条第二款规定对餐具、饮具进行清洗、消毒，或者使用未经清洗和消毒的餐具、饮具的。

第五十八条 进口不符合本条例第四十条规定的食品添加剂的，由出入境检验检疫机构没收违法进口的食品添加剂；违法进口的食品添加剂货值金额不足 1 万元的，并处 2000 元以上 5 万元以下罚款；货值金额 1 万元以上的，并处货值金额 2 倍以上 5 倍以下罚款。

第五十九条 医疗机构未依照本条例第八条规定报告有关疾病信息的，由卫生行政部门责令改正，给予警告。

第六十条 发生食品安全事故的单位未依照本条例第四十三条规定采取措施并报告的，依照食品安全法第八十八条的规定给予处罚。

第六十一条 县级以上地方人民政府不履行食品安全监督管理法定职责，本行政区域出现重大食品安全事故、造成严重社会影响的，依法对直接负责的主管人员和其他直接责任人员给予记大过、降级、撤职或者开除的处分。

县级以上卫生行政、农业行政、质量监督、工商行政管理、食品药品监督管理部门或者其他有关行政部门不履行食品安全监督管理法定职责、日常监督检查不到位或者滥用职权、玩忽职守、徇私舞弊的，依法对直接负责的主管人员和其他直接责任人员给予记大过或者降级的处分；造成严重后果的，给予撤职或者开除的处分；其主要负责人应当引咎辞职。

第十章　附　　则

第六十二条 本条例下列用语的含义：

食品安全风险评估，指对食品、食品添加剂中生物性、化学性和物理性危害对人体健康可能造成的不良影响所进行的科学评估，包括危害识别、危害特征描述、暴露评估、风险特征描述等。

餐饮服务，指通过即时制作加工、商业销售和服务性劳动等，向消费者提供食品和消费场所及设施的服务活动。

第六十三条 食用农产品质量安全风险监测和风险评估由县级以上人民政府农业行政部门依照《中华人民共和国农产品质量安全法》的规定进行。

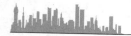

　　国境口岸食品的监督管理由出入境检验检疫机构依照食品安全法和本条例以及有关法律、行政法规的规定实施。

　　食品药品监督管理部门对声称具有特定保健功能的食品实行严格监管，具体办法由国务院另行制定。

　　第六十四条　本条例自公布之日起施行。

餐饮服务食品安全监督管理办法

(2010 年卫生部第 71 号令发布)

第一章 总 则

第一条 为加强餐饮服务监督管理,保障餐饮服务环节食品安全,根据《中华人民共和国食品安全法》(以下简称《食品安全法》)、《中华人民共和国食品安全法实施条例》(以下简称《食品安全法实施条例》),制定本办法。

第二条 在中华人民共和国境内从事餐饮服务的单位和个人(以下简称餐饮服务提供者)应当遵守本办法。

第三条 国家食品药品监督管理局主管全国餐饮服务监督管理工作,地方各级食品药品监督管理部门负责本行政区域内的餐饮服务监督管理工作。

第四条 餐饮服务提供者应当依照法律、法规、食品安全标准及有关要求从事餐饮服务活动,对社会和公众负责,保证食品安全,接受社会监督,承担餐饮服务食品安全责任。

第五条 鼓励社会团体、基层群众性自治组织开展餐饮服务食品安全知识和相关法律、法规的普及工作,增强餐饮服务提供者食品安全意识,提高消费者自我保护能力;鼓励开展技术服务工作,促进餐饮服务提供者提高食品安全管理水平。

餐饮服务相关行业协会应当加强行业自律,引导餐饮服务提供者依法经营,推动行业诚信建设,宣传、普及餐饮服务食品安全知识。

第六条 鼓励和支持餐饮服务提供者为提高食品安全水平而采用先进技术和先进的管理规范,实施危害分析与关键控制点体系,配备先进的食品安全检测设备,对食品进行自行检查或者向具有法定资质的机构送检。

第七条 任何组织和个人均有权对餐饮服务食品安全进行社会监督,举报餐饮服务提供者违反本办法的行为,了解有关餐饮服务食品安全信息,对餐饮服务食品安全工作提出意见和建议。

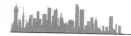

第三章　餐饮服务基本要求

第八条　餐饮服务提供者必须依法取得《餐饮服务许可证》，按照许可范围依法经营，并在就餐场所醒目位置悬挂或者摆放《餐饮服务许可证》。

第九条　餐饮服务提供者应当建立健全食品安全管理制度，配备专职或者兼职食品安全管理人员。

被吊销《餐饮服务许可证》的单位，根据《食品安全法》第九十二条的规定，其直接负责的主管人员自处罚决定作出之日起5年内不得从事餐饮服务管理工作。

餐饮服务提供者不得聘用本条前款规定的禁止从业人员从事管理工作。

第十条　餐饮服务提供者应当按照《食品安全法》第三十四条的规定，建立并执行从业人员健康管理制度，建立从业人员健康档案。餐饮服务从业人员应当依照《食品安全法》第三十四条第二款的规定每年进行健康检查，取得健康合格证明后方可参加工作。

从事直接入口食品工作的人员患有《食品安全法实施条例》第二十三条规定的有碍食品安全疾病的，应当将其调整到其他不影响食品安全的工作岗位。

第十一条　餐饮服务提供者应当依照《食品安全法》第三十二条的规定组织从业人员参加食品安全培训，学习食品安全法律、法规、标准和食品安全知识，明确食品安全责任，并建立培训档案；应当加强专(兼)职食品安全管理人员食品安全法律法规和相关食品安全管理知识的培训。

第十二条　餐饮服务提供者应当建立食品、食品原料、食品添加剂和食品相关产品的采购查验和索证索票制度。

餐饮服务提供者从食品生产单位、批发市场等采购的，应当查验、索取并留存供货者的相关许可证和产品合格证明等文件；从固定供货商或者供货基地采购的，应当查验、索取并留存供货商或者供货基地的资质证明、每笔供货清单等；从超市、农贸市场、个体经营商户等采购的，应当索取并留存采购清单。

餐饮服务企业应当建立食品、食品原料、食品添加剂和食品相关产品的采购记录制度。采购记录应当如实记录产品名称、规格、数量、生产批号、保质期、供货者名称及联系方式、进货日期等内容，或者保留载有上述信息的进货

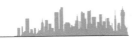

票据。

餐饮服务提供者应当按照产品品种、进货时间先后次序有序整理采购记录及相关资料，妥善保存备查。记录、票据的保存期限不得少于2年。

第十三条 实行统一配送经营方式的餐饮服务提供者，可以由企业总部统一查验供货者的许可证和产品合格的证明文件等，建立食品进货查验记录。

实行统一配送经营方式的，企业各门店应当建立总部统一配送单据台账。门店自行采购的产品，应当遵照本办法第十二条的规定。

第十四条 餐饮服务提供者禁止采购、使用和经营下列食品：

（一）《食品安全法》第二十八条规定禁止生产经营的食品；

（二）违反《食品安全法》第四十八条规定的食品；

（三）违反《食品安全法》第五十条规定的食品；

（四）违反《食品安全法》第六十六条规定的进口预包装食品。

第十五条 餐饮服务提供者应当按照国家有关规定和食品安全标准采购、保存和使用食品添加剂。应当将食品添加剂存放于专用橱柜等设施中，标示"食品添加剂"字样，妥善保管，并建立使用台账。

第十六条 餐饮服务提供者应当严格遵守国家食品药品监督管理部门制定的餐饮服务食品安全操作规范。餐饮服务应当符合下列要求：

（一）在制作加工过程中应当检查待加工的食品及食品原料，发现有腐败变质或者其他感官性状异常的，不得加工或者使用；

（二）贮存食品原料的场所、设备应当保持清洁，禁止存放有毒、有害物品及个人生活物品，应当分类、分架、隔墙、离地存放食品原料，并定期检查、处理变质或者超过保质期限的食品；

（三）应当保持食品加工经营场所的内外环境整洁，消除老鼠、蟑螂、苍蝇和其他有害昆虫及其孳生条件；

（四）应当定期维护食品加工、贮存、陈列、消毒、保洁、保温、冷藏、冷冻等设备与设施，校验计量器具，及时清理清洗，确保正常运转和使用；

（五）操作人员应当保持良好的个人卫生；

（六）需要熟制加工的食品，应当烧熟煮透；需要冷藏的熟制品，应当在冷却后及时冷藏；应当将直接入口食品与食品原料或者半成品分开存放，半成品应当与食品原料分开存放；

（七）制作凉菜应当达到专人负责、专室制作、工具专用、消毒专用和冷藏

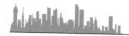

专用的要求；

（八）用于餐饮加工操作的工具、设备必须无毒无害，标志或者区分明显，并做到分开使用，定位存放，用后洗净，保持清洁；接触直接入口食品的工具、设备应当在使用前进行消毒；

（九）应当按照要求对餐具、饮具进行清洗、消毒，并在专用保洁设施内备用，不得使用未经清洗和消毒的餐具、饮具；购置、使用集中消毒企业供应的餐具、饮具，应当查验其经营资质，索取消毒合格凭证；

（十）应当保持运输食品原料的工具与设备设施的清洁，必要时应当消毒。运输保温、冷藏(冻)食品应当有必要的且与提供的食品品种、数量相适应的保温、冷藏(冻)设备设施。

第十七条　食品药品监督管理部门依法开展抽样检验时，被抽样检验的餐饮服务提供者应当配合抽样检验工作，如实提供被抽检样品的货源、数量、存货地点、存货量、销售量、相关票证等信息。

第三章　食品安全事故处理

第十八条　各级食品药品监督管理部门应当根据本级人民政府食品安全事故应急预案制定本部门的预案实施细则，按照职能做好餐饮服务食品安全事故的应急处置工作。

第十九条　食品药品监督管理部门在日常监督管理中发现食品安全事故，或者接到有关食品安全事故的举报，应当立即核实情况，经初步核实为食品安全事故的，应当立即向同级卫生行政、农业行政、工商行政管理、质量监督等相关部门通报。

发生食品安全事故时，事发地食品药品监督管理部门应当在本级人民政府领导下，及时做出反应，采取措施控制事态发展，依法处置，并及时按照有关规定向上级食品药品监督管理部门报告。

第二十条　县级以上食品药品监督管理部门按照有关规定开展餐饮服务食品安全事故调查，有权向有关餐饮服务提供者了解与食品安全事故有关的情况，要求餐饮服务提供者提供相关资料和样品，并采取以下措施：

（一）封存造成食品安全事故或者可能导致食品安全事故的食品及其原料，并立即进行检验；

（二）封存被污染的食品工具及用具，并责令进行清洗消毒；

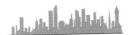

（三）经检验，属于被污染的食品，予以监督销毁；未被污染的食品，予以解封；

（四）依法对食品安全事故及其处理情况进行发布，并对可能产生的危害加以解释、说明。

第二十一条　餐饮服务提供者应当制定食品安全事故处置方案，定期检查各项食品安全防范措施的落实情况，及时消除食品安全事故隐患。

第二十二条　餐饮服务提供者发生食品安全事故，应当立即封存导致或者可能导致食品安全事故的食品及其原料、工具及用具、设备设施和现场，在2小时之内向所在地县级人民政府卫生部门和食品药品监督管理部门报告，并按照相关监管部门的要求采取控制措施。

餐饮服务提供者应当配合食品安全监督管理部门进行食品安全事故调查处理，按照要求提供相关资料和样品，不得拒绝。

第四章　监　督　管　理

第二十三条　食品药品监督管理部门可以根据餐饮服务经营规模，建立并实施餐饮服务食品安全监督管理量化分级、分类管理制度。

食品药品监督管理部门可以聘请社会监督员，协助开展餐饮服务食品安全监督。

第二十四条　县级以上食品药品监督管理部门履行食品安全监督职责时，发现不属于本辖区管辖的，应当及时移送有管辖权的食品药品监督管理部门。接受移送的食品药品监督管理部门应当将被移送案件的处理情况及时反馈给移送案件的食品药品监督管理部门。

第二十五条　县级以上食品药品监督管理部门接到咨询、投诉、举报，对属于本部门管辖的，应当受理，并及时进行核实、处理、答复；对不属于本部门管辖的，应当书面通知并移交有管辖权的部门处理。

发现餐饮服务提供者使用不符合食品安全标准及有关要求的食品原料或者食用农产品、食品添加剂、食品相关产品，其成因属于其他环节食品生产经营者或者食用农产品生产者的，应当及时向本级卫生行政、农业行政、工商行政管理、质量监督等部门通报。

第二十六条　食品药品监督管理部门在履行职责时，有权采取《食品安全法》第七十七条规定的措施。

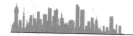

第二十七条　食品安全监督检查人员对餐饮服务提供者进行监督检查时,应当对下列内容进行重点检查:

(一)餐饮服务许可情况;

(二)从业人员健康证明、食品安全知识培训和建立档案情况;

(三)环境卫生、个人卫生、食品用工具及设备、食品容器及包装材料、卫生设施、工艺流程情况;

(四)餐饮加工制作、销售、服务过程的食品安全情况;

(五)食品、食品添加剂、食品相关产品进货查验和索票索证制度及执行情况、制定食品安全事故应急处置制度及执行情况;

(六)食品原料、半成品、成品、食品添加剂等的感官性状、产品标签、说明书及储存条件;

(七)餐具、饮具、食品用工具及盛放直接入口食品的容器的清洗、消毒和保洁情况;

(八)用水的卫生情况;

(九)其他需要重点检查的情况。

第二十八条　食品安全监督检查人员进行监督检查时,应当有 2 名以上人员共同参加,依法制作现场检查笔录,笔录经双方核实并签字。被监督检查者拒绝签字的,应当注明事由和相关情况,同时记录在场人员的姓名、职务等。

第二十九条　县级以上食品药品监督管理部门负责组织实施本辖区餐饮服务环节的抽样检验工作,所需经费由地方财政列支。

第三十条　食品安全监督检查人员可以使用经认定的食品安全快速检测技术进行快速检测,及时发现和筛查不符合食品安全标准及有关要求的食品、食品添加剂及食品相关产品。使用现场快速检测技术发现和筛查的结果不得直接作为执法依据。对初步筛查结果表明可能不符合食品安全标准及有关要求的食品,应当依照《食品安全法》的有关规定进行检验。

快速检测结果表明可能不符合食品安全标准及有关要求的,餐饮服务提供者应当根据实际情况采取食品安全保障措施。

第三十一条　食品安全监督检查人员抽样时必须按照抽样计划和抽样程序进行,并填写抽样记录。抽样检验应当购买产品样品,不得收取检验费和其他任何费用。

食品安全监督检查人员应当及时将样品送达有资质的检验机构。

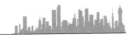

第三十二条　食品检验机构应当根据检验目的和送检要求,按照食品安全相关标准和规定的检验方法进行检验,按时出具合法的检验报告。

第三十三条　对检验结论有异议的,异议人有权自收到检验结果告知书之日起 10 日内,向组织实施抽样检验的食品药品监督管理部门提出书面复检申请,逾期未提出申请的,视为放弃该项权利。

复检工作应当选择有关部门共同公布的承担复检工作的食品检验机构完成。

复检机构由复检申请人自行选择;复检机构与初检机构不得为同一机构。复检机构出具的复检结论为最终检验结论。

复检费用的承担依《食品安全法实施条例》第三十五条的规定。

第三十四条　食品药品监督管理部门应当建立辖区内餐饮服务提供者食品安全信用档案,记录许可颁发及变更情况、日常监督检查结果、违法行为查处等情况。食品药品监督管理部门应当根据餐饮服务食品安全信用档案,对有不良信用记录的餐饮服务提供者实施重点监管。

食品安全信用档案的形式和内容由省级食品药品监督管理部门根据本地实际情况作出具体规定。

第三十五条　食品药品监督管理部门应当将吊销《餐饮服务许可证》的情况在 7 日内通报同级工商行政管理部门。

第三十六条　县级以上食品药品监督管理部门依法公布下列日常监督管理信息:

（一）餐饮服务行政许可情况;

（二）餐饮服务食品安全监督检查和抽检的结果;

（三）查处餐饮服务提供者违法行为的情况;

（四）餐饮服务专项检查工作情况;

（五）其他餐饮服务食品安全监督管理信息。

第五章　法　律　责　任

第三十七条　未经许可从事餐饮服务的,由食品药品监督管理部门根据《食品安全法》第八十四条的规定予以处罚。有下列情形之一的,按未取得《餐饮服务许可证》查处:

（一）擅自改变餐饮服务经营地址、许可类别、备注项目的;

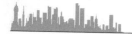

（二）《餐饮服务许可证》超过有效期限仍从事餐饮服务的；

（三）使用经转让、涂改、出借、倒卖、出租的《餐饮服务许可证》，或者使用以其他形式非法取得的《餐饮服务许可证》从事餐饮服务的。

第三十八条 餐饮服务提供者有下列情形之一的，由食品药品监督管理部门根据《食品安全法》第八十五条的规定予以处罚：

（一）用非食品原料制作加工食品或者添加食品添加剂以外的化学物质和其他可能危害人体健康的物质，或者用回收食品作为原料制作加工食品；

（二）经营致病性微生物、农药残留、兽药残留、重金属、污染物质以及其他危害人体健康的物质含量超过食品安全标准限量的食品；

（三）经营营养成分不符合食品安全标准的专供婴幼儿和其他特定人群的主辅食品；

（四）经营腐败变质、油脂酸败、霉变生虫、污秽不洁、混有异物、掺假掺杂或者感官性状异常的食品；

（五）经营病死、毒死或者死因不明的禽、畜、兽、水产动物肉类及其制品；

（六）经营未经动物卫生监督机构检疫或者检疫不合格的肉类，或者未经检验或者检验不合格的肉类制品；

（七）经营超过保质期的食品；

（八）经营国家为防病等特殊需要明令禁止经营的食品；

（九）有关部门责令召回或者停止经营不符合食品安全标准的食品后，仍拒不召回或者停止经营的；

（十）餐饮服务提供者违法改变经营条件造成严重后果的。

第三十九条 餐饮服务提供者有下列情形之一的，由食品药品监督管理部门根据《食品安全法》第八十六条的规定予以处罚：

（一）经营或者使用被包装材料、容器、运输工具等污染的食品；

（二）经营或者使用无标签及其他不符合《食品安全法》、《食品安全法实施条例》有关标签、说明书规定的预包装食品、食品添加剂；

（三）经营添加药品的食品。

第四十条 违反本办法第十条第一款、第十二条、第十三条第二款、第十六条第（二）、（三）、（四）、（八）、（九）项的有关规定，按照《食品安全法》第八十七条的规定予以处罚。

第四十一条 违反本办法第二十二条第一款的规定，由食品药品监督管

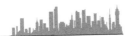

理部门根据《食品安全法》第八十八条的规定予以处罚。

第四十二条　违反本办法第十六条第十项的规定,由食品药品监督管理部门根据《食品安全法》第九十一条的规定予以处罚。

第四十三条　餐饮服务提供者违反本办法第九条第三款规定,由食品药品监督管理部门依据《食品安全法》第九十二条第二款进行处罚。

第四十四条　本办法所称违法所得,指违反《食品安全法》、《食品安全法实施条例》等食品安全法律法规和规章的规定,从事餐饮服务活动所取得的相关营业性收入。

第四十五条　本办法所称货值金额,指餐饮服务提供者经营的食品的市场价格总金额。其中原料及食品添加剂按进价计算,半成品按原料计算,成品按销售价格计算。

第四十六条　餐饮服务食品安全监督管理执法中,涉及《食品安全法》第八十五条、第八十六条、第八十七条适用时,"情节严重"包括但不限于下列情形:

(一)连续 12 个月内已受到 2 次以上较大数额罚款处罚或者连续 12 个月内已受到一次责令停业行政处罚的;

(二)造成重大社会影响或者有死亡病例等严重后果的。

第四十七条　餐饮服务提供者主动消除或者减轻违法行为危害后果,或者有其他法定情形的,应当依法从轻或者减轻处罚。

第四十八条　在同一违反《食品安全法》、《食品安全法实施条例》等食品安全法律法规的案件中,有两种以上应当给予行政处罚的违法行为时,食品药品监督管理部门应当分别裁量,合并处罚。

第四十九条　食品药品监督管理部门作出责令停业、吊销《餐饮服务许可证》、较大数额罚款等行政处罚决定之前,应当告知当事人有要求举行听证的权利。

当事人要求听证的,食品药品监督管理部门应当组织听证。

当事人对处罚决定不服的,可以申请行政复议或者提起行政诉讼。

第五十条　食品药品监督管理部门不履行有关法律法规规定的职责或者其工作人员有滥用职权、玩忽职守、徇私舞弊行为的,食品药品监督管理部门应当依法对相关负责人员或者直接责任人员给予记大过或者降级的处分;造成严重后果的,给予撤职或者开除的处分;其主要负责人应当引咎辞职。

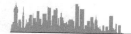

第六章 附 则

第五十一条 省、自治区、直辖市食品药品监督管理部门可以结合本地实际情况,根据本办法的规定制定实施细则。

第五十二条 国境口岸范围内的餐饮服务活动的监督管理由出入境检验检疫机构依照《食品安全法》和《中华人民共和国国境卫生检疫法》以及相关行政法规的规定实施。

水上运营的餐饮服务提供者的食品安全管理,其始发地、经停地或者到达地的食品药品监督管理部门均有权进行检查监督。

铁路运营中餐饮服务监督管理参照本办法。

第五十三条 本办法自 2010 年 5 月 1 日起施行,卫生部 2000 年 1 月 16 日发布的《餐饮业食品卫生管理办法》同时废止。

食品生产许可管理办法

(2010 年质检总局第 129 号令公布)

第一章 总 则

第一条 为了保障食品安全,加强食品生产监管,规范食品生产许可活动,根据《中华人民共和国食品安全法》和其实施条例以及产品质量、生产许可等法律法规的规定,制定本办法。

第二条 在中华人民共和国境内,企业从事食品生产活动以及质量技术监督部门实施食品生产许可,必须遵守本办法。

第三条 企业未取得食品生产许可,不得从事食品生产活动。

第四条 国家质量监督检验检疫总局(以下简称国家质检总局)在职责范围内负责全国食品生产许可管理工作。

县级以上地方质量技术监督部门在职责范围内负责本行政区域内的食品生产许可管理工作。

第五条 食品生产许可必须严格按照法律、法规和规章规定的程序和要求实施,遵循公开、公平、公正、便民原则。

第二章 程 序

第六条 设立食品生产企业,应当在工商部门预先核准名称后依照食品安全法律法规和本办法有关要求取得食品生产许可。

第七条 县级以上地方质量技术监督部门是食品生产许可的实施机关,但按照有关规定由国家质检总局实施的食品生产许可除外。

省级质量技术监督部门按照有关法律法规和国家质检总局有关规定要求,确定本行政区域内质量技术监督部门分别实施许可的品种范围。

第八条 取得食品生产许可,应当符合食品安全标准,并符合下列要求:

(一)具有与申请生产许可的食品品种、数量相适应的食品原料处理和食品加工、包装、贮存等场所,保持该场所环境整洁,并与有毒、有害场所以及其

262

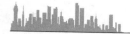

他污染源保持规定的距离；

（二）具有与申请生产许可的食品品种、数量相适应的生产设备或者设施，有相应的消毒、更衣、盥洗、采光、照明、通风、防腐、防尘、防蝇、防鼠、防虫、洗涤以及处理废水、存放垃圾和废弃物的设备或者设施；

（三）具有与申请生产许可的食品品种、数量相适应的合理的设备布局、工艺流程，防止待加工食品与直接入口食品、原料与成品交叉污染，避免食品接触有毒物、不洁物；

（四）具有与申请生产许可的食品品种、数量相适应的食品安全专业技术人员和管理人员；

（五）具有与申请生产许可的食品品种、数量相适应的保证食品安全的培训、从业人员健康检查和健康档案等健康管理、进货查验记录、出厂检验记录、原料验收、生产过程等食品安全管理制度。

法律法规和国家产业政策对生产食品有其他要求的，应当符合该要求。

第九条 拟设立食品生产企业申请食品生产许可的，应当向生产所在地质量技术监督部门（以下简称许可机关）提出，并提交下列材料：

（一）食品生产许可申请书；

（二）申请人的身份证（明）或资格证明复印件；

（三）拟设立食品生产企业的《名称预先核准通知书》；

（四）食品生产加工场所及其周围环境平面图和生产加工各功能区间布局平面图；

（五）食品生产设备、设施清单；

（六）食品生产工艺流程图和设备布局图；

（七）食品安全专业技术人员、管理人员名单；

（八）食品安全管理规章制度文本；

（九）产品执行的食品安全标准；执行企业标准的，须提供经卫生行政部门备案的企业标准；

（十）相关法律法规规定应当提交的其他证明材料。

申请食品生产许可所提交的材料，应当真实、合法、有效。申请人应在食品生产许可申请书等材料上签字确认。

第十条 许可机关对收到的申请，应当依照《中华人民共和国行政许可法》第三十二条等有关规定进行处理。

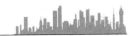

对申请决定予以受理的,应当出具《受理决定书》。决定不予受理的,应当出具《不予受理决定书》,并说明不予受理的理由,告知申请人享有依法申请行政复议或者提起行政诉讼的权利。

第十一条 许可机关受理申请后,应当依照有关规定组织对申请的资料和生产场所进行核查(以下简称现场核查)。

现场核查应当由许可机关指派二至四名核查人员组成核查组并按照国家质检总局有关规定进行,企业应予以配合。

第十二条 许可机关应当根据核查结果,在法律法规规定的期限内作出如下处理:

(一)经现场核查,生产条件符合要求的,依法作出准予生产的决定,向申请人发出《准予食品生产许可决定书》,并于作出决定之日起十日内颁发设立食品生产企业食品生产许可证书。

(二)经现场核查,生产条件不符合要求的,依法作出不予生产许可的决定,向申请人发出《不予食品生产许可决定书》,并说明理由。

除不可抗力外,由于申请人的原因导致现场核查无法在规定期限内实施的,按现场核查不合格处理。

第十三条 拟设立的食品生产企业必须在取得食品生产许可证书并依法办理营业执照工商登记手续后,方可根据生产许可检验的需要组织试产食品。

第十四条 新设立的食品生产企业应当按规定实施许可的食品品种申请生产许可检验。

许可机关接到生产许可检验申请后,应当及时按照有关规定抽取和封存样品,并告知申请企业在封样后七日内将样品送交具有相应资质的检验机构

第十五条 检验机构收到样品后,应当按照规定要求和标准进行检验,并准确、及时地出具检验报告。

第十六条 检验结论合格的,许可机关根据检验报告确定食品生产许可的品种范围,并在食品生产许可证副页中予以载明。

在未经许可机关确定食品生产许可的品种范围之前,禁止出厂销售试产食品。

第十七条 检验结论为不合格的,可以按照有关规定申请复检。

复检结论为部分食品品种不合格的,不予确定该类食品的生产许可范围,在食品生产许可证副页中不予载明;禁止出厂销售该类食品。

复检结论为全部食品品种不合格的,应当按照有关规定注销食品生产许

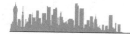

可;禁止出厂销售全部品种的食品。

第十八条 已经设立的企业申请取得食品生产许可的,应当持合法有效的营业执照,按照本章规定的有关条件和要求办理许可申请手续。

许可机关按照本章规定的有关条件和要求,受理已经设立的企业从事食品生产的许可申请,并根据现场核查结果和检验报告决定是否准予许可以及确定食品生产许可的品种范围,颁发食品生产许可证书。

第十九条 食品生产许可证有效期为三年。

有效期届满,取得食品生产许可证的企业需要继续生产的,应当在食品生产许可证有效期届满六个月前,向原许可机关提出换证申请;准予换证的,食品生产许可证编号不变。

期满未换证的,视为无证;拟继续生产食品的,应当重新申请,重新发证,重新编号,有效期自许可之日起重新计算。

第二十条 食品生产许可证有效期内,有以下情形之一的,企业应当向原许可机关提出变更申请:

(一)企业名称发生变化的;

(二)住所、生产地址名称发生变化的;

(三)生产场所迁址的;

(四)生产场所周围环境发生变化的;

(五)设备布局和工艺流程发生变化的;

(六)生产设备、设施发生变化的;

(七)法律法规规定的应当申请变更的其他情形。

有前款第(三)项至第(六)项情形之一的,原许可机关应当按照本办法的规定组织进行核查和检验;符合条件的,依法办理变更手续。

第二十一条 企业提出变更食品生产许可申请,应当提交下列申请材料:

(一)变更食品生产许可申请书;

(二)食品生产许可证书正、副本;

(三)与变更食品生产许可事项有关的证明材料。

申请变更食品生产许可所提交的材料,应当真实、合法、有效,符合相关法律法规的规定。申请人应当在变更食品生产许可申请书等材料上签字确认,并对其内容的合法性、真实性负责。

第二十二条 食品生产许可有效期内,有关法律法规、食品安全标准或技

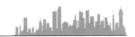

术要求发生变化的,原许可机关可以根据国家有关规定重新组织核查和检验。

第二十三条 有下列情形之一的,原许可机关应当依法办理食品生产许可证书注销手续:

(一)生产许可被依法撤回、撤销,或者生产许可证书被依法吊销的;

(二)企业申请注销的或者生产许可证有效期满未换证的;

(三)企业依法终止的;

(四)因不可抗力导致生产许可事项无法实施的;

(五)法律法规规定的应当注销生产许可证书的其他情形。

第二十四条 企业申请注销食品生产许可证书的,应当向原许可机关提交下列申请材料:

(一)注销食品生产许可申请书;

(二)食品生产许可证书正、副本;

(三)与注销食品生产许可事项相关的证明材料。

第三章 证书与标识

第二十五条 食品生产许可证书分为正本和副本,证书及其副页式样由国家质检总局统一规定。

第二十六条 企业应当妥善保管食品生产许可证书,并在生产场所显著位置予以悬挂或者摆放。

食品生产许可证书遗失或者损毁的,企业应当及时在省级以上媒体声明,并及时申请补证。

第二十七条 企业应当在其食品或者其包装上标注食品生产许可证编号和标志;没有食品生产许可证编号和标志的,不得出厂销售。

第二十八条 食品生产许可证编号和标志均属企业获得食品生产许可的标识。食品生产许可证编号规则和标志式样由国家质检总局统一规定。

第二十九条 企业不得出租、出借或者以其他形式转让食品生产许可证书和编号。禁止伪造、变造食品生产许可证书、食品生产许可证编号和食品生产许可证标志。

第四章 监 督 检 查

第三十条 企业应当在食品生产许可的品种范围内从事食品生产活动,

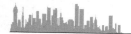

不得超出许可的品种范围生产食品。

　　第三十一条　企业应当保证生产条件持续符合规定要求,并对其生产的食品安全负责。

　　第三十二条　各级质量技术监督部门在各自职责范围内依法对企业食品生产活动进行定期或不定期的监督检查。

　　第三十三条　各级质量技术监督部门应当建立食品生产许可和监督检查档案管理制度。档案保存期限按国家有关规定执行。

　　第三十四条　各级质量技术监督部门应当建立食品生产许可和监督检查信息平台,便于公民、法人和其他社会组织查询。

第五章　法　律　责　任

　　第三十五条　违反本办法第三条、第十六条第二款、第十七条第二款、第十七条第三款、第三十条等规定,或者已取得食品生产许可但被依法注销的,按照《中华人民共和国食品安全法》第八十四条规定处罚。

　　第三十六条　违反本办法第二十条、第二十七条、第二十九条等规定,构成有关法律法规规定的违法行为的,按照有关法律法规的规定实施行政处罚。

　　第三十七条　各级质量技术监督部门及有关工作人员、核查人员、检验机构及检验人员在食品生产许可管理工作中,滥用职权、玩忽职守、徇私舞弊的,依法追究相关法律责任。

　　第三十八条　本办法规定的行政处罚由县级以上地方质量技术监督部门在职权范围内决定并实施。决定吊销食品生产许可证的,应当在作出行政处罚决定之前逐级上报许可机关核准。

　　第三十九条　当事人对依据本办法所实施的行政许可和行政处罚不服的,可以依法提出行政复议或者行政诉讼。

第六章　附　　　则

　　第四十条　本办法所称食品是指《中华人民共和国食品安全法》第九十九条等规定的食品,但不包括食用农产品、声称具有保健功能的食品。

　　法律、行政法规对乳品、转基因食品、生猪屠宰、酒类和食盐的食品生产许可另有规定的,依照其规定。

　　第四十一条　本办法规定的实施生产许可的食品品种的划分,按照法律

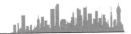

法规和国家质检总局有关规定执行。

  第四十二条 取得餐饮服务许可的餐饮服务提供者在其餐饮服务场所制作加工食品,不需要取得本办法规定的食品生产许可。

  第四十三条 小作坊等其他食品生产者从事食品生产活动,按照有关法律法规的规定执行。

  第四十四条 本办法所规定的核查人员、检验机构资质及其管理,按照有关规定执行。

  第四十五条 本办法由国家质检总局负责解释。

  第四十六条 本办法自 2010 年 6 月 1 日起施行。国家质检总局在本办法施行前公布的有关食品生产许可的规章、规范性文件与本办法不一致的,以本办法为准。

学校食堂与学生集体用餐卫生管理规定

（2002 年教育部、卫生部第 14 号令公布）

第一章 总 则

第一条 为防止学校食物中毒或者其他食源性疾患事故的发生，保障师生员工身体健康，根据《食品卫生法》和《学校卫生工作条例》，制定本规定。

第二条 本规定适用于各级各类全日制学校以及幼儿园。

第三条 学校食堂与学生集体用餐的卫生管理必须坚持预防为主的工作方针，实行卫生行政部门监督指导、教育行政部门管理督查、学校具体实施的工作原则。

第二章 食堂建筑、设备与环境卫生要求

第四条 食堂应当保持内外环境整洁，采取有效措施，消除老鼠、蟑螂、苍蝇和其他有害昆虫及其孳生条件。

第五条 食堂的设施设备布局应当合理，应有相对独立的食品原料存放间、食品加工操作间、食品出售场所及用餐场所。

第六条 食堂加工操作间应当符合下列要求：

（一）最小使用面积不得小于 8 平方米；

（二）墙壁应有 1.5 米以上的瓷砖或其他防水、防潮、可清洗的材料制成的墙裙；

（三）地面应由防水、防滑、无毒、易清洗的材料建造，具有一定坡度，易于清洗与排水；

（四）配备有足够的照明、通风、排烟装置和有效的防蝇、防尘、防鼠，污水排放和符合卫生要求的存放废弃物的设施和设备；

（五）制售冷荤凉菜的普通高等学校食堂必须有凉菜间，并配有专用冷藏、洗涤消毒的设施设备。

第七条 食堂应当有用耐磨损、易清洗的无毒材料制造或建成的餐饮具

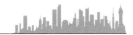

专用洗刷、消毒池等清洗设施设备。采用化学消毒的,必须具备 2 个以上的水池,并不得与清洗蔬菜、肉类等的设施设备混用。

第八条　餐饮具使用前必须洗净、消毒,符合国家有关卫生标准。未经消毒的餐饮具不得使用。禁止重复使用一次性使用的餐饮具。

消毒后的餐饮具必须贮存在餐饮具专用保洁柜内备用。已消毒和未消毒的餐饮具应分开存放,并在餐饮具贮存柜上有明显标记。餐饮具保洁柜应当定期清洗、保持洁净。

第九条　餐饮具所使用的洗涤、消毒剂必须符合卫生标准或要求。

洗涤、消毒剂必须有固定的存放场所(橱柜),并有明显的标记。

第十条　食堂用餐场所应设置供用餐者洗手、洗餐具的自来水装置。

第三章　食品采购、贮存及加工的卫生要求

第十一条　严格把好食品的采购关。食堂采购员必须到持有卫生许可证的经营单位采购食品,并按照国家有关规定进行索证;应相对固定食品采购的场所,以保证其质量。

禁止采购以下食品:

(一) 腐败变质、油脂酸败、霉变、生虫、污秽不洁、混有异物或者其他感官性状异常,含有毒有害物质或者被有毒、有害物质污染,可能对人体健康有害的食品;

(二) 未经兽医卫生检验或者检验不合格的肉类及其制品;

(三) 超过保质期限或不符合食品标签规定的定型包装食品;

(四) 其他不符合食品卫生标准和要求的食品。

第十二条　学校分管学生集体用餐的订购人员在订餐时,应确认生产经营者的卫生许可证上注有"送餐"或"学生营养餐"的许可项目,不得向未经许可的生产经营者订餐。

学生集体用餐必须当餐加工,不得订购隔餐的剩余食品,不得订购冷荤凉菜食品。

严把供餐卫生质量关,要按照订餐要求对供餐单位提供的食品进行验收。

第十三条　食品贮存应当分类、分架、隔墙、离地存放,定期检查、及时处理变质或超过保质期限的食品。

食品贮存场所禁止存放有毒、有害物品及个人生活物品。

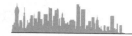

用于保存食品的冷藏设备,必须贴有标志,生食品、半成品和熟食品应分柜存放。

第十四条 用于原料、半成品、成品的刀、墩、板、桶、盆、筐、抹布以及其他工具、容器必须标志明显,做到分开使用,定位存放,用后洗净,保持清洁。

第十五条 食堂炊事员必须采用新鲜洁净的原料制作食品,不得加工或使用腐败变质和感官性状异常的食品及其原料。

第十六条 加工食品必须做到熟透,需要熟制加工的大块食品,其中心温度不低于 70℃。

加工后的熟制品应当与食品原料或半成品分开存放,半成品应当与食品原料分开存放,防止交叉污染。食品不得接触有毒物、不洁物。

不得向学生出售腐败变质或者感官性状异常,可能影响学生健康的食物。

第十七条 职业学校、普通中等学校、小学、特殊教育学校、幼儿园的食堂不得制售冷荤凉菜。

普通高等学校食堂的凉菜间必须定时进行空气消毒;应有专人加工操作,非凉菜间工作人员不得擅自进入凉菜间;加工凉菜的工用具、容器必须专用,用前必须消毒,用后必须洗净并保持清洁。

每餐的各种凉菜应各取不少于 250 克的样品留置于冷藏设备中保存 24 小时以上,以备查验。

第十八条 食品在烹饪后至出售前一般不超过 2 个小时,若超过 2 个小时存放的,应当在高于 60℃或低于 10℃的条件下存放。

第十九条 食堂剩余食品必须冷藏,冷藏时间不得超过 24 小时,在确认没有变质的情况下,必须经高温彻底加热后,方可继续出售。

第四章 食堂从业人员卫生要求

第二十条 食堂从业人员、管理人员必须掌握有关食品卫生的基本要求。

第二十一条 食堂从业人员每年必须进行健康检查,新参加工作和临时参加工作的食品生产经营人员都必须进行健康检查,取得健康证明后方可参加工作。

凡患有痢疾、伤寒、病毒性肝炎等消化道疾病(包括病原携带者),活动性肺结核,化脓性或者渗出性皮肤病以及其他有碍食品卫生的疾病的,不得从事接触直接入口食品的工作。

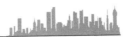

食堂从业人员及集体餐分餐人员在出现咳嗽、腹泻、发热、呕吐等有碍于食品卫生的病症时，应立即脱离工作岗位，待查明病因、排除有碍食品卫生的病症或治愈后，方可重新上岗。

第二十二条　食堂从业人员应有良好的个人卫生习惯。必须做到：

（一）工作前、处理食品原料后、便后用肥皂及流动清水洗手；接触直接入口食品之前应洗手消毒；

（二）穿戴清洁的工作衣、帽，并把头发置于帽内；

（三）不得留长指甲、涂指甲油、戴戒指加工食品；

（四）不得在食品加工和销售场所内吸烟。

第五章　管理与监督

第二十三条　学校应建立主管校长负责制，并配备专职或者兼职的食品卫生管理人员。

第二十四条　学校应建立健全食品卫生安全管理制度。

食堂实行承包经营时，学校必须把食品卫生安全作为承包合同的重要指标。

第二十五条　学校食堂必须取得卫生行政部门发放的卫生许可证，未取得卫生许可证的学校食堂不得开办；要积极配合、主动接受当地卫生行政部门的卫生监督。

第二十六条　学校食堂应当建立卫生管理规章制度及岗位责任制度，相关的卫生管理条款应在用餐场所公示，接受用餐者的监督。

食堂应建立严格的安全保卫措施，严禁非食堂工作人员随意进入学校食堂的食品加工操作间及食品原料存放间，防止投毒事件的发生，确保学生用餐的卫生与安全。

第二十七条　学校应当对学生加强饮食卫生教育，进行科学引导，劝阻学生不买街头无照（证）商贩出售的盒饭及食品，不食用来历不明的可疑食物。

第二十八条　各级教育行政部门应根据《食品卫生法》和本规定的要求，加强所辖学校的食品卫生工作的行政管理，并将食品卫生安全管理工作作为对学校督导评估的重要内容，在考核学校工作时，应将食品卫生安全工作作为重要的考核指标。

第二十九条　各级教育行政部门应制定食堂管理人员和从业人员的培训

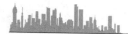

计划,并在卫生行政部门的指导下定期组织对所属学校食堂的管理人员和从业人员进行食品卫生知识、职业道德和法制教育的培训。

第三十条 各级教育行政部门及学校所属的卫生保健机构具有对学校食堂及学生集体用餐的业务指导和检查督促的职责,应定期深入学校食堂进行业务指导和检查督促。

第三十一条 各级卫生行政部门应当根据《食品卫生法》的有关规定,加强对学校食堂与学生集体用餐的卫生监督,对食堂采购、贮存、加工、销售中容易造成食物中毒或其他食源性疾患的重要环节应重点进行监督指导。

加大卫生许可工作的管理和督查力度,严格执行卫生许可证的发放标准,对卫生质量不稳定和不具备卫生条件的学校食堂一律不予发证。对获得卫生许可证的学校食堂要加大监督的力度与频度。

第三十二条 学校应当建立食物中毒或者其他食源性疾患等突发事件的应急处理机制。发生食物中毒或疑似食物中毒事故后,应采取下列措施:

(一)立即停止生产经营活动,并向所在地人民政府、教育行政部门和卫生行政部门报告;

(二)协助卫生机构救治病人;

(三)保留造成食物中毒或者可能导致食物中毒的食品及其原料、工具、设备和现场;

(四)配合卫生行政部门进行调查,按卫生行政部门的要求如实提供有关材料和样品;

(五)落实卫生行政部门要求采取的其他措施,把事态控制在最小范围。

第三十三条 学校必须建立健全食物中毒或者其他食源性疾患的报告制度,发生食物中毒或疑似食物中毒事故应及时报告当地教育行政部门和卫生行政部门。

当地教育行政部门应逐级报告上级教育行政部门。

当地卫生行政部门应当于6小时内上报卫生部,并同时报告同级人民政府和上级卫生行政部门。

第三十四条 要建立学校食品卫生责任追究制度。对违反本规定,玩忽职守、疏于管理,造成学生食物中毒或者其他食源性疾患的学校和责任人,以及造成食物中毒或其他食源性疾患后,隐瞒实情不上报的学校和责任人,由教育行政部门按照有关规定给予通报批评或行政处分。

273

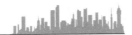

对不符合卫生许可证发放条件而发放卫生许可证造成食物中毒或其他食源性疾患的责任人,由卫生行政部门按照有关规定给予通报批评或行政处分。

对违反本规定,造成重大食物中毒事件,情节特别严重的,要依法追究相应责任人的法律责任。

第六章 附　　则

第三十五条　本规定下列用语含义是:

学生集体用餐:以供学生用餐为目的而配置的膳食和食品,包括学生普通餐、学生营养餐、学生课间餐(牛奶、豆奶、饮料、面点等)、学校举办各类活动时为学生提供的集体饮食等。

食堂:学校自办食堂、承包食堂和高校后勤社会化后专门为学生提供就餐服务的实体。

食堂从业人员:食堂采购员、食堂炊事员、食堂分餐员、仓库保管员等。

第三十六条　以简单加工学生自带粮食、蔬菜或以为学生热饭为主的规模小的农村学校,其食堂建筑、设备等暂不作为实行本规定的单位对待。但是,其他方面应当符合本规定要求。

第三十七条　学生集体用餐生产经营者的监督管理,按《学生集体用餐卫生监督办法》执行。

第三十八条　本规定自 2002 年 11 月 1 日起实施。

生猪屠宰管理条例

（2008 年国务院第 525 号令公布）

第一章 总 则

第一条 为了加强生猪屠宰管理，保证生猪产品质量安全，保障人民身体健康，制定本条例。

第二条 国家实行生猪定点屠宰、集中检疫制度。

未经定点，任何单位和个人不得从事生猪屠宰活动。但是，农村地区个人自宰自食的除外。

在边远和交通不便的农村地区，可以设置仅限于向本地市场供应生猪产品的小型生猪屠宰场点，具体管理办法由省、自治区、直辖市制定。

第三条 国务院商务主管部门负责全国生猪屠宰的行业管理工作。县级以上地方人民政府商务主管部门负责本行政区域内生猪屠宰活动的监督管理。

县级以上人民政府有关部门在各自职责范围内负责生猪屠宰活动的相关管理工作。

第四条 国家根据生猪定点屠宰厂(场)的规模、生产和技术条件以及质量安全管理状况，推行生猪定点屠宰厂(场)分级管理制度，鼓励、引导、扶持生猪定点屠宰厂(场)改善生产和技术条件，加强质量安全管理，提高生猪产品质量安全水平。生猪定点屠宰厂(场)分级管理的具体办法由国务院商务主管部门征求国务院畜牧兽医主管部门意见后制定。

第二章 生猪定点屠宰

第五条 生猪定点屠宰厂(场)的设置规划(以下简称设置规划)，由省、自治区、直辖市人民政府商务主管部门会同畜牧兽医主管部门、环境保护部门以及其他有关部门，按照合理布局、适当集中、有利流通、方便群众的原则，结合本地实际情况制订，报本级人民政府批准后实施。

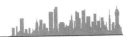

第六条　生猪定点屠宰厂(场)由设区的市级人民政府根据设置规划,组织商务主管部门、畜牧兽医主管部门、环境保护部门以及其他有关部门,依照本条例规定的条件进行审查,经征求省、自治区、直辖市人民政府商务主管部门的意见确定,并颁发生猪定点屠宰证书和生猪定点屠宰标志牌。

设区的市级人民政府应当将其确定的生猪定点屠宰厂(场)名单及时向社会公布,并报省、自治区、直辖市人民政府备案。

生猪定点屠宰厂(场)应当持生猪定点屠宰证书向工商行政管理部门办理登记手续。

第七条　生猪定点屠宰厂(场)应当将生猪定点屠宰标志牌悬挂于厂(场)区的显著位置。

生猪定点屠宰证书和生猪定点屠宰标志牌不得出借、转让。任何单位和个人不得冒用或者使用伪造的生猪定点屠宰证书和生猪定点屠宰标志牌。

第八条　生猪定点屠宰厂(场)应当具备下列条件:

(一) 有与屠宰规模相适应、水质符合国家规定标准的水源条件;

(二) 有符合国家规定要求的待宰间、屠宰间、急宰间以及生猪屠宰设备和运载工具;

(三) 有依法取得健康证明的屠宰技术人员;

(四) 有经考核合格的肉品品质检验人员;

(五) 有符合国家规定要求的检验设备、消毒设施以及符合环境保护要求的污染防治设施;

(六) 有病害生猪及生猪产品无害化处理设施;

(七) 依法取得动物防疫条件合格证。

第九条　生猪屠宰的检疫及其监督,依照动物防疫法和国务院的有关规定执行。

生猪屠宰的卫生检验及其监督,依照食品安全法的规定执行。

第十条　生猪定点屠宰厂(场)屠宰的生猪,应当依法经动物卫生监督机构检疫合格,并附有检疫证明。

第十一条　生猪定点屠宰厂(场)屠宰生猪,应当符合国家规定的操作规程和技术要求。

第十二条　生猪定点屠宰厂(场)应当如实记录其屠宰的生猪来源和生猪产品流向。生猪来源和生猪产品流向记录保存期限不得少于2年。

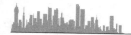

第十三条　生猪定点屠宰厂(场)应当建立严格的肉品品质检验管理制度。肉品品质检验应当与生猪屠宰同步进行,并如实记录检验结果。检验结果记录保存期限不得少于2年。

经肉品品质检验合格的生猪产品,生猪定点屠宰厂(场)应当加盖肉品品质检验合格验讫印章或者附具肉品品质检验合格标志。经肉品品质检验不合格的生猪产品,应当在肉品品质检验人员的监督下,按照国家有关规定处理,并如实记录处理情况;处理情况记录保存期限不得少于2年。

生猪定点屠宰厂(场)的生猪产品未经肉品品质检验或者经肉品品质检验不合格的,不得出厂(场)。

第十四条　生猪定点屠宰厂(场)对病害生猪及生猪产品进行无害化处理的费用和损失,按照国务院财政部门的规定,由国家财政予以适当补助。

第十五条　生猪定点屠宰厂(场)以及其他任何单位和个人不得对生猪或者生猪产品注水或者注入其他物质。

生猪定点屠宰厂(场)不得屠宰注水或者注入其他物质的生猪。

第十六条　生猪定点屠宰厂(场)对未能及时销售或者及时出厂(场)的生猪产品,应当采取冷冻或者冷藏等必要措施予以储存。

第十七条　任何单位和个人不得为未经定点违法从事生猪屠宰活动的单位或者个人提供生猪屠宰场所或者生猪产品储存设施,不得为对生猪或者生猪产品注水或者注入其他物质的单位或者个人提供场所。

第十八条　从事生猪产品销售、肉食品生产加工的单位和个人以及餐饮服务经营者、集体伙食单位销售、使用的生猪产品,应当是生猪定点屠宰厂(场)经检疫和肉品品质检验合格的生猪产品。

第十九条　地方人民政府及其有关部门不得限制外地生猪定点屠宰厂(场)经检疫和肉品品质检验合格的生猪产品进入本地市场。

第三章　监　督　管　理

第二十条　县级以上地方人民政府应当加强对生猪屠宰监督管理工作的领导,及时协调、解决生猪屠宰监督管理工作中的重大问题。

第二十一条　商务主管部门应当依照本条例的规定严格履行职责,加强对生猪屠宰活动的日常监督检查。

商务主管部门依法进行监督检查,可以采取下列措施:

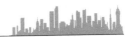

（一）进入生猪屠宰等有关场所实施现场检查；

（二）向有关单位和个人了解情况；

（三）查阅、复制有关记录、票据以及其他资料；

（四）查封与违法生猪屠宰活动有关的场所、设施，扣押与违法生猪屠宰活动有关的生猪、生猪产品以及屠宰工具和设备。

商务主管部门进行监督检查时，监督检查人员不得少于 2 人，并应当出示执法证件。

对商务主管部门依法进行的监督检查，有关单位和个人应当予以配合，不得拒绝、阻挠。

第二十二条　商务主管部门应当建立举报制度，公布举报电话、信箱或者电子邮箱，受理对违反本条例规定行为的举报，并及时依法处理。

第二十三条　商务主管部门在监督检查中发现生猪定点屠宰厂（场）不再具备本条例规定条件的，应当责令其限期整改；逾期仍达不到本条例规定条件的，由设区的市级人民政府取消其生猪定点屠宰厂（场）资格。

第四章　法　律　责　任

第二十四条　违反本条例规定，未经定点从事生猪屠宰活动的，由商务主管部门予以取缔，没收生猪、生猪产品、屠宰工具和设备以及违法所得，并处货值金额 3 倍以上 5 倍以下的罚款；货值金额难以确定的，对单位并处 10 万元以上 20 万元以下的罚款，对个人并处 5000 元以上 1 万元以下的罚款；构成犯罪的，依法追究刑事责任。

冒用或者使用伪造的生猪定点屠宰证书或者生猪定点屠宰标志牌的，依照前款的规定处罚。

生猪定点屠宰厂（场）出借、转让生猪定点屠宰证书或者生猪定点屠宰标志牌的，由设区的市级人民政府取消其生猪定点屠宰厂（场）资格；有违法所得的，由商务主管部门没收违法所得。

第二十五条　生猪定点屠宰厂（场）有下列情形之一的，由商务主管部门责令限期改正，处 2 万元以上 5 万元以下的罚款；逾期不改正的，责令停业整顿，对其主要负责人处 5000 元以上 1 万元以下的罚款：

（一）屠宰生猪不符合国家规定的操作规程和技术要求的；

（二）未如实记录其屠宰的生猪来源和生猪产品流向的；

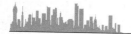

（三）未建立或者实施肉品品质检验制度的；

（四）对经肉品品质检验不合格的生猪产品未按照国家有关规定处理并如实记录处理情况的。

第二十六条　生猪定点屠宰厂(场)出厂(场)未经肉品品质检验或者经肉品品质检验不合格的生猪产品的,由商务主管部门责令停业整顿,没收生猪产品和违法所得,并处货值金额1倍以上3倍以下的罚款,对其主要负责人处1万元以上2万元以下的罚款;货值金额难以确定的,并处5万元以上10万元以下的罚款;造成严重后果的,由设区的市级人民政府取消其生猪定点屠宰厂(场)资格;构成犯罪的,依法追究刑事责任。

第二十七条　生猪定点屠宰厂(场)、其他单位或者个人对生猪、生猪产品注水或者注入其他物质的,由商务主管部门没收注水或者注入其他物质的生猪、生猪产品、注水工具和设备以及违法所得,并处货值金额3倍以上5倍以下的罚款,对生猪定点屠宰厂(场)或者其他单位的主要负责人处1万元以上2万元以下的罚款;货值金额难以确定的,对生猪定点屠宰厂(场)或者其他单位并处5万元以上10万元以下的罚款,对个人并处1万元以上2万元以下的罚款;构成犯罪的,依法追究刑事责任。

生猪定点屠宰厂(场)对生猪、生猪产品注水或者注入其他物质的,除依照前款的规定处罚外,还应当由商务主管部门责令停业整顿;造成严重后果,或者两次以上对生猪、生猪产品注水或者注入其他物质的,由设区的市级人民政府取消其生猪定点屠宰厂(场)资格。

第二十八条　生猪定点屠宰厂(场)屠宰注水或者注入其他物质的生猪的,由商务主管部门责令改正,没收注水或者注入其他物质的生猪、生猪产品以及违法所得,并处货值金额1倍以上3倍以下的罚款,对其主要负责人处1万元以上2万元以下的罚款;货值金额难以确定的,并处2万元以上5万元以下的罚款;拒不改正的,责令停业整顿;造成严重后果的,由设区的市级人民政府取消其生猪定点屠宰厂(场)资格。

第二十九条　从事生猪产品销售、肉食品生产加工的单位和个人以及餐饮服务经营者、集体伙食单位,销售、使用非生猪定点屠宰厂(场)屠宰的生猪产品、未经肉品品质检验或者经肉品品质检验不合格的生猪产品以及注水或者注入其他物质的生猪产品的,由工商、卫生、质检部门依据各自职责,没收尚未销售、使用的相关生猪产品以及违法所得,并处货值金额3倍以上5倍以下

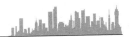

的罚款;货值金额难以确定的,对单位处 5 万元以上 10 万元以下的罚款,对个人处 1 万元以上 2 万元以下的罚款;情节严重的,由原发证(照)机关吊销有关证照;构成犯罪的,依法追究刑事责任。

第三十条　为未经定点违法从事生猪屠宰活动的单位或者个人提供生猪屠宰场所或者生猪产品储存设施,或者为对生猪、生猪产品注水或者注入其他物质的单位或者个人提供场所的,由商务主管部门责令改正,没收违法所得,对单位并处 2 万元以上 5 万元以下的罚款,对个人并处 5000 元以上 1 万元以下的罚款。

第三十一条　商务主管部门和其他有关部门的工作人员在生猪屠宰监督管理工作中滥用职权、玩忽职守、徇私舞弊,构成犯罪的,依法追究刑事责任;尚不构成犯罪的,依法给予处分。

第五章　附　　则

第三十二条　省、自治区、直辖市人民政府确定实行定点屠宰的其他动物的屠宰管理办法,由省、自治区、直辖市根据本地区的实际情况,参照本条例制定。

第三十三条　本条例所称生猪产品,是指生猪屠宰后未经加工的胴体、肉、脂、脏器、血液、骨、头、蹄、皮。

第三十四条　本条例施行前设立的生猪定点屠宰厂(场),自本条例施行之日起 180 日内,由设区的市级人民政府换发生猪定点屠宰标志牌,并发给生猪定点屠宰证书。

第三十五条　生猪定点屠宰证书、生猪定点屠宰标志牌以及肉品品质检验合格验讫印章和肉品品质检验合格标志的式样,由国务院商务主管部门统一规定。

第三十六条　本条例自 2008 年 8 月 1 日起施行。

生活饮用水卫生监督管理办法

（1996 年建设部、卫生部第 53 号令发布）

第一章 总 则

第一条 为保证生活饮用水（以下简称饮用水）卫生安全,保障人体健康,根据《中华人民共和国传染病防治法》及《城市供水条例》的有关规定,制定本办法。

第二条 本办法适用于集中式供水、二次供水单位（以下简称供水单位）和涉及饮用水卫生安全的产品的卫生监督管理。凡在中华人民共和国领域内的任何单位和个人均应遵守本办法。

第三条 卫生部主管全国饮用水卫生监督工作。县级以上地方人民政府卫生行政部门主管本行政区域内饮用水卫生监督工作。

建设部主管全国城市饮用水卫生管理工作。县级以上地方人民政府建设行政主管部门主管本行政区域内城镇饮用水卫生管理工作。

第四条 国家对供水单位和涉及饮用水卫生安全的产品实行卫生许可制度。

第五条 国家鼓励有益有于饮用水卫生安全的新产品、新技术、新工艺的研制开发和推广应用。

第二章 卫 生 管 理

第六条 供水单位供应的饮用水必须符合国家生活饮用水卫生标准。

第七条 集中式供水单位必须取得县级以上地方人民政府卫生行政部门签发的卫生许可证。城市自来水供水企业和自建设施对外供水的企业还必须取得建设行政主管部门颁发的《城市供水企业资质证书》,方可供水。

第八条 供水单位机关报建、改建、扩建的饮用水供水工程项目,应当符合卫生要求,选址和设计审查、竣工验收必须有建设、卫生行政主管部门参加。新建、改建、扩建的城市公共饮用水供水工程项目由建设行政主管部门负责组

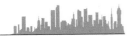

织选址、设计审查和竣工验收，卫生行政部门参加。

第九条 供水单位应建立饮用水卫生管理规章制度，配备专职或兼职人员，负责饮用水卫生管理工作。

第十条 集中式供水单位必须有水质净化消毒设施及必要的水质检验仪器、设备和人员，对水质进行日常性检验，并向当地人民政府卫生行政部门和建设行政主管部门报送检测资料。城市自来水供水企业和自建设施对外供水的企业，其生产管理制度的建立和执行、人员上岗的资格和水质日常检测工作由城市建设行政主管部门负责管理。

第十一条 直接从事供、管水的人员必须取得体检合格证后方可上岗工作，并每年进行一次健康检查。凡患有痢疾、伤寒、病毒性肝炎、活动性肺结核、化脓性或渗出性皮肤病及其他有碍饮用水卫生的疾病的和病原携带者，不得直接从事供、管水工作。直接从事供、管水的人员，未经卫生知识培训不得上岗工作。

第十二条 生产涉及饮用水卫生安全的产品的单位和个人，必须按规定向政府卫生行政部门申请办理产品卫生许可批准文件，取得批准文件后，方可生产和销售。任何单位和个人不得生产、销售、使用无批准文件的前款产品。

第十三条 饮用水水源地必须设置水源保护区。保护区内严禁修建任何可能危害水源水质卫生的设施及一切有碍水源水质卫生的行为。

第十四条 二次供水设施选址、设计、施工及所用材料，应保证不使饮用水水质受到污染，并有利于清洗和消毒。各类蓄水设施要加强卫生防护，定期清洗和消毒。具体管理办法由省、自治区、直辖市根据本地区情况另行规定。从事二次供水设施清洗消毒的单位必须取得当地人民政府卫生行政部门的卫生许可后，方可从事清洗消毒工作。清洗消毒人员，必须经卫生知识培训和健康检查，取得体检合格证后方可上岗。

第十五条 当饮用水被污染，可能危及人体健康时，有关单位或责任人应立即采取措施，消除污染，并向当地人民政府卫生行政部门和建设行政主管部门报告。

第三章 卫 生 监 督

第十六条 县级以上人民政府卫生行政部门负责本行政区域内饮用水卫

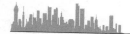

生监督滥测工作。供水单位的供水范围在本行政区域内的,由该行政区人民政府卫生行政部门负责其饮用水卫生监督监测工作;供水单位的供水范围超出其所在行政区域的,由供水单位所在行政区域的上一级人民政府卫生行政部门负责其饮用水卫生监督监测工作;供水单位的供水范围超出其所在省、自治区、直辖市的,由该供水单位所在省、自治区、直辖市人民政府卫生行政部门负责其饮用水卫生监督监测工作。铁道、交通、民航行政主管部门设立的卫生监督机构,行使卫生部会同国务院有关部门规定的饮用水卫生监督职责。

第十七条　新建、改建、扩建集中式供水项目时,当地人民政府卫生行政部门应做好预防性卫生监督工作,并负责本行政区域内饮用水的水源水质监测和评价。

第十八条　医疗单位发现因饮用水污染出现的介水传染病或化学中毒病例时,应及时向当地人民政府卫生行政部门和卫生防疫机构报告。

第十九条　县级以上地方人民政府卫生行政部门负责本行政区域内饮用水污染事故对人体健康影响的调查。当发现饮用水污染危及人体健康,须停止使用时,对二次供水单位应责令其立即停止供水;对集中式供水单位应当会同城市建设行政主管部门报同级人民政府批准后停止供水。

第二十条　供水单位卫生许可证由县级以上人民政府卫生行政部门按照本办法第十六规定的管理范围发放,有效期四年,每年复核一次。有效期满前六个月重新提出申请换发新证。《城市供水企业资质证书》的申办按《城市供水企业资质管理规定》执行。

第二十一条　涉及饮用水卫生安全的产品,必须进行卫生安全性评价。与饮用水接触的防护涂料、水质处理器以及新材料和化学物质,由省级人民政府卫生行政部门初审后,报卫生部复审;复审合格的产品,由卫生部颁发批准文件。其他涉及饮用水卫生安全的产品,由省、自治区、直辖市人民政府卫生行政部门批准,报卫生部备案。凡涉及饮用水卫生安全的进口产品,须经卫生部审批后,方可进口和销售。具体管理办法由卫生部另行制定。

第二十二条　凡取得卫生许可证的单位或个人,以及取得卫生许可批准文件的饮用水卫生安全的产品,经日常监督检查,发现已不符合卫生许可证颁发条件或不符合卫生许可批准文件颁发要求的,原批准机关有权收回有关证件或批准文件。

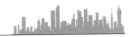

第二十三条　县级以上人民政府卫生行政部门设饮用水卫生监督员，负责饮用水卫生监督工作。县级人民政府卫生行政部门可聘任饮用水卫生检查员，负责乡、镇饮用水卫生检查工作。饮用水卫生监督员由县级以上人民政府卫生行政部门发给证书，饮用水卫生检查员由县级人民政府卫生行政部门发给证书。铁道、交通、民航的饮用水卫生监督员，由其上级行政主管部门发给证书。

第二十四条　饮用水卫生监督员应秉公执法，忠于职守，不得利用职权谋取私利。

第四章　罚　　则

第二十五条　集中式供水单位安排未取得体检合格证的人员从事直接供、管水工作或安排患有有碍饮用水卫生疾病的或病原携带者从事直接供、管水工作的，县级以上地方人民政府卫生行政部门应当责令限期改进，并可对供水单位处以20元以上1000元以下的罚款。

第二十六条　违反本办法规定，有下列情形之一的，县级以上地方人民政府卫生行政部门应当责令限期改进，并可处以20元以上5000元以下的罚款：(一)在引用水水源保护区修建危害水源水质卫生的设施或进行有碍水源水质卫生的作业的；(二)新建、改建、扩建的饮用水供水项目未经卫生行政部门参加选址、设计审查和竣工验收而擅自供水的；(三)供水单位未取得卫生许可证而擅自供水的；(四)供水单位供应的饮用水不符合国家规定的生活饮用水卫生标准的；(五)未取得卫生行政部门的卫生许可擅自从事二次供水设施清洗消毒工作的。

第二十七条　违反本办法规定，生产或者销售无卫生许可批准文件的涉及饮用水卫生安全的产品的，县级以上地方人民政府卫生行政部门应当责令改进，并可处以违法所得3倍以下的罚款，但最高不超过30 000元，或处以500元以上10 000元以下的罚款。

第二十八条　城市自来水供水企业和自建设施对外供水的企业，有下列行为之一的，由建设行政主管部门责令限期改进，并可处以违法所得3倍以下的罚款，但最高不超过30 000元，没有违法所得的可处以10 000元以下罚款：(一)新建、改建、扩建的饮用水供水工程项目未经建设行政主管部门设计审查和竣工验收而擅自建设并投入使用的；(二)未按规定进行日常性水质检验工

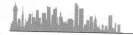

作;(三)未取得《城市供水企业资质证书》擅自供水的。

第五章　附　　则

　　第二十九条　本办法下列用语的含义是:集中式供水:由水源集中取水,经统一净化处理和消毒后,由输水管网送至用户的供水方式(包括公共供水和单位自建设施供水)。二次供水:将来自集中式供水的管道另行加压、贮存,再送至水站或用户的供水设施;包括客运船舶、火车客车等交通运输工具上的供水(有独自制水设施者除外)。涉及饮用水卫生安全的产品:凡在饮用水生产和供水过程中与饮用水接触的联接止水材料、塑料及有机合成管材、管件、防护涂料、水处理剂、除垢剂、水质处理顺及其他新材料和化学物质。直接从事供、管水的人员:从事净水、取样、化验、二次供水卫生管理及水池、水箱清洗人员。

　　第三十条　本办法由卫生部、建设部负责解释。

　　第三十一条　本办法自一九九七年一月一日起施行。

七、公共卫生与医疗服务类

中华人民共和国传染病防治法

(2004 年主席第十七号令公布)

第一章 总 则

第一条 为了预防、控制和消除传染病的发生与流行,保障人体健康和公共卫生,制定本法。

第二条 国家对传染病防治实行预防为主的方针,防治结合、分类管理、依靠科学、依靠群众。

第三条 本法规定的传染病分为甲类、乙类和丙类。

甲类传染病是指:鼠疫、霍乱。

乙类传染病是指:传染性非典型肺炎、艾滋病、病毒性肝炎、脊髓灰质炎、人感染高致病性禽流感、麻疹、流行性出血热、狂犬病、流行性乙型脑炎、登革热、炭疽、细菌性和阿米巴性痢疾、肺结核、伤寒和副伤寒、流行性脑脊髓膜炎、百日咳、白喉、新生儿破伤风、猩红热、布鲁氏菌病、淋病、梅毒、钩端螺旋体病、血吸虫病、疟疾。

丙类传染病是指:流行性感冒、流行性腮腺炎、风疹、急性出血性结膜炎、麻风病、流行性和地方性斑疹伤寒、黑热病、包虫病、丝虫病,除霍乱、细菌性和阿米巴性痢疾、伤寒和副伤寒以外的感染性腹泻病。

上述规定以外的其他传染病,根据其暴发、流行情况和危害程度,需要列入乙类、丙类传染病的,由国务院卫生行政部门决定并予以公布。

第四条 对乙类传染病中传染性非典型肺炎、炭疽中的肺炭疽和人感染高致病性禽流感,采取本法所称甲类传染病的预防、控制措施。其他乙类传染病和突发原因不明的传染病需要采取本法所称甲类传染病的预防、控制措施的,由国务院卫生行政部门及时报经国务院批准后予以公布、实施。

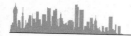

省、自治区、直辖市人民政府对本行政区域内常见、多发的其他地方性传染病,可以根据情况决定按照乙类或者丙类传染病管理并予以公布,报国务院卫生行政部门备案。

第五条　各级人民政府领导传染病防治工作。

县级以上人民政府制定传染病防治规划并组织实施,建立健全传染病防治的疾病预防控制、医疗救治和监督管理体系。

第六条　国务院卫生行政部门主管全国传染病防治及其监督管理工作。县级以上地方人民政府卫生行政部门负责本行政区域内的传染病防治及其监督管理工作。

县级以上人民政府其他部门在各自的职责范围内负责传染病防治工作。

军队的传染病防治工作,依照本法和国家有关规定办理,由中国人民解放军卫生主管部门实施监督管理。

第七条　各级疾病预防控制机构承担传染病监测、预测、流行病学调查、疫情报告以及其他预防、控制工作。

医疗机构承担与医疗救治有关的传染病防治工作和责任区域内的传染病预防工作。城市社区和农村基层医疗机构在疾病预防控制机构的指导下,承担城市社区、农村基层相应的传染病防治工作。

第八条　国家发展现代医学和中医药等传统医学,支持和鼓励开展传染病防治的科学研究,提高传染病防治的科学技术水平。

国家支持和鼓励开展传染病防治的国际合作。

第九条　国家支持和鼓励单位和个人参与传染病防治工作。各级人民政府应当完善有关制度,方便单位和个人参与防治传染病的宣传教育、疫情报告、志愿服务和捐赠活动。

居民委员会、村民委员会应当组织居民、村民参与社区、农村的传染病预防与控制活动。

第十条　国家开展预防传染病的健康教育。新闻媒体应当无偿开展传染病防治和公共卫生教育的公益宣传。

各级各类学校应当对学生进行健康知识和传染病预防知识的教育。

医学院校应当加强预防医学教育和科学研究,对在校学生以及其他与传染病防治相关人员进行预防医学教育和培训,为传染病防治工作提供技术支持。

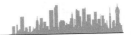

疾病预防控制机构、医疗机构应当定期对其工作人员进行传染病防治知识、技能的培训。

第十一条 对在传染病防治工作中做出显著成绩和贡献的单位和个人,给予表彰和奖励。

对因参与传染病防治工作致病、致残、死亡的人员,按照有关规定给予补助、抚恤。

第十二条 在中华人民共和国领域内的一切单位和个人,必须接受疾病预防控制机构、医疗机构有关传染病的调查、检验、采集样本、隔离治疗等预防、控制措施,如实提供有关情况。疾病预防控制机构、医疗机构不得泄露涉及个人隐私的有关信息、资料。

卫生行政部门以及其他有关部门、疾病预防控制机构和医疗机构因违法实施行政管理或者预防、控制措施,侵犯单位和个人合法权益的,有关单位和个人可以依法申请行政复议或者提起诉讼。

第二章 传染病预防

第十三条 各级人民政府组织开展群众性卫生活动,进行预防传染病的健康教育,倡导文明健康的生活方式,提高公众对传染病的防治意识和应对能力,加强环境卫生建设,消除鼠害和蚊、蝇等病媒生物的危害。

各级人民政府农业、水利、林业行政部门按照职责分工负责指导和组织消除农田、湖区、河流、牧场、林区的鼠害与血吸虫危害,以及其他传播传染病的动物和病媒生物的危害。

铁路、交通、民用航空行政部门负责组织消除交通工具以及相关场所的鼠害和蚊、蝇等病媒生物的危害。

第十四条 地方各级人民政府应当有计划地建设和改造公共卫生设施,改善饮用水卫生条件,对污水、污物、粪便进行无害化处置。

第十五条 国家实行有计划的预防接种制度。国务院卫生行政部门和省、自治区、直辖市人民政府卫生行政部门,根据传染病预防、控制的需要,制定传染病预防接种规划并组织实施。用于预防接种的疫苗必须符合国家质量标准。

国家对儿童实行预防接种证制度。国家免疫规划项目的预防接种实行免费。医疗机构、疾病预防控制机构与儿童的监护人应当相互配合,保证儿童及时接受预防接种。具体办法由国务院制定。

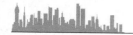

第十六条 国家和社会应当关心、帮助传染病病人、病原携带者和疑似传染病病人,使其得到及时救治。任何单位和个人不得歧视传染病病人、病原携带者和疑似传染病病人。

传染病病人、病原携带者和疑似传染病病人,在治愈前或者在排除传染病嫌疑前,不得从事法律、行政法规和国务院卫生行政部门规定禁止从事的易使该传染病扩散的工作。

第十七条 国家建立传染病监测制度。

国务院卫生行政部门制定国家传染病监测规划和方案。省、自治区、直辖市人民政府卫生行政部门根据国家传染病监测规划和方案,制定本行政区域的传染病监测计划和工作方案。

各级疾病预防控制机构对传染病的发生、流行以及影响其发生、流行的因素,进行监测;对国外发生、国内尚未发生的传染病或者国内新发生的传染病,进行监测。

第十八条 各级疾病预防控制机构在传染病预防控制中履行下列职责:

(一)实施传染病预防控制规划、计划和方案;

(二)收集、分析和报告传染病监测信息,预测传染病的发生、流行趋势;

(三)开展对传染病疫情和突发公共卫生事件的流行病学调查、现场处理及其效果评价;

(四)开展传染病实验室检测、诊断、病原学鉴定;

(五)实施免疫规划,负责预防性生物制品的使用管理;

(六)开展健康教育、咨询,普及传染病防治知识;

(七)指导、培训下级疾病预防控制机构及其工作人员开展传染病监测工作;

(八)开展传染病防治应用性研究和卫生评价,提供技术咨询。

国家、省级疾病预防控制机构负责对传染病发生、流行以及分布进行监测,对重大传染病流行趋势进行预测,提出预防控制对策,参与并指导对暴发的疫情进行调查处理,开展传染病病原学鉴定,建立检测质量控制体系,开展应用性研究和卫生评价。

设区的市和县级疾病预防控制机构负责传染病预防控制规划、方案的落实,组织实施免疫、消毒、控制病媒生物的危害,普及传染病防治知识,负责本地区疫情和突发公共卫生事件监测、报告,开展流行病学调查和常见病原微生

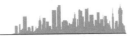

物检测。

第十九条 国家建立传染病预警制度。

国务院卫生行政部门和省、自治区、直辖市人民政府根据传染病发生、流行趋势的预测，及时发出传染病预警，根据情况予以公布。

第二十条 县级以上地方人民政府应当制定传染病预防、控制预案，报上一级人民政府备案。

传染病预防、控制预案应当包括以下主要内容：

（一）传染病预防控制指挥部的组成和相关部门的职责；

（二）传染病的监测、信息收集、分析、报告、通报制度；

（三）疾病预防控制机构、医疗机构在发生传染病疫情时的任务与职责；

（四）传染病暴发、流行情况的分级以及相应的应急工作方案；

（五）传染病预防、疫点疫区现场控制，应急设施、设备、救治药品和医疗器械以及其他物资和技术的储备与调用。

地方人民政府和疾病预防控制机构接到国务院卫生行政部门或者省、自治区、直辖市人民政府发出的传染病预警后，应当按照传染病预防、控制预案，采取相应的预防、控制措施。

第二十一条 医疗机构必须严格执行国务院卫生行政部门规定的管理制度、操作规范，防止传染病的医源性感染和医院感染。

医疗机构应当确定专门的部门或者人员，承担传染病疫情报告、本单位的传染病预防、控制以及责任区域内的传染病预防工作；承担医疗活动中与医院感染有关的危险因素监测、安全防护、消毒、隔离和医疗废物处置工作。

疾病预防控制机构应当指定专门人员负责对医疗机构内传染病预防工作进行指导、考核，开展流行病学调查。

第二十二条 疾病预防控制机构、医疗机构的实验室和从事病原微生物实验的单位，应当符合国家规定的条件和技术标准，建立严格的监督管理制度，对传染病病原体样本按照规定的措施实行严格监督管理，严防传染病病原体的实验室感染和病原微生物的扩散。

第二十三条 采供血机构、生物制品生产单位必须严格执行国家有关规定，保证血液、血液制品的质量。禁止非法采集血液或者组织他人出卖血液。

疾病预防控制机构、医疗机构使用血液和血液制品，必须遵守国家有关规定，防止因输入血液、使用血液制品引起经血液传播疾病的发生。

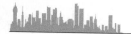

第二十四条　各级人民政府应当加强艾滋病的防治工作,采取预防、控制措施,防止艾滋病的传播。具体办法由国务院制定。

第二十五条　县级以上人民政府农业、林业行政部门以及其他有关部门,依据各自的职责负责与人畜共患传染病有关的动物传染病的防治管理工作。

与人畜共患传染病有关的野生动物、家畜家禽,经检疫合格后,方可出售、运输。

第二十六条　国家建立传染病菌种、毒种库。

对传染病菌种、毒种和传染病检测样本的采集、保藏、携带、运输和使用实行分类管理,建立健全严格的管理制度。

对可能导致甲类传染病传播的以及国务院卫生行政部门规定的菌种、毒种和传染病检测样本,确需采集、保藏、携带、运输和使用的,须经省级以上人民政府卫生行政部门批准。具体办法由国务院制定。

第二十七条　对被传染病病原体污染的污水、污物、场所和物品,有关单位和个人必须在疾病预防控制机构的指导下或者按照其提出的卫生要求,进行严格消毒处理;拒绝消毒处理的,由当地卫生行政部门或者疾病预防控制机构进行强制消毒处理。

第二十八条　在国家确认的自然疫源地计划兴建水利、交通、旅游、能源等大型建设项目的,应当事先由省级以上疾病预防控制机构对施工环境进行卫生调查。建设单位应当根据疾病预防控制机构的意见,采取必要的传染病预防、控制措施。施工期间,建设单位应当设专人负责工地上的卫生防疫工作。工程竣工后,疾病预防控制机构应当对可能发生的传染病进行监测。

第二十九条　用于传染病防治的消毒产品、饮用水供水单位供应的饮用水和涉及饮用水卫生安全的产品,应当符合国家卫生标准和卫生规范。

饮用水供水单位从事生产或者供应活动,应当依法取得卫生许可证。

生产用于传染病防治的消毒产品的单位和生产用于传染病防治的消毒产品,应当经省级以上人民政府卫生行政部门审批。具体办法由国务院制定。

第三章　疫情报告、通报和公布

第三十条　疾病预防控制机构、医疗机构和采供血机构及其执行职务的人员发现本法规定的传染病疫情或者发现其他传染病暴发、流行以及突发原因不明的传染病时,应当遵循疫情报告属地管理原则,按照国务院规定的或者

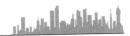

国务院卫生行政部门规定的内容、程序、方式和时限报告。

军队医疗机构向社会公众提供医疗服务，发现前款规定的传染病疫情时，应当按照国务院卫生行政部门的规定报告。

第三十一条 任何单位和个人发现传染病病人或者疑似传染病病人时，应当及时向附近的疾病预防控制机构或者医疗机构报告。

第三十二条 港口、机场、铁路疾病预防控制机构以及国境卫生检疫机关发现甲类传染病病人、病原携带者、疑似传染病病人时，应当按照国家有关规定立即向国境口岸所在地的疾病预防控制机构或者所在地县级以上地方人民政府卫生行政部门报告并互相通报。

第三十三条 疾病预防控制机构应当主动收集、分析、调查、核实传染病疫情信息。接到甲类、乙类传染病疫情报告或者发现传染病暴发、流行时，应当立即报告当地卫生行政部门，由当地卫生行政部门立即报告当地人民政府，同时报告上级卫生行政部门和国务院卫生行政部门。

疾病预防控制机构应当设立或者指定专门的部门、人员负责传染病疫情信息管理工作，及时对疫情报告进行核实、分析。

第三十四条 县级以上地方人民政府卫生行政部门应当及时向本行政区域内的疾病预防控制机构和医疗机构通报传染病疫情以及监测、预警的相关信息。接到通报的疾病预防控制机构和医疗机构应当及时告知本单位的有关人员。

第三十五条 国务院卫生行政部门应当及时向国务院其他有关部门和各省、自治区、直辖市人民政府卫生行政部门通报全国传染病疫情以及监测、预警的相关信息。

毗邻的以及相关的地方人民政府卫生行政部门，应当及时互相通报本行政区域的传染病疫情以及监测、预警的相关信息。

县级以上人民政府有关部门发现传染病疫情时，应当及时向同级人民政府卫生行政部门通报。

中国人民解放军卫生主管部门发现传染病疫情时，应当向国务院卫生行政部门通报。

第三十六条 动物防疫机构和疾病预防控制机构，应当及时互相通报动物间和人间发生的人畜共患传染病疫情以及相关信息。

第三十七条 依照本法的规定负有传染病疫情报告职责的人民政府有关

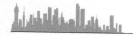

部门、疾病预防控制机构、医疗机构、采供血机构及其工作人员,不得隐瞒、谎报、缓报传染病疫情。

第三十八条 国家建立传染病疫情信息公布制度。

国务院卫生行政部门定期公布全国传染病疫情信息。省、自治区、直辖市人民政府卫生行政部门定期公布本行政区域的传染病疫情信息。

传染病暴发、流行时,国务院卫生行政部门负责向社会公布传染病疫情信息,并可以授权省、自治区、直辖市人民政府卫生行政部门向社会公布本行政区域的传染病疫情信息。

公布传染病疫情信息应当及时、准确。

第四章 疫 情 控 制

第三十九条 医疗机构发现甲类传染病时,应当及时采取下列措施:

(一)对病人、病原携带者,予以隔离治疗,隔离期限根据医学检查结果确定;

(二)对疑似病人,确诊前在指定场所单独隔离治疗;

(三)对医疗机构内的病人、病原携带者、疑似病人的密切接触者,在指定场所进行医学观察和采取其他必要的预防措施。

拒绝隔离治疗或者隔离期未满擅自脱离隔离治疗的,可以由公安机关协助医疗机构采取强制隔离治疗措施。

医疗机构发现乙类或者丙类传染病病人,应当根据病情采取必要的治疗和控制传播措施。

医疗机构对本单位内被传染病病原体污染的场所、物品以及医疗废物,必须依照法律、法规的规定实施消毒和无害化处置。

第四十条 疾病预防控制机构发现传染病疫情或者接到传染病疫情报告时,应当及时采取下列措施:

(一)对传染病疫情进行流行病学调查,根据调查情况提出划定疫点、疫区的建议,对被污染的场所进行卫生处理,对密切接触者,在指定场所进行医学观察和采取其他必要的预防措施,并向卫生行政部门提出疫情控制方案;

(二)传染病暴发、流行时,对疫点、疫区进行卫生处理,向卫生行政部门提出疫情控制方案,并按照卫生行政部门的要求采取措施;

(三)指导下级疾病预防控制机构实施传染病预防、控制措施,组织、指导

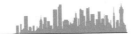

有关单位对传染病疫情的处理。

第四十一条　对已经发生甲类传染病病例的场所或者该场所内的特定区域的人员,所在地的县级以上地方人民政府可以实施隔离措施,并同时向上一级人民政府报告;接到报告的上级人民政府应当即时作出是否批准的决定。上级人民政府作出不予批准决定的,实施隔离措施的人民政府应当立即解除隔离措施。

在隔离期间,实施隔离措施的人民政府应当对被隔离人员提供生活保障;被隔离人员有工作单位的,所在单位不得停止支付其隔离期间的工作报酬。

隔离措施的解除,由原决定机关决定并宣布。

第四十二条　传染病暴发、流行时,县级以上地方人民政府应当立即组织力量,按照预防、控制预案进行防治,切断传染病的传播途径,必要时,报经上一级人民政府决定,可以采取下列紧急措施并予以公告:

（一）限制或者停止集市、影剧院演出或者其他人群聚集的活动;

（二）停工、停业、停课;

（三）封闭或者封存被传染病病原体污染的公共饮用水源、食品以及相关物品;

（四）控制或者扑杀染疫野生动物、家畜家禽;

（五）封闭可能造成传染病扩散的场所。

上级人民政府接到下级人民政府关于采取前款所列紧急措施的报告时,应当即时作出决定。

紧急措施的解除,由原决定机关决定并宣布。

第四十三条　甲类、乙类传染病暴发、流行时,县级以上地方人民政府报经上一级人民政府决定,可以宣布本行政区域部分或者全部为疫区;国务院可以决定并宣布跨省、自治区、直辖市的疫区。县级以上地方人民政府可以在疫区内采取本法第四十二条规定的紧急措施,并可以对出入疫区的人员、物资和交通工具实施卫生检疫。

省、自治区、直辖市人民政府可以决定对本行政区域内的甲类传染病疫区实施封锁;但是,封锁大、中城市的疫区或者封锁跨省、自治区、直辖市的疫区,以及封锁疫区导致中断干线交通或者封锁国境的,由国务院决定。

疫区封锁的解除,由原决定机关决定并宣布。

第四十四条　发生甲类传染病时,为了防止该传染病通过交通工具及其

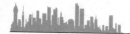

乘运的人员、物资传播,可以实施交通卫生检疫。具体办法由国务院制定。

第四十五条 传染病暴发、流行时,根据传染病疫情控制的需要,国务院有权在全国范围或者跨省、自治区、直辖市范围内,县级以上地方人民政府有权在本行政区域内紧急调集人员或者调用储备物资,临时征用房屋、交通工具以及相关设施、设备。

紧急调集人员的,应当按照规定给予合理报酬。临时征用房屋、交通工具以及相关设施、设备的,应当依法给予补偿;能返还的,应当及时返还。

第四十六条 患甲类传染病、炭疽死亡的,应当将尸体立即进行卫生处理,就近火化。患其他传染病死亡的,必要时,应当将尸体进行卫生处理后火化或者按照规定深埋。

为了查找传染病病因,医疗机构在必要时可以按照国务院卫生行政部门的规定,对传染病病人尸体或者疑似传染病病人尸体进行解剖查验,并应当告知死者家属。

第四十七条 疫区中被传染病病原体污染或者可能被传染病病原体污染的物品,经消毒可以使用的,应当在当地疾病预防控制机构的指导下,进行消毒处理后,方可使用、出售和运输。

第四十八条 发生传染病疫情时,疾病预防控制机构和省级以上人民政府卫生行政部门指派的其他与传染病有关的专业技术机构,可以进入传染病疫点、疫区进行调查、采集样本、技术分析和检验。

第四十九条 传染病暴发、流行时,药品和医疗器械生产、供应单位应当及时生产、供应防治传染病的药品和医疗器械。铁路、交通、民用航空经营单位必须优先运送处理传染病疫情的人员以及防治传染病的药品和医疗器械。县级以上人民政府有关部门应当做好组织协调工作。

第五章 医疗救治

第五十条 县级以上人民政府应当加强和完善传染病医疗救治服务网络的建设,指定具备传染病救治条件和能力的医疗机构承担传染病救治任务,或者根据传染病救治需要设置传染病医院。

第五十一条 医疗机构的基本标准、建筑设计和服务流程,应当符合预防传染病医院感染的要求。

医疗机构应当按照规定对使用的医疗器械进行消毒;对按照规定一次使

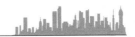

用的医疗器具,应当在使用后予以销毁。

医疗机构应当按照国务院卫生行政部门规定的传染病诊断标准和治疗要求,采取相应措施,提高传染病医疗救治能力。

第五十二条 医疗机构应当对传染病病人或者疑似传染病病人提供医疗救护、现场救援和接诊治疗,书写病历记录以及其他有关资料,并妥善保管。

医疗机构应当实行传染病预检、分诊制度;对传染病病人、疑似传染病病人,应当引导至相对隔离的分诊点进行初诊。医疗机构不具备相应救治能力的,应当将患者及其病历记录复印件一并转至具备相应救治能力的医疗机构。具体办法由国务院卫生行政部门规定。

第六章 监 督 管 理

第五十三条 县级以上人民政府卫生行政部门对传染病防治工作履行下列监督检查职责:

(一)对下级人民政府卫生行政部门履行本法规定的传染病防治职责进行监督检查;

(二)对疾病预防控制机构、医疗机构的传染病防治工作进行监督检查;

(三)对采供血机构的采供血活动进行监督检查;

(四)对用于传染病防治的消毒产品及其生产单位进行监督检查,并对饮用水供水单位从事生产或者供应活动以及涉及饮用水卫生安全的产品进行监督检查;

(五)对传染病菌种、毒种和传染病检测样本的采集、保藏、携带、运输、使用进行监督检查;

(六)对公共场所和有关单位的卫生条件和传染病预防、控制措施进行监督检查。

省级以上人民政府卫生行政部门负责组织对传染病防治重大事项的处理。

第五十四条 县级以上人民政府卫生行政部门在履行监督检查职责时,有权进入被检查单位和传染病疫情发生现场调查取证,查阅或者复制有关的资料和采集样本。被检查单位应当予以配合,不得拒绝、阻挠。

第五十五条 县级以上地方人民政府卫生行政部门在履行监督检查职责时,发现被传染病病原体污染的公共饮用水源、食品以及相关物品,如不及时采取控制措施可能导致传染病传播、流行的,可以采取封闭公共饮用水源、封

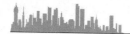

存食品以及相关物品或者暂停销售的临时控制措施,并予以检验或者进行消毒。经检验,属于被污染的食品,应当予以销毁;对未被污染的食品或者经消毒后可以使用的物品,应当解除控制措施。

第五十六条　卫生行政部门工作人员依法执行职务时,应当不少于两人,并出示执法证件,填写卫生执法文书。

卫生执法文书经核对无误后,应当由卫生执法人员和当事人签名。当事人拒绝签名的,卫生执法人员应当注明情况。

第五十七条　卫生行政部门应当依法建立健全内部监督制度,对其工作人员依据法定职权和程序履行职责的情况进行监督。

上级卫生行政部门发现下级卫生行政部门不及时处理职责范围内的事项或者不履行职责的,应当责令纠正或者直接予以处理。

第五十八条　卫生行政部门及其工作人员履行职责,应当自觉接受社会和公民的监督。单位和个人有权向上级人民政府及其卫生行政部门举报违反本法的行为。接到举报的有关人民政府或者其卫生行政部门,应当及时调查处理。

第七章　保　障　措　施

第五十九条　国家将传染病防治工作纳入国民经济和社会发展计划,县级以上地方人民政府将传染病防治工作纳入本行政区域的国民经济和社会发展计划。

第六十条　县级以上地方人民政府按照本级政府职责负责本行政区域内传染病预防、控制、监督工作的日常经费。

国务院卫生行政部门会同国务院有关部门,根据传染病流行趋势,确定全国传染病预防、控制、救治、监测、预测、预警、监督检查等项目。中央财政对困难地区实施重大传染病防治项目给予补助。

省、自治区、直辖市人民政府根据本行政区域内传染病流行趋势,在国务院卫生行政部门确定的项目范围内,确定传染病预防、控制、监督等项目,并保障项目的实施经费。

第六十一条　国家加强基层传染病防治体系建设,扶持贫困地区和少数民族地区的传染病防治工作。

地方各级人民政府应当保障城市社区、农村基层传染病预防工作的经费。

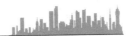

第六十二条 国家对患有特定传染病的困难人群实行医疗救助，减免医疗费用。具体办法由国务院卫生行政部门会同国务院财政部门等部门制定。

第六十三条 县级以上人民政府负责储备防治传染病的药品、医疗器械和其他物资，以备调用。

第六十四条 对从事传染病预防、医疗、科研、教学、现场处理疫情的人员，以及在生产、工作中接触传染病病原体的其他人员，有关单位应当按照国家规定，采取有效的卫生防护措施和医疗保健措施，并给予适当的津贴。

第八章 法 律 责 任

第六十五条 地方各级人民政府未依照本法的规定履行报告职责，或者隐瞒、谎报、缓报传染病疫情，或者在传染病暴发、流行时，未及时组织救治、采取控制措施的，由上级人民政府责令改正，通报批评；造成传染病传播、流行或者其他严重后果的，对负有责任的主管人员，依法给予行政处分；构成犯罪的，依法追究刑事责任。

第六十六条 县级以上人民政府卫生行政部门违反本法规定，有下列情形之一的，由本级人民政府、上级人民政府卫生行政部门责令改正，通报批评；造成传染病传播、流行或者其他严重后果的，对负有责任的主管人员和其他直接责任人员，依法给予行政处分；构成犯罪的，依法追究刑事责任：

（一）未依法履行传染病疫情通报、报告或者公布职责，或者隐瞒、谎报、缓报传染病疫情的；

（二）发生或者可能发生传染病传播时未及时采取预防、控制措施的；

（三）未依法履行监督检查职责，或者发现违法行为不及时查处的；

（四）未及时调查、处理单位和个人对下级卫生行政部门不履行传染病防治职责的举报的；

（五）违反本法的其他失职、渎职行为。

第六十七条 县级以上人民政府有关部门未依照本法的规定履行传染病防治和保障职责的，由本级人民政府或者上级人民政府有关部门责令改正，通报批评；造成传染病传播、流行或者其他严重后果的，对负有责任的主管人员和其他直接责任人员，依法给予行政处分；构成犯罪的，依法追究刑事责任。

第六十八条 疾病预防控制机构违反本法规定，有下列情形之一的，由县级以上人民政府卫生行政部门责令限期改正，通报批评，给予警告；对负有责

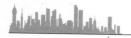

任的主管人员和其他直接责任人员,依法给予降级、撤职、开除的处分,并可以依法吊销有关责任人员的执业证书;构成犯罪的,依法追究刑事责任:

(一)未依法履行传染病监测职责的;

(二)未依法履行传染病疫情报告、通报职责,或者隐瞒、谎报、缓报传染病疫情的;

(三)未主动收集传染病疫情信息,或者对传染病疫情信息和疫情报告未及时进行分析、调查、核实的;

(四)发现传染病疫情时,未依据职责及时采取本法规定的措施的;

(五)故意泄露传染病病人、病原携带者、疑似传染病病人、密切接触者涉及个人隐私的有关信息、资料的。

第六十九条 医疗机构违反本法规定,有下列情形之一的,由县级以上人民政府卫生行政部门责令改正,通报批评,给予警告;造成传染病传播、流行或者其他严重后果的,对负有责任的主管人员和其他直接责任人员,依法给予降级、撤职、开除的处分,并可以依法吊销有关责任人员的执业证书;构成犯罪的,依法追究刑事责任:

(一)未按照规定承担本单位的传染病预防、控制工作、医院感染控制任务和责任区域内的传染病预防工作的;

(二)未按照规定报告传染病疫情,或者隐瞒、谎报、缓报传染病疫情的;

(三)发现传染病疫情时,未按照规定对传染病病人、疑似传染病病人提供医疗救护、现场救援、接诊、转诊的,或者拒绝接受转诊的;

(四)未按照规定对本单位内被传染病病原体污染的场所、物品以及医疗废物实施消毒或者无害化处置的;

(五)未按照规定对医疗器械进行消毒,或者对按照规定一次使用的医疗器具未予销毁,再次使用的;

(六)在医疗救治过程中未按照规定保管医学记录资料的;

(七)故意泄露传染病病人、病原携带者、疑似传染病病人、密切接触者涉及个人隐私的有关信息、资料的。

第七十条 采供血机构未按照规定报告传染病疫情,或者隐瞒、谎报、缓报传染病疫情,或者未执行国家有关规定,导致因输入血液引起经血液传播疾病发生的,由县级以上人民政府卫生行政部门责令改正,通报批评,给予警告;造成传染病传播、流行或者其他严重后果的,对负有责任的主管人员和其他直

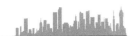

接责任人员,依法给予降级、撤职、开除的处分,并可以依法吊销采供血机构的执业许可证;构成犯罪的,依法追究刑事责任。

非法采集血液或者组织他人出卖血液的,由县级以上人民政府卫生行政部门予以取缔,没收违法所得,可以并处十万元以下的罚款;构成犯罪的,依法追究刑事责任。

第七十一条 国境卫生检疫机关、动物防疫机构未依法履行传染病疫情通报职责的,由有关部门在各自职责范围内责令改正,通报批评;造成传染病传播、流行或者其他严重后果的,对负有责任的主管人员和其他直接责任人员,依法给予降级、撤职、开除的处分;构成犯罪的,依法追究刑事责任。

第七十二条 铁路、交通、民用航空经营单位未依照本法的规定优先运送处理传染病疫情的人员以及防治传染病的药品和医疗器械的,由有关部门责令限期改正,给予警告;造成严重后果的,对负有责任的主管人员和其他直接责任人员,依法给予降级、撤职、开除的处分。

第七十三条 违反本法规定,有下列情形之一,导致或者可能导致传染病传播、流行的,由县级以上人民政府卫生行政部门责令限期改正,没收违法所得,可以并处五万元以下的罚款;已取得许可证的,原发证部门可以依法暂扣或者吊销许可证;构成犯罪的,依法追究刑事责任:

(一)饮用水供水单位供应的饮用水不符合国家卫生标准和卫生规范的;

(二)涉及饮用水卫生安全的产品不符合国家卫生标准和卫生规范的;

(三)用于传染病防治的消毒产品不符合国家卫生标准和卫生规范的;

(四)出售、运输疫区中被传染病病原体污染或者可能被传染病病原体污染的物品,未进行消毒处理的;

(五)生物制品生产单位生产的血液制品不符合国家质量标准的。

第七十四条 违反本法规定,有下列情形之一的,由县级以上地方人民政府卫生行政部门责令改正,通报批评,给予警告,已取得许可证的,可以依法暂扣或者吊销许可证;造成传染病传播、流行以及其他严重后果的,对负有责任的主管人员和其他直接责任人员,依法给予降级、撤职、开除的处分,并可以依法吊销有关责任人员的执业证书;构成犯罪的,依法追究刑事责任:

(一)疾病预防控制机构、医疗机构和从事病原微生物实验的单位,不符合国家规定的条件和技术标准,对传染病病原体样本未按照规定进行严格管理,造成实验室感染和病原微生物扩散的;

（二）违反国家有关规定,采集、保藏、携带、运输和使用传染病菌种、毒种和传染病检测样本的;

（三）疾病预防控制机构、医疗机构未执行国家有关规定,导致因输入血液、使用血液制品引起经血液传播疾病发生的。

第七十五条 未经检疫出售、运输与人畜共患传染病有关的野生动物、家畜家禽的,由县级以上地方人民政府畜牧兽医行政部门责令停止违法行为,并依法给予行政处罚。

第七十六条 在国家确认的自然疫源地兴建水利、交通、旅游、能源等大型建设项目,未经卫生调查进行施工的,或者未按照疾病预防控制机构的意见采取必要的传染病预防、控制措施的,由县级以上人民政府卫生行政部门责令限期改正,给予警告,处五千元以上三万元以下的罚款;逾期不改正的,处三万元以上十万元以下的罚款,并可以提请有关人民政府依据职责权限,责令停建、关闭。

第七十七条 单位和个人违反本法规定,导致传染病传播、流行,给他人人身、财产造成损害的,应当依法承担民事责任。

第九章 附 则

第七十八条 本法中下列用语的含义:

（一）传染病病人:中华人民共和国传染病防治法规定管理的传染病诊断标准,符合传染病病人和疑似传染病病人诊断标准的人。

（二）病原携带者:指感染病原体无临床症状但能排出病原体的人。

（三）流行病学调查:指对人群中疾病或者健康状况的分布及其决定因素进行调查研究,提出疾病预防控制措施及保健对策。

（四）疫点:指病原体从传染源向周围播散的范围较小或者单个疫源地。

（五）疫区:指传染病在人群中暴发、流行,其病原体向周围播散时所能波及的地区。

（六）人畜共患传染病:指人与脊椎动物共同罹患的传染病,如鼠疫、狂犬病、血吸虫病等。

（七）自然疫源地:指某些可引起人类传染病的病原体在自然界的野生动物中长期存在和循环的地区。

（八）病媒生物:指能够将病原体从人或者其他动物传播给人的生物,如

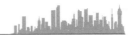

蚊、蝇、蚤类等。

（九）医源性感染：指在医学服务中，因病原体传播引起的感染。

（十）医院感染：指住院病人在医院内获得的感染，包括在住院期间发生的感染和在医院内获得出院后发生的感染，但不包括入院前已开始或者入院时已处于潜伏期的感染。医院工作人员在医院内获得的感染也属医院感染。

（十一）实验室感染：指从事实验室工作时，因接触病原体所致的感染。

（十二）菌种、毒种：指可能引起本法规定的传染病发生的细菌菌种、病毒毒种。

（十三）消毒：指用化学、物理、生物的方法杀灭或者消除环境中的病原微生物。

（十四）疾病预防控制机构：指从事疾病预防控制活动的疾病预防控制中心以及与上述机构业务活动相同的单位。

（十五）医疗机构：指按照《医疗机构管理条例》取得医疗机构执业许可证，从事疾病诊断、治疗活动的机构。

第七十九条　传染病防治中有关食品、药品、血液、水、医疗废物和病原微生物的管理以及动物防疫和国境卫生检疫，本法未规定的，分别适用其他有关法律、行政法规的规定。

第八十条　本法自 2004 年 12 月 1 日起施行。

疫苗流通和预防接种管理条例

（2005 年国务院第 434 号令公布）

第一章　总　　则

第一条　为了加强对疫苗流通和预防接种的管理,预防、控制传染病的发生、流行,保障人体健康和公共卫生,根据《中华人民共和国药品管理法》(以下简称药品管理法)和《中华人民共和国传染病防治法》(以下简称传染病防治法),制定本条例。

第二条　本条例所称疫苗,是指为了预防、控制传染病的发生、流行,用于人体预防接种的疫苗类预防性生物制品。

疫苗分为两类。第一类疫苗,是指政府免费向公民提供,公民应当依照政府的规定受种的疫苗,包括国家免疫规划确定的疫苗,省、自治区、直辖市人民政府在执行国家免疫规划时增加的疫苗,以及县级以上人民政府或者其卫生主管部门组织的应急接种或者群体性预防接种所使用的疫苗;第二类疫苗,是指由公民自费并且自愿受种的其他疫苗。

第三条　接种第一类疫苗由政府承担费用。接种第二类疫苗由受种者或者其监护人承担费用。

第四条　疫苗的流通、预防接种及其监督管理适用本条例。

第五条　国务院卫生主管部门根据全国范围内的传染病流行情况、人群免疫状况等因素,制定国家免疫规划;会同国务院财政部门拟订纳入国家免疫规划的疫苗种类,报国务院批准后公布。

省、自治区、直辖市人民政府在执行国家免疫规划时,根据本行政区域的传染病流行情况、人群免疫状况等因素,可以增加免费向公民提供的疫苗种类,并报国务院卫生主管部门备案。

第六条　国家实行有计划的预防接种制度,推行扩大免疫规划。

需要接种第一类疫苗的受种者应当依照本条例规定受种;受种者为未成年人的,其监护人应当配合有关的疾病预防控制机构和医疗机构等医疗卫生

303

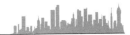

机构,保证受种者及时受种。

第七条　国务院卫生主管部门负责全国预防接种的监督管理工作。县级以上地方人民政府卫生主管部门负责本行政区域内预防接种的监督管理工作。

国务院药品监督管理部门负责全国疫苗的质量和流通的监督管理工作。省、自治区、直辖市人民政府药品监督管理部门负责本行政区域内疫苗的质量和流通的监督管理工作。

第八条　经县级人民政府卫生主管部门依照本条例规定指定的医疗卫生机构(以下称接种单位),承担预防接种工作。县级人民政府卫生主管部门指定接种单位时,应当明确其责任区域。

县级以上人民政府应当对承担预防接种工作并作出显著成绩和贡献的接种单位及其工作人员给予奖励。

第九条　国家支持、鼓励单位和个人参与预防接种工作。各级人民政府应当完善有关制度,方便单位和个人参与预防接种工作的宣传、教育和捐赠等活动。

居民委员会、村民委员会应当配合有关部门开展与预防接种有关的宣传、教育工作,并协助组织居民、村民受种第一类疫苗。

第二章　疫　苗　流　通

第十条　药品批发企业依照本条例的规定经批准后可以经营疫苗。药品零售企业不得从事疫苗经营活动。

药品批发企业申请从事疫苗经营活动的,应当具备下列条件:

(一) 具有从事疫苗管理的专业技术人员;

(二) 具有保证疫苗质量的冷藏设施、设备和冷藏运输工具;

(三) 具有符合疫苗储存、运输管理规范的管理制度。

省、自治区、直辖市人民政府药品监督管理部门对药品批发企业是否符合上述条件进行审查;对符合条件的,在其药品经营许可证上加注经营疫苗的业务。

取得疫苗经营资格的药品批发企业(以下称疫苗批发企业),应当对其冷藏设施、设备和冷藏运输工具进行定期检查、维护和更新,以确保其符合规定要求。

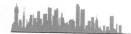

第十一条 省级疾病预防控制机构应当根据国家免疫规划和本地区预防、控制传染病的发生、流行的需要,制定本地区第一类疫苗的使用计划(以下称使用计划),并向依照国家有关规定负责采购第一类疫苗的部门报告,同时报同级人民政府卫生主管部门备案。使用计划应当包括疫苗的品种、数量、供应渠道与供应方式等内容。

第十二条 依照国家有关规定负责采购第一类疫苗的部门应当依法与疫苗生产企业或者疫苗批发企业签订政府采购合同,约定疫苗的品种、数量、价格等内容。

第十三条 疫苗生产企业或者疫苗批发企业应当按照政府采购合同的约定,向省级疾病预防控制机构或者其指定的其他疾病预防控制机构供应第一类疫苗,不得向其他单位或者个人供应。

疫苗生产企业、疫苗批发企业应当在其供应的纳入国家免疫规划疫苗的最小外包装的显著位置,标明"免费"字样以及国务院卫生主管部门规定的"免疫规划"专用标识。具体管理办法由国务院药品监督管理部门会同国务院卫生主管部门制定。

第十四条 省级疾病预防控制机构应当做好分发第一类疫苗的组织工作,并按照使用计划将第一类疫苗组织分发到设区的市级疾病预防控制机构或者县级疾病预防控制机构。县级疾病预防控制机构应当按照使用计划将第一类疫苗分发到接种单位和乡级医疗卫生机构。乡级医疗卫生机构应当将第一类疫苗分发到承担预防接种工作的村医疗卫生机构。医疗卫生机构不得向其他单位或者个人分发第一类疫苗;分发第一类疫苗,不得收取任何费用。

传染病暴发、流行时,县级以上地方人民政府或者其卫生主管部门需要采取应急接种措施的,设区的市级以上疾病预防控制机构可以直接向接种单位分发第一类疫苗。

第十五条 疫苗生产企业可以向疾病预防控制机构、接种单位、疫苗批发企业销售本企业生产的第二类疫苗。疫苗批发企业可以向疾病预防控制机构、接种单位、其他疫苗批发企业销售第二类疫苗。

县级疾病预防控制机构可以向接种单位供应第二类疫苗;设区的市级以上疾病预防控制机构不得直接向接种单位供应第二类疫苗。

第十六条 疾病预防控制机构、接种单位、疫苗生产企业、疫苗批发企业

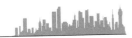

应当遵守疫苗储存、运输管理规范，保证疫苗质量。

疫苗储存、运输管理规范由国务院卫生主管部门会同国务院药品监督管理部门制定。

第十七条　疫苗生产企业、疫苗批发企业在销售疫苗时，应当提供由药品检验机构依法签发的生物制品每批检验合格或者审核批准证明复印件，并加盖企业印章；疫苗批发企业经营进口疫苗的，还应当提供进口药品通关单复印件，并加盖企业印章。

疾病预防控制机构、接种单位在接收或者购进疫苗时，应当向疫苗生产企业、疫苗批发企业索取前款规定的证明文件，并保存至超过疫苗有效期2年备查。

第十八条　疫苗生产企业、疫苗批发企业应当依照药品管理法和国务院药品监督管理部门的规定，建立真实、完整的购销记录，并保存至超过疫苗有效期2年备查。

疾病预防控制机构应当依照国务院卫生主管部门的规定，建立真实、完整的购进、分发、供应记录，并保存至超过疫苗有效期2年备查。

第三章　疫　苗　接　种

第十九条　国务院卫生主管部门应当制定、公布预防接种工作规范，并根据疫苗的国家标准，结合传染病流行病学调查信息，制定、公布纳入国家免疫规划疫苗的免疫程序和其他疫苗的免疫程序或者使用指导原则。

省、自治区、直辖市人民政府卫生主管部门应当根据国务院卫生主管部门制定的免疫程序、疫苗使用指导原则，结合本行政区域的传染病流行情况，制定本行政区域的接种方案，并报国务院卫生主管部门备案。

第二十条　各级疾病预防控制机构依照各自职责，根据国家免疫规划或者接种方案，开展与预防接种相关的宣传、培训、技术指导、监测、评价、流行病学调查、应急处置等工作，并依照国务院卫生主管部门的规定作好记录。

第二十一条　接种单位应当具备下列条件：

（一）具有医疗机构执业许可证件；

（二）具有经过县级人民政府卫生主管部门组织的预防接种专业培训并考核合格的执业医师、执业助理医师、护士或者乡村医生；

（三）具有符合疫苗储存、运输管理规范的冷藏设施、设备和冷藏保管

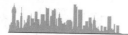

制度。

承担预防接种工作的城镇医疗卫生机构,应当设立预防接种门诊。

第二十二条 接种单位应当承担责任区域内的预防接种工作,并接受所在地的县级疾病预防控制机构的技术指导。

第二十三条 接种单位接收第一类疫苗或者购进第二类疫苗,应当建立并保存真实、完整的接收、购进记录。

接种单位应当根据预防接种工作的需要,制定第一类疫苗的需求计划和第二类疫苗的购买计划,并向县级人民政府卫生主管部门和县级疾病预防控制机构报告。

第二十四条 接种单位接种疫苗,应当遵守预防接种工作规范、免疫程序、疫苗使用指导原则和接种方案,并在其接种场所的显著位置公示第一类疫苗的品种和接种方法。

第二十五条 医疗卫生人员在实施接种前,应当告知受种者或者其监护人所接种疫苗的品种、作用、禁忌、不良反应以及注意事项,询问受种者的健康状况以及是否有接种禁忌等情况,并如实记录告知和询问情况。受种者或者其监护人应当了解预防接种的相关知识,并如实提供受种者的健康状况和接种禁忌等情况。

医疗卫生人员应当对符合接种条件的受种者实施接种,并依照国务院卫生主管部门的规定,填写并保存接种记录。

对于因有接种禁忌而不能接种的受种者,医疗卫生人员应当对受种者或者其监护人提出医学建议。

第二十六条 国家对儿童实行预防接种证制度。在儿童出生后1个月内,其监护人应当到儿童居住地承担预防接种工作的接种单位为其办理预防接种证。接种单位对儿童实施接种时,应当查验预防接种证,并作好记录。

儿童离开原居住地期间,由现居住地承担预防接种工作的接种单位负责对其实施接种。

预防接种证的格式由省、自治区、直辖市人民政府卫生主管部门制定。

第二十七条 儿童入托、入学时,托幼机构、学校应当查验预防接种证,发现未依照国家免疫规划受种的儿童,应当向所在地的县级疾病预防控制机构或者儿童居住地承担预防接种工作的接种单位报告,并配合疾病预防控制机构或者接种单位督促其监护人在儿童入托、入学后及时到接种单位

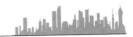

补种。

第二十八条　接种单位应当按照国家免疫规划对居住在其责任区域内需要接种第一类疫苗的受种者接种,并达到国家免疫规划所要求的接种率。

疾病预防控制机构应当及时向接种单位分发第一类疫苗。

受种者或者其监护人要求自费选择接种第一类疫苗的同品种疫苗的,提供服务的接种单位应当告知费用承担、异常反应补偿方式以及本条例第二十五条规定的有关内容。

第二十九条　接种单位应当依照国务院卫生主管部门的规定对接种情况进行登记,并向所在地的县级人民政府卫生主管部门和县级疾病预防控制机构报告。接种单位在完成国家免疫规划后剩余第一类疫苗的,应当向原疫苗分发单位报告,并说明理由。

第三十条　接种单位接种第一类疫苗不得收取任何费用。

接种单位接种第二类疫苗可以收取服务费、接种耗材费,具体收费标准由所在地的省、自治区、直辖市人民政府价格主管部门核定。

第三十一条　县级以上地方人民政府卫生主管部门根据传染病监测和预警信息,为了预防、控制传染病的暴发、流行,需要在本行政区域内部分地区进行群体性预防接种的,应当报经本级人民政府决定,并向省、自治区、直辖市人民政府卫生主管部门备案;需要在省、自治区、直辖市行政区域全部范围内进行群体性预防接种的,应当由省、自治区、直辖市人民政府卫生主管部门报经本级人民政府决定,并向国务院卫生主管部门备案。需要在全国范围或者跨省、自治区、直辖市范围内进行群体性预防接种的,应当由国务院卫生主管部门决定。作出批准决定的人民政府或者国务院卫生主管部门应当组织有关部门做好人员培训、宣传教育、物资调用等工作。

任何单位或者个人不得擅自进行群体性预防接种。

第三十二条　传染病暴发、流行时,县级以上地方人民政府或者其卫生主管部门需要采取应急接种措施的,依照传染病防治法和《突发公共卫生事件应急条例》的规定执行。

第三十三条　国务院卫生主管部门或者省、自治区、直辖市人民政府卫生主管部门可以根据传染病监测和预警信息发布接种第二类疫苗的建议信息,其他任何单位和个人不得发布。

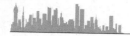

接种第二类疫苗的建议信息应当包含所针对传染病的防治知识、相关的接种方案等内容,但不得涉及具体的疫苗生产企业、疫苗批发企业。

第四章 保 障 措 施

第三十四条 县级以上人民政府应当将与国家免疫规划有关的预防接种工作纳入本行政区域的国民经济和社会发展计划,对预防接种工作所需经费予以保障,保证达到国家免疫规划所要求的接种率,确保国家免疫规划的实施。

第三十五条 省、自治区、直辖市人民政府根据本行政区域传染病流行趋势,在国务院卫生主管部门确定的传染病预防、控制项目范围内,确定本行政区域与预防接种相关的项目,并保证项目的实施。

第三十六条 省、自治区、直辖市人民政府应当对购买、运输第一类疫苗所需经费予以保障,并保证本行政区域内疾病预防控制机构和接种单位冷链系统的建设、运转。

国家根据需要对贫困地区的预防接种工作给予适当支持。

第三十七条 县级人民政府应当保证实施国家免疫规划的预防接种所需经费,并依照国家有关规定对从事预防接种工作的乡村医生和其他基层预防保健人员给予适当补助。

省、自治区、直辖市人民政府和设区的市级人民政府应当对困难地区的县级人民政府开展与预防接种相关的工作给予必要的经费补助。

第三十八条 县级以上人民政府负责疫苗和有关物资的储备,以备调用。

第三十九条 各级财政安排用于预防接种的经费应当专款专用,任何单位和个人不得挪用、挤占。有关单位和个人使用用于预防接种的经费应当依法接受审计机关的审计监督。

第五章 预防接种异常反应的处理

第四十条 预防接种异常反应,是指合格的疫苗在实施规范接种过程中或者实施规范接种后造成受种者机体组织器官、功能损害,相关各方均无过错的药品不良反应。

第四十一条 下列情形不属于预防接种异常反应:

(一)因疫苗本身特性引起的接种后一般反应;

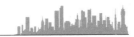

（二）因疫苗质量不合格给受种者造成的损害；

（三）因接种单位违反预防接种工作规范、免疫程序、疫苗使用指导原则、接种方案给受种者造成的损害；

（四）受种者在接种时正处于某种疾病的潜伏期或者前驱期，接种后偶合发病；

（五）受种者有疫苗说明书规定的接种禁忌，在接种前受种者或者其监护人未如实提供受种者的健康状况和接种禁忌等情况，接种后受种者原有疾病急性复发或者病情加重；

（六）因心理因素发生的个体或者群体的心因性反应。

第四十二条　疾病预防控制机构和接种单位及其医疗卫生人员发现预防接种异常反应、疑似预防接种异常反应或者接到相关报告的，应当依照预防接种工作规范及时处理，并立即报告所在地的县级人民政府卫生主管部门、药品监督管理部门。接到报告的卫生主管部门、药品监督管理部门应当立即组织调查处理。

第四十三条　县级以上地方人民政府卫生主管部门、药品监督管理部门应当将在本行政区域内发生的预防接种异常反应及其处理的情况，分别逐级上报至国务院卫生主管部门和药品监督管理部门。

第四十四条　预防接种异常反应争议发生后，接种单位或者受种方可以请求接种单位所在地的县级人民政府卫生主管部门处理。

因预防接种导致受种者死亡、严重残疾或者群体性疑似预防接种异常反应，接种单位或者受种方请求县级人民政府卫生主管部门处理的，接到处理请求的卫生主管部门应当采取必要的应急处置措施，及时向本级人民政府报告，并移送上一级人民政府卫生主管部门处理。

第四十五条　预防接种异常反应的鉴定参照《医疗事故处理条例》执行，具体办法由国务院卫生主管部门会同国务院药品监督管理部门制定。

第四十六条　因预防接种异常反应造成受种者死亡、严重残疾或者器官组织损伤的，应当给予一次性补偿。

因接种第一类疫苗引起预防接种异常反应需要对受种者予以补偿的，补偿费用由省、自治区、直辖市人民政府财政部门在预防接种工作经费中安排。因接种第二类疫苗引起预防接种异常反应需要对受种者予以补偿的，补偿费用由相关的疫苗生产企业承担。

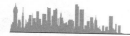

预防接种异常反应具体补偿办法由省、自治区、直辖市人民政府制定。

第四十七条　因疫苗质量不合格给受种者造成损害的,依照药品管理法的有关规定处理;因接种单位违反预防接种工作规范、免疫程序、疫苗使用指导原则、接种方案给受种者造成损害的,依照《医疗事故处理条例》的有关规定处理。

第六章　监　督　管　理

第四十八条　药品监督管理部门依照药品管理法及其实施条例的有关规定,对疫苗在储存、运输、供应、销售、分发和使用等环节中的质量进行监督检查,并将检查结果及时向同级卫生主管部门通报。药品监督管理部门根据监督检查需要对疫苗进行抽查检验的,有关单位和个人应当予以配合,不得拒绝。

第四十九条　药品监督管理部门在监督检查中,对有证据证明可能危害人体健康的疫苗及其有关材料可以采取查封、扣押的措施,并在 7 日内作出处理决定;疫苗需要检验的,应当自检验报告书发出之日起 15 日内作出处理决定。

疾病预防控制机构、接种单位、疫苗生产企业、疫苗批发企业发现假劣或者质量可疑的疫苗,应当立即停止接种、分发、供应、销售,并立即向所在地的县级人民政府卫生主管部门和药品监督管理部门报告,不得自行处理。接到报告的卫生主管部门应当立即组织疾病预防控制机构和接种单位采取必要的应急处置措施,同时向上级卫生主管部门报告;接到报告的药品监督管理部门应当对假劣或者质量可疑的疫苗依法采取查封、扣押等措施。

第五十条　县级以上人民政府卫生主管部门在各自职责范围内履行下列监督检查职责:

(一)对医疗卫生机构实施国家免疫规划的情况进行监督检查;

(二)对疾病预防控制机构开展与预防接种相关的宣传、培训、技术指导等工作进行监督检查;

(三)对医疗卫生机构分发和购买疫苗的情况进行监督检查。

卫生主管部门应当主要通过对医疗卫生机构依照本条例规定所作的疫苗分发、储存、运输和接种等记录进行检查,履行监督管理职责;必要时,可以进行现场监督检查。卫生主管部门对监督检查情况应当予以记录,发现违法行

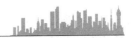

为的,应当责令有关单位立即改正。

第五十一条 卫生主管部门、药品监督管理部门的工作人员依法履行监督检查职责时,不得少于2人,并出示证明文件;对被检查人的商业秘密应当保密。

第五十二条 卫生主管部门、药品监督管理部门发现疫苗质量问题和预防接种异常反应以及其他情况时,应当及时互相通报。

第五十三条 任何单位和个人有权向卫生主管部门、药品监督管理部门举报违反本条例规定的行为,有权向本级人民政府、上级人民政府有关部门举报卫生主管部门、药品监督管理部门未依法履行监督管理职责的情况。接到举报的有关人民政府、卫生主管部门、药品监督管理部门对有关举报应当及时核实、处理。

第七章 法 律 责 任

第五十四条 县级以上人民政府卫生主管部门、药品监督管理部门违反本条例规定,有下列情形之一的,由本级人民政府、上级人民政府卫生主管部门、药品监督管理部门责令改正,通报批评;造成受种者人身损害,传染病传播、流行或者其他严重后果的,对直接负责的主管人员和其他直接责任人员依法给予行政处分;构成犯罪的,依法追究刑事责任:

(一)未依照本条例规定履行监督检查职责,或者发现违法行为不及时查处的;

(二)未及时核实、处理对下级卫生主管部门、药品监督管理部门不履行监督管理职责的举报的;

(三)接到发现预防接种异常反应或者疑似预防接种异常反应的相关报告,未立即组织调查处理的;

(四)擅自进行群体性预防接种的;

(五)违反本条例的其他失职、渎职行为。

第五十五条 县级以上人民政府未依照本条例规定履行预防接种保障职责的,由上级人民政府责令改正,通报批评;造成传染病传播、流行或者其他严重后果的,对直接负责的主管人员和其他直接责任人员依法给予行政处分;构成犯罪的,依法追究刑事责任。

第五十六条 疾病预防控制机构有下列情形之一的,由县级以上人民政

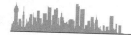

府卫生主管部门责令改正,通报批评,给予警告;有违法所得的,没收违法所得;拒不改正的,对主要负责人、直接负责的主管人员和其他直接责任人员依法给予警告、降级的处分:

（一）未按照使用计划将第一类疫苗分发到下级疾病预防控制机构、接种单位、乡级医疗卫生机构的;

（二）设区的市级以上疾病预防控制机构违反本条例规定,直接向接种单位供应第二类疫苗的;

（三）未依照规定建立并保存疫苗购进、分发、供应记录的。

乡级医疗卫生机构未依照本条例规定将第一类疫苗分发到承担预防接种工作的村医疗卫生机构的,依照前款的规定给予处罚。

第五十七条　接种单位有下列情形之一的,由所在地的县级人民政府卫生主管部门责令改正,给予警告;拒不改正的,对主要负责人、直接负责的主管人员依法给予警告、降级的处分,对负有责任的医疗卫生人员责令暂停3个月以上6个月以下的执业活动:

（一）未依照规定建立并保存真实、完整的疫苗接收或者购进记录的;

（二）未在其接种场所的显著位置公示第一类疫苗的品种和接种方法的;

（三）医疗卫生人员在接种前,未依照本条例规定告知、询问受种者或者其监护人有关情况的;

（四）实施预防接种的医疗卫生人员未依照规定填写并保存接种记录的;

（五）未依照规定对接种疫苗的情况进行登记并报告的。

第五十八条　疾病预防控制机构、接种单位有下列情形之一的,由县级以上地方人民政府卫生主管部门责令改正,给予警告;有违法所得的,没收违法所得;拒不改正的,对主要负责人、直接负责的主管人员和其他直接责任人员依法给予警告、降级的处分;造成受种者人身损害或者其他严重后果的,对主要负责人、直接负责的主管人员依法给予撤职、开除的处分,并由原发证部门吊销负有责任的医疗卫生人员的执业证书:

（一）从不具有疫苗经营资格的单位或者个人购进第二类疫苗的;

（二）接种疫苗未遵守预防接种工作规范、免疫程序、疫苗使用指导原则、接种方案的;

（三）发现预防接种异常反应或者疑似预防接种异常反应,未依照规定及时处理或者报告的;

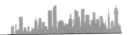

（四）擅自进行群体性预防接种的。

第五十九条　疾病预防控制机构、接种单位在疫苗分发、供应和接种过程中违反本条例规定收取费用的，由所在地的县级人民政府卫生主管部门监督其将违法收取的费用退还给原缴费的单位或者个人，并由县级以上人民政府价格主管部门依法给予处罚。

第六十条　药品检验机构出具虚假的疫苗检验报告的，依照药品管理法第八十七条的规定处罚。

第六十一条　疫苗生产企业、疫苗批发企业未依照规定建立并保存疫苗销售或者购销记录的，分别依照药品管理法第七十九条、第八十五条的规定处罚。

第六十二条　疫苗生产企业、疫苗批发企业未依照规定在纳入国家免疫规划疫苗的最小外包装上标明"免费"字样以及"免疫规划"专用标识的，由药品监督管理部门责令改正，给予警告；拒不改正的，处5000元以上2万元以下的罚款，并封存相关的疫苗。

第六十三条　疫苗生产企业、疫苗批发企业向疾病预防控制机构、接种单位、疫苗批发企业以外的单位或者个人销售第二类疫苗，或者疫苗批发企业从不具有疫苗经营资格的单位或者个人购进第二类疫苗的，由药品监督管理部门没收违法销售的疫苗，并处违法销售的疫苗货值金额2倍以上5倍以下的罚款；有违法所得的，没收违法所得；情节严重的，依法吊销疫苗生产资格、疫苗经营资格。

第六十四条　疾病预防控制机构、接种单位、疫苗生产企业、疫苗批发企业未在规定的冷藏条件下储存、运输疫苗的，由药品监督管理部门责令改正，给予警告，对所储存、运输的疫苗予以销毁；疾病预防控制机构、接种单位拒不改正的，由卫生主管部门对主要负责人、直接负责的主管人员和其他直接责任人员依法给予警告、降级的处分；造成严重后果的，由卫生主管部门对主要负责人、直接负责的主管人员和其他直接责任人员依法给予撤职、开除的处分，并吊销接种单位的接种资格；疫苗生产企业、疫苗批发企业拒不改正的，由药品监督管理部门依法责令停产、停业整顿，并处5000元以上2万元以下的罚款；造成严重后果的，依法吊销疫苗生产资格、疫苗经营资格。

第六十五条　违反本条例规定发布接种第二类疫苗的建议信息的，由所

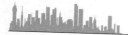

在地或者行为发生地的县级人民政府卫生主管部门责令通过大众媒体消除影响,给予警告;有违法所得的,没收违法所得,并处违法所得1倍以上3倍以下的罚款;构成犯罪的,依法追究刑事责任。

第六十六条 未经卫生主管部门依法指定擅自从事接种工作的,由所在地或者行为发生地的县级人民政府卫生主管部门责令改正,给予警告;有违法持有的疫苗的,没收违法持有的疫苗;有违法所得的,没收违法所得;拒不改正的,对主要负责人、直接负责的主管人员和其他直接责任人员依法给予警告、降级的处分。

第六十七条 儿童入托、入学时,托幼机构、学校未依照规定查验预防接种证,或者发现未依照规定受种的儿童后未向疾病预防控制机构或者接种单位报告的,由县级以上地方人民政府教育主管部门责令改正,给予警告;拒不改正的,对主要负责人、直接负责的主管人员和其他直接责任人员依法给予处分。

第六十八条 不具有疫苗经营资格的单位或者个人经营疫苗的,由药品监督管理部门依照药品管理法第七十三条的规定处罚。

第六十九条 卫生主管部门、疾病预防控制机构、接种单位以外的单位或者个人违反本条例规定进行群体性预防接种的,由县级以上人民政府卫生主管部门责令立即改正,没收违法持有的疫苗,并处违法持有的疫苗货值金额2倍以上5倍以下的罚款;有违法所得的,没收违法所得。

第七十条 单位和个人违反本条例规定,给受种者人身、财产造成损害的,依法承担民事责任。

第七十一条 以发生预防接种异常反应为由,寻衅滋事,扰乱接种单位的正常医疗秩序和预防接种异常反应鉴定工作的,依法给予治安管理处罚;构成犯罪的,依法追究刑事责任。

第八章 附 则

第七十二条 本条例中下列用语的含义:

国家免疫规划,是指按照国家或者省、自治区、直辖市确定的疫苗品种、免疫程序或者接种方案,在人群中有计划地进行预防接种,以预防和控制特定传染病的发生和流行。

冷链,是指为保证疫苗从疫苗生产企业到接种单位运转过程中的质量而

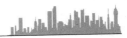

装备的储存、运输冷藏设施、设备。

　　一般反应,是指在免疫接种后发生的,由疫苗本身所固有的特性引起的,对机体只会造成一过性生理功能障碍的反应,主要有发热和局部红肿,同时可能伴有全身不适、倦怠、食欲不振、乏力等综合症状。

　　第七十三条　本条例自 2005 年 6 月 1 日起施行。

中华人民共和国精神卫生法

（2012 年主席第六十二号令公布）

第一章 总 则

第一条 为了发展精神卫生事业,规范精神卫生服务,维护精神障碍患者的合法权益,制定本法。

第二条 在中华人民共和国境内开展维护和增进公民心理健康、预防和治疗精神障碍、促进精神障碍患者康复的活动,适用本法。

第三条 精神卫生工作实行预防为主的方针,坚持预防、治疗和康复相结合的原则。

第四条 精神障碍患者的人格尊严、人身和财产安全不受侵犯。

精神障碍患者的教育、劳动、医疗以及从国家和社会获得物质帮助等方面的合法权益受法律保护。

有关单位和个人应当对精神障碍患者的姓名、肖像、住址、工作单位、病历资料以及其他可能推断出其身份的信息予以保密;但是,依法履行职责需要公开的除外。

第五条 全社会应当尊重、理解、关爱精神障碍患者。

任何组织或者个人不得歧视、侮辱、虐待精神障碍患者,不得非法限制精神障碍患者的人身自由。

新闻报道和文学艺术作品等不得含有歧视、侮辱精神障碍患者的内容。

第六条 精神卫生工作实行政府组织领导、部门各负其责、家庭和单位尽力尽责、全社会共同参与的综合管理机制。

第七条 县级以上人民政府领导精神卫生工作,将其纳入国民经济和社会发展规划,建设和完善精神障碍的预防、治疗和康复服务体系,建立健全精神卫生工作协调机制和工作责任制,对有关部门承担的精神卫生工作进行考核、监督。

乡镇人民政府和街道办事处根据本地区的实际情况,组织开展预防精神

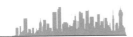

障碍发生、促进精神障碍患者康复等工作。

第八条　国务院卫生行政部门主管全国的精神卫生工作。县级以上地方人民政府卫生行政部门主管本行政区域的精神卫生工作。

县级以上人民政府司法行政、民政、公安、教育、人力资源社会保障等部门在各自职责范围内负责有关的精神卫生工作。

第九条　精神障碍患者的监护人应当履行监护职责，维护精神障碍患者的合法权益。

禁止对精神障碍患者实施家庭暴力，禁止遗弃精神障碍患者。

第十条　中国残疾人联合会及其地方组织依照法律、法规或者接受政府委托，动员社会力量，开展精神卫生工作。

村民委员会、居民委员会依照本法的规定开展精神卫生工作，并对所在地人民政府开展的精神卫生工作予以协助。

国家鼓励和支持工会、共产主义青年团、妇女联合会、红十字会、科学技术协会等团体依法开展精神卫生工作。

第十一条　国家鼓励和支持开展精神卫生专门人才的培养，维护精神卫生工作人员的合法权益，加强精神卫生专业队伍建设。

国家鼓励和支持开展精神卫生科学技术研究，发展现代医学、我国传统医学、心理学，提高精神障碍预防、诊断、治疗、康复的科学技术水平。

国家鼓励和支持开展精神卫生领域的国际交流与合作。

第十二条　各级人民政府和县级以上人民政府有关部门应当采取措施，鼓励和支持组织、个人提供精神卫生志愿服务，捐助精神卫生事业，兴建精神卫生公益设施。

对在精神卫生工作中作出突出贡献的组织、个人，按照国家有关规定给予表彰、奖励。

第二章　心理健康促进和精神障碍预防

第十三条　各级人民政府和县级以上人民政府有关部门应当采取措施，加强心理健康促进和精神障碍预防工作，提高公众心理健康水平。

第十四条　各级人民政府和县级以上人民政府有关部门制定的突发事件应急预案，应当包括心理援助的内容。发生突发事件，履行统一领导职责或者组织处置突发事件的人民政府应当根据突发事件的具体情况，按照应急预案的规定,组织开展心理援助工作。

第十五条 用人单位应当创造有益于职工身心健康的工作环境,关注职工的心理健康;对处于职业发展特定时期或者在特殊岗位工作的职工,应当有针对性地开展心理健康教育。

第十六条 各级各类学校应当对学生进行精神卫生知识教育;配备或者聘请心理健康教育教师、辅导人员,并可以设立心理健康辅导室,对学生进行心理健康教育。学前教育机构应当对幼儿开展符合其特点的心理健康教育。

发生自然灾害、意外伤害、公共安全事件等可能影响学生心理健康的事件,学校应当及时组织专业人员对学生进行心理援助。

教师应当学习和了解相关的精神卫生知识,关注学生心理健康状况,正确引导、激励学生。地方各级人民政府教育行政部门和学校应当重视教师心理健康。

学校和教师应当与学生父母或者其他监护人、近亲属沟通学生心理健康情况。

第十七条 医务人员开展疾病诊疗服务,应当按照诊断标准和治疗规范的要求,对就诊者进行心理健康指导;发现就诊者可能患有精神障碍的,应当建议其到符合本法规定的医疗机构就诊。

第十八条 监狱、看守所、拘留所、强制隔离戒毒所等场所,应当对服刑人员,被依法拘留、逮捕、强制隔离戒毒的人员等,开展精神卫生知识宣传,关注其心理健康状况,必要时提供心理咨询和心理辅导。

第十九条 县级以上地方人民政府人力资源社会保障、教育、卫生、司法行政、公安等部门应当在各自职责范围内分别对本法第十五条至第十八条规定的单位履行精神障碍预防义务的情况进行督促和指导。

第二十条 村民委员会、居民委员会应当协助所在地人民政府及其有关部门开展社区心理健康指导、精神卫生知识宣传教育活动,创建有益于居民身心健康的社区环境。

乡镇卫生院或者社区卫生服务机构应当为村民委员会、居民委员会开展社区心理健康指导、精神卫生知识宣传教育活动提供技术指导。

第二十一条 家庭成员之间应当相互关爱,创造良好、和睦的家庭环境,提高精神障碍预防意识;发现家庭成员可能患有精神障碍的,应当帮助其及时就诊,照顾其生活,做好看护管理。

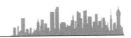

第二十二条　国家鼓励和支持新闻媒体、社会组织开展精神卫生的公益性宣传，普及精神卫生知识，引导公众关注心理健康，预防精神障碍的发生。

第二十三条　心理咨询人员应当提高业务素质，遵守执业规范，为社会公众提供专业化的心理咨询服务。

心理咨询人员不得从事心理治疗或者精神障碍的诊断、治疗。

心理咨询人员发现接受咨询的人员可能患有精神障碍的，应当建议其到符合本法规定的医疗机构就诊。

心理咨询人员应当尊重接受咨询人员的隐私，并为其保守秘密。

第二十四条　国务院卫生行政部门建立精神卫生监测网络，实行严重精神障碍发病报告制度，组织开展精神障碍发生状况、发展趋势等的监测和专题调查工作。精神卫生监测和严重精神障碍发病报告管理办法，由国务院卫生行政部门制定。

国务院卫生行政部门应当会同有关部门、组织，建立精神卫生工作信息共享机制，实现信息互联互通、交流共享。

第三章　精神障碍的诊断和治疗

第二十五条　开展精神障碍诊断、治疗活动，应当具备下列条件，并依照医疗机构的管理规定办理有关手续：

（一）有与从事的精神障碍诊断、治疗相适应的精神科执业医师、护士；

（二）有满足开展精神障碍诊断、治疗需要的设施和设备；

（三）有完善的精神障碍诊断、治疗管理制度和质量监控制度。

从事精神障碍诊断、治疗的专科医疗机构还应当配备从事心理治疗的人员。

第二十六条　精神障碍的诊断、治疗，应当遵循维护患者合法权益、尊重患者人格尊严的原则，保障患者在现有条件下获得良好的精神卫生服务。

精神障碍分类、诊断标准和治疗规范，由国务院卫生行政部门组织制定。

第二十七条　精神障碍的诊断应当以精神健康状况为依据。

除法律另有规定外，不得违背本人意志进行确定其是否患有精神障碍的医学检查。

第二十八条　除个人自行到医疗机构进行精神障碍诊断外，疑似精神障碍患者的近亲属可以将其送往医疗机构进行精神障碍诊断。对查找不到近亲

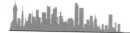

属的流浪乞讨疑似精神障碍患者,由当地民政等有关部门按照职责分工,帮助送往医疗机构进行精神障碍诊断。

疑似精神障碍患者发生伤害自身、危害他人安全的行为,或者有伤害自身、危害他人安全的危险的,其近亲属、所在单位、当地公安机关应当立即采取措施予以制止,并将其送往医疗机构进行精神障碍诊断。

医疗机构接到送诊的疑似精神障碍患者,不得拒绝为其作出诊断。

第二十九条　精神障碍的诊断应当由精神科执业医师作出。

医疗机构接到依照本法第二十八条第二款规定送诊的疑似精神障碍患者,应当将其留院,立即指派精神科执业医师进行诊断,并及时出具诊断结论。

第三十条　精神障碍的住院治疗实行自愿原则。

诊断结论、病情评估表明,就诊者为严重精神障碍患者并有下列情形之一的,应当对其实施住院治疗:

(一)已经发生伤害自身的行为,或者有伤害自身的危险的;

(二)已经发生危害他人安全的行为,或者有危害他人安全的危险的。

第三十一条　精神障碍患者有本法第三十条第二款第一项情形的,经其监护人同意,医疗机构应当对患者实施住院治疗;监护人不同意的,医疗机构不得对患者实施住院治疗。监护人应当对在家居住的患者做好看护管理。

第三十二条　精神障碍患者有本法第三十条第二款第二项情形,患者或者其监护人对需要住院治疗的诊断结论有异议,不同意对患者实施住院治疗的,可以要求再次诊断和鉴定。

依照前款规定要求再次诊断的,应当自收到诊断结论之日起三日内向原医疗机构或者其他具有合法资质的医疗机构提出。承担再次诊断的医疗机构应当在接到再次诊断要求后指派二名初次诊断医师以外的精神科执业医师进行再次诊断,并及时出具再次诊断结论。承担再次诊断的执业医师应当到收治患者的医疗机构面见、询问患者,该医疗机构应当予以配合。

对再次诊断结论有异议的,可以自主委托依法取得执业资质的鉴定机构进行精神障碍医学鉴定;医疗机构应当公示经公告的鉴定机构名单和联系方式。接受委托的鉴定机构应当指定本机构具有该鉴定事项执业资格的二名以上鉴定人共同进行鉴定,并及时出具鉴定报告。

第三十三条　鉴定人应当到收治精神障碍患者的医疗机构面见、询问患者,该医疗机构应当予以配合。

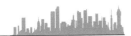

鉴定人本人或者其近亲属与鉴定事项有利害关系,可能影响其独立、客观、公正进行鉴定的,应当回避。

第三十四条 鉴定机构、鉴定人应当遵守有关法律、法规、规章的规定,尊重科学,恪守职业道德,按照精神障碍鉴定的实施程序、技术方法和操作规范,依法独立进行鉴定,出具客观、公正的鉴定报告。

鉴定人应当对鉴定过程进行实时记录并签名。记录的内容应当真实、客观、准确、完整,记录的文本或者声像载体应当妥善保存。

第三十五条 再次诊断结论或者鉴定报告表明,不能确定就诊者为严重精神障碍患者,或者患者不需要住院治疗的,医疗机构不得对其实施住院治疗。

再次诊断结论或者鉴定报告表明,精神障碍患者有本法第三十条第二款第二项情形的,其监护人应当同意对患者实施住院治疗。监护人阻碍实施住院治疗或者患者擅自脱离住院治疗的,可以由公安机关协助医疗机构采取措施对患者实施住院治疗。

在相关机构出具再次诊断结论、鉴定报告前,收治精神障碍患者的医疗机构应当按照诊疗规范的要求对患者实施住院治疗。

第三十六条 诊断结论表明需要住院治疗的精神障碍患者,本人没有能力办理住院手续的,由其监护人办理住院手续;患者属于查找不到监护人的流浪乞讨人员的,由送诊的有关部门办理住院手续。

精神障碍患者有本法第三十条第二款第二项情形,其监护人不办理住院手续的,由患者所在单位、村民委员会或者居民委员会办理住院手续,并由医疗机构在患者病历中予以记录。

第三十七条 医疗机构及其医务人员应当将精神障碍患者在诊断、治疗过程中享有的权利,告知患者或者其监护人。

第三十八条 医疗机构应当配备适宜的设施、设备,保护就诊和住院治疗的精神障碍患者的人身安全,防止其受到伤害,并为住院患者创造尽可能接近正常生活的环境和条件。

第三十九条 医疗机构及其医务人员应当遵循精神障碍诊断标准和治疗规范,制定治疗方案,并向精神障碍患者或者其监护人告知治疗方案和治疗方法、目的以及可能产生的后果。

第四十条 精神障碍患者在医疗机构内发生或者将要发生伤害自身、危害他人安全、扰乱医疗秩序的行为,医疗机构及其医务人员在没有其他可替代

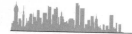

措施的情况下,可以实施约束、隔离等保护性医疗措施。实施保护性医疗措施应当遵循诊断标准和治疗规范,并在实施后告知患者的监护人。

禁止利用约束、隔离等保护性医疗措施惩罚精神障碍患者。

第四十一条 对精神障碍患者使用药物,应当以诊断和治疗为目的,使用安全、有效的药物,不得为诊断或者治疗以外的目的使用药物。

医疗机构不得强迫精神障碍患者从事生产劳动。

第四十二条 禁止对依照本法第三十条第二款规定实施住院治疗的精神障碍患者实施以治疗精神障碍为目的的外科手术。

第四十三条 医疗机构对精神障碍患者实施下列治疗措施,应当向患者或者其监护人告知医疗风险、替代医疗方案等情况,并取得患者的书面同意;无法取得患者意见的,应当取得其监护人的书面同意,并经本医疗机构伦理委员会批准:

(一)导致人体器官丧失功能的外科手术;

(二)与精神障碍治疗有关的实验性临床医疗。

实施前款第一项治疗措施,因情况紧急查找不到监护人的,应当取得本医疗机构负责人和伦理委员会批准。

禁止对精神障碍患者实施与治疗其精神障碍无关的实验性临床医疗。

第四十四条 自愿住院治疗的精神障碍患者可以随时要求出院,医疗机构应当同意。

对有本法第三十条第二款第一项情形的精神障碍患者实施住院治疗的,监护人可以随时要求患者出院,医疗机构应当同意。

医疗机构认为前两款规定的精神障碍患者不宜出院的,应当告知不宜出院的理由;患者或者其监护人仍要求出院的,执业医师应当在病历资料中详细记录告知的过程,同时提出出院后的医学建议,患者或者其监护人应当签字确认。

对有本法第三十条第二款第二项情形的精神障碍患者实施住院治疗,医疗机构认为患者可以出院的,应当立即告知患者及其监护人。

医疗机构应当根据精神障碍患者病情,及时组织精神科执业医师对依照本法第三十条第二款规定实施住院治疗的患者进行检查评估。评估结果表明患者不需要继续住院治疗的,医疗机构应当立即通知患者及其监护人。

第四十五条 精神障碍患者出院,本人没有能力办理出院手续的,监护人

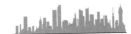

应当为其办理出院手续。

第四十六条　医疗机构及其医务人员应当尊重住院精神障碍患者的通讯和会见探访者等权利。除在急性发病期或者为了避免妨碍治疗可以暂时性限制外，不得限制患者的通讯和会见探访者等权利。

第四十七条　医疗机构及其医务人员应当在病历资料中如实记录精神障碍患者的病情、治疗措施、用药情况、实施约束、隔离措施等内容，并如实告知患者或者其监护人。患者及其监护人可以查阅、复制病历资料；但是，患者查阅、复制病历资料可能对其治疗产生不利影响的除外。病历资料保存期限不得少于三十年。

第四十八条　医疗机构不得因就诊者是精神障碍患者，推诿或者拒绝为其治疗属于本医疗机构诊疗范围的其他疾病。

第四十九条　精神障碍患者的监护人应当妥善看护未住院治疗的患者，按照医嘱督促其按时服药、接受随访或者治疗。村民委员会、居民委员会、患者所在单位等应当依患者或者其监护人的请求，对监护人看护患者提供必要的帮助。

第五十条　县级以上地方人民政府卫生行政部门应当定期就下列事项对本行政区域内从事精神障碍诊断、治疗的医疗机构进行检查：

（一）相关人员、设施、设备是否符合本法要求；

（二）诊疗行为是否符合本法以及诊断标准、治疗规范的规定；

（三）对精神障碍患者实施住院治疗的程序是否符合本法规定；

（四）是否依法维护精神障碍患者的合法权益。

县级以上地方人民政府卫生行政部门进行前款规定的检查，应当听取精神障碍患者及其监护人的意见；发现存在违反本法行为的，应当立即制止或者责令改正，并依法作出处理。

第五十一条　心理治疗活动应当在医疗机构内开展。专门从事心理治疗的人员不得从事精神障碍的诊断，不得为精神障碍患者开具处方或者提供外科治疗。心理治疗的技术规范由国务院卫生行政部门制定。

第五十二条　监狱、强制隔离戒毒所等场所应当采取措施，保证患有精神障碍的服刑人员、强制隔离戒毒人员等获得治疗。

第五十三条　精神障碍患者违反治安管理处罚法或者触犯刑法的，依照有关法律的规定处理。

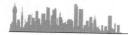

第四章　精神障碍的康复

第五十四条　社区康复机构应当为需要康复的精神障碍患者提供场所和条件,对患者进行生活自理能力和社会适应能力等方面的康复训练。

第五十五条　医疗机构应当为在家居住的严重精神障碍患者提供精神科基本药物维持治疗,并为社区康复机构提供有关精神障碍康复的技术指导和支持。

社区卫生服务机构、乡镇卫生院、村卫生室应当建立严重精神障碍患者的健康档案,对在家居住的严重精神障碍患者进行定期随访,指导患者服药和开展康复训练,并对患者的监护人进行精神卫生知识和看护知识的培训。县级人民政府卫生行政部门应当为社区卫生服务机构、乡镇卫生院、村卫生室开展上述工作给予指导和培训。

第五十六条　村民委员会、居民委员会应当为生活困难的精神障碍患者家庭提供帮助,并向所在地乡镇人民政府或者街道办事处以及县级人民政府有关部门反映患者及其家庭的情况和要求,帮助其解决实际困难,为患者融入社会创造条件。

第五十七条　残疾人组织或者残疾人康复机构应当根据精神障碍患者康复的需要,组织患者参加康复活动。

第五十八条　用人单位应当根据精神障碍患者的实际情况,安排患者从事力所能及的工作,保障患者享有同等待遇,安排患者参加必要的职业技能培训,提高患者的就业能力,为患者创造适宜的工作环境,对患者在工作中取得的成绩予以鼓励。

第五十九条　精神障碍患者的监护人应当协助患者进行生活自理能力和社会适应能力等方面的康复训练。

精神障碍患者的监护人在看护患者过程中需要技术指导的,社区卫生服务机构或者乡镇卫生院、村卫生室、社区康复机构应当提供。

第五章　保　障　措　施

第六十条　县级以上人民政府卫生行政部门会同有关部门依据国民经济和社会发展规划的要求,制定精神卫生工作规划并组织实施。

精神卫生监测和专题调查结果应当作为制定精神卫生工作规划的依据。

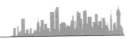

第六十一条　省、自治区、直辖市人民政府根据本行政区域的实际情况，统筹规划，整合资源，建设和完善精神卫生服务体系，加强精神障碍预防、治疗和康复服务能力建设。

县级人民政府根据本行政区域的实际情况，统筹规划，建立精神障碍患者社区康复机构。

县级以上地方人民政府应当采取措施，鼓励和支持社会力量举办从事精神障碍诊断、治疗的医疗机构和精神障碍患者康复机构。

第六十二条　各级人民政府应当根据精神卫生工作需要，加大财政投入力度，保障精神卫生工作所需经费，将精神卫生工作经费列入本级财政预算。

第六十三条　国家加强基层精神卫生服务体系建设，扶持贫困地区、边远地区的精神卫生工作，保障城市社区、农村基层精神卫生工作所需经费。

第六十四条　医学院校应当加强精神医学的教学和研究，按照精神卫生工作的实际需要培养精神医学专门人才，为精神卫生工作提供人才保障。

第六十五条　综合性医疗机构应当按照国务院卫生行政部门的规定开设精神科门诊或者心理治疗门诊，提高精神障碍预防、诊断、治疗能力。

第六十六条　医疗机构应当组织医务人员学习精神卫生知识和相关法律、法规、政策。

从事精神障碍诊断、治疗、康复的机构应当定期组织医务人员、工作人员进行在岗培训，更新精神卫生知识。

县级以上人民政府卫生行政部门应当组织医务人员进行精神卫生知识培训，提高其识别精神障碍的能力。

第六十七条　师范院校应当为学生开设精神卫生课程；医学院校应当为非精神医学专业的学生开设精神卫生课程。

县级以上人民政府教育行政部门对教师进行上岗前和在岗培训，应当有精神卫生的内容，并定期组织心理健康教育教师、辅导人员进行专业培训。

第六十八条　县级以上人民政府卫生行政部门应当组织医疗机构为严重精神障碍患者免费提供基本公共卫生服务。

精神障碍患者的医疗费用按照国家有关社会保险的规定由基本医疗保险基金支付。医疗保险经办机构应当按照国家有关规定将精神障碍患者纳入城镇职工基本医疗保险、城镇居民基本医疗保险或者新型农村合作医疗的保障范围。县级人民政府应当按照国家有关规定对家庭经济困难的严重精神障碍

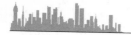

患者参加基本医疗保险给予资助。人力资源社会保障、卫生、民政、财政等部门应当加强协调，简化程序，实现属于基本医疗保险基金支付的医疗费用由医疗机构与医疗保险经办机构直接结算。

精神障碍患者通过基本医疗保险支付医疗费用后仍有困难，或者不能通过基本医疗保险支付医疗费用的，民政部门应当优先给予医疗救助。

第六十九条　对符合城乡最低生活保障条件的严重精神障碍患者，民政部门应当会同有关部门及时将其纳入最低生活保障。

对属于农村五保供养对象的严重精神障碍患者，以及城市中无劳动能力、无生活来源且无法定赡养、抚养、扶养义务人，或者其法定赡养、抚养、扶养义务人无赡养、抚养、扶养能力的严重精神障碍患者，民政部门应当按照国家有关规定予以供养、救助。

前两款规定以外的严重精神障碍患者确有困难的，民政部门可以采取临时救助等措施，帮助其解决生活困难。

第七十条　县级以上地方人民政府及其有关部门应当采取有效措施，保证患有精神障碍的适龄儿童、少年接受义务教育，扶持有劳动能力的精神障碍患者从事力所能及的劳动，并为已经康复的人员提供就业服务。

国家对安排精神障碍患者就业的用人单位依法给予税收优惠，并在生产、经营、技术、资金、物资、场地等方面给予扶持。

第七十一条　精神卫生工作人员的人格尊严、人身安全不受侵犯，精神卫生工作人员依法履行职责受法律保护。全社会应当尊重精神卫生工作人员。

县级以上人民政府及其有关部门、医疗机构、康复机构应当采取措施，加强对精神卫生工作人员的职业保护，提高精神卫生工作人员的待遇水平，并按照规定给予适当的津贴。精神卫生工作人员因工致伤、致残、死亡的，其工伤待遇以及抚恤按照国家有关规定执行。

第六章　法　律　责　任

第七十二条　县级以上人民政府卫生行政部门和其他有关部门未依照本法规定履行精神卫生工作职责，或者滥用职权、玩忽职守、徇私舞弊的，由本级人民政府或者上一级人民政府有关部门责令改正，通报批评，对直接负责的主管人员和其他直接责任人员依法给予警告、记过或者记大过的处分；造成严重后果的，给予降级、撤职或者开除的处分。

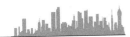

第七十三条　不符合本法规定条件的医疗机构擅自从事精神障碍诊断、治疗的，由县级以上人民政府卫生行政部门责令停止相关诊疗活动，给予警告，并处五千元以上一万元以下罚款，有违法所得的，没收违法所得；对直接负责的主管人员和其他直接责任人员依法给予或者责令给予降低岗位等级或者撤职、开除的处分；对有关医务人员，吊销其执业证书。

第七十四条　医疗机构及其工作人员有下列行为之一的，由县级以上人民政府卫生行政部门责令改正，给予警告；情节严重的，对直接负责的主管人员和其他直接责任人员依法给予或者责令给予降低岗位等级或者撤职、开除的处分，并可以责令有关医务人员暂停一个月以上六个月以下执业活动：

（一）拒绝对送诊的疑似精神障碍患者作出诊断的；

（二）对依照本法第三十条第二款规定实施住院治疗的患者未及时进行检查评估或者未根据评估结果作出处理的。

第七十五条　医疗机构及其工作人员有下列行为之一的，由县级以上人民政府卫生行政部门责令改正，对直接负责的主管人员和其他直接责任人员依法给予或者责令给予降低岗位等级或者撤职的处分；对有关医务人员，暂停六个月以上一年以下执业活动；情节严重的，给予或者责令给予开除的处分，并吊销有关医务人员的执业证书：

（一）违反本法规定实施约束、隔离等保护性医疗措施的；

（二）违反本法规定，强迫精神障碍患者劳动的；

（三）违反本法规定对精神障碍患者实施外科手术或者实验性临床医疗的；

（四）违反本法规定，侵害精神障碍患者的通讯和会见探访者等权利的；

（五）违反精神障碍诊断标准，将非精神障碍患者诊断为精神障碍患者的。

第七十六条　有下列情形之一的，由县级以上人民政府卫生行政部门、工商行政管理部门依据各自职责责令改正，给予警告，并处五千元以上一万元以下罚款，有违法所得的，没收违法所得；造成严重后果的，责令暂停六个月以上一年以下执业活动，直至吊销执业证书或者营业执照：

（一）心理咨询人员从事心理治疗或者精神障碍的诊断、治疗的；

（二）从事心理治疗的人员在医疗机构以外开展心理治疗活动的；

（三）专门从事心理治疗的人员从事精神障碍的诊断的；

（四）专门从事心理治疗的人员为精神障碍患者开具处方或者提供外科治疗的。

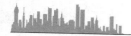

心理咨询人员、专门从事心理治疗的人员在心理咨询、心理治疗活动中造成他人人身、财产或者其他损害的,依法承担民事责任。

第七十七条　有关单位和个人违反本法第四条第三款规定,给精神障碍患者造成损害的,依法承担赔偿责任;对单位直接负责的主管人员和其他直接责任人员,还应当依法给予处分。

第七十八条　违反本法规定,有下列情形之一,给精神障碍患者或者其他公民造成人身、财产或者其他损害的,依法承担赔偿责任:

(一)将非精神障碍患者故意作为精神障碍患者送入医疗机构治疗的;

(二)精神障碍患者的监护人遗弃患者,或者有不履行监护职责的其他情形的;

(三)歧视、侮辱、虐待精神障碍患者,侵害患者的人格尊严、人身安全的;

(四)非法限制精神障碍患者人身自由的;

(五)其他侵害精神障碍患者合法权益的情形。

第七十九条　医疗机构出具的诊断结论表明精神障碍患者应当住院治疗而其监护人拒绝,致使患者造成他人人身、财产损害的,或者患者有其他造成他人人身、财产损害情形的,其监护人依法承担民事责任。

第八十条　在精神障碍的诊断、治疗、鉴定过程中,寻衅滋事,阻挠有关工作人员依照本法的规定履行职责,扰乱医疗机构、鉴定机构工作秩序的,依法给予治安管理处罚。

违反本法规定,有其他构成违反治安管理行为的,依法给予治安管理处罚。

第八十一条　违反本法规定,构成犯罪的,依法追究刑事责任。

第八十二条　精神障碍患者或者其监护人、近亲属认为行政机关、医疗机构或者其他有关单位和个人违反本法规定侵害患者合法权益的,可以依法提起诉讼。

第七章　附　　则

第八十三条　本法所称精神障碍,是指由各种原因引起的感知、情感和思维等精神活动的紊乱或者异常,导致患者明显的心理痛苦或者社会适应等功能损害。

本法所称严重精神障碍,是指疾病症状严重,导致患者社会适应等功能严重损害、对自身健康状况或者客观现实不能完整认识,或者不能处理自身事务

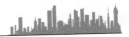

的精神障碍。

本法所称精神障碍患者的监护人,是指依照民法通则的有关规定可以担任监护人的人。

第八十四条 军队的精神卫生工作,由国务院和中央军事委员会依据本法制定管理办法。

第八十五条 本法自 2013 年 5 月 1 日起施行。

中华人民共和国献血法

（1997 年主席第九十三号令公布）

第一条　为保证医疗临床用血需要和安全,保障献血者和用血者身体健康,发扬人道主义精神,促进社会主义物质文明和精神文明建设,制定本法。

第二条　国家实行无偿献血制度。

国家提倡十八周岁至五十五周岁的健康公民自愿献血。

第三条　地方各级人民政府领导本行政区域内的献血工作,统一规划并负责组织、协调有关部门共同做好献血工作。

第四条　县级以上各级人民政府卫生行政部门监督管理献血工作。

各级红十字会依法参与、推动献血工作。

第五条　各级人民政府采取措施广泛宣传献血的意义,普及献血的科学知识,开展预防和控制经血液途径传播的疾病的教育。

新闻媒介应当开展献血的社会公益性宣传。

第六条　国家机关、军队、社会团体、企业事业组织、居民委员会、村民委员会,应当动员和组织本单位或者本居住区的适龄公民参加献血。

现役军人献血的动员和组织办法,由中国人民解放军卫生主管部门制定。

对献血者,发给国务院卫生行政部门制作的无偿献血证书,有关单位可以给予适当补贴。

第七条　国家鼓励国家工作人员、现役军人和高等学校在校学生率先献血,为树立社会新风尚作表率。

第八条　血站是采集、提供临床用血的机构,是不以营利为目的的公益性组织。设立血站向公民采集血液,必须经国务院卫生行政部门或者省、自治区、直辖市人民政府卫生行政部门批准。血站应当为献血者提供各种安全、卫生、便利的条件。血站的设立条件和管理办法由国务院卫生行政部门制定。

第九条　血站对献血者必须免费进行必要的健康检查;身体状况不符合献血条件的,血站应当向其说明情况,不得采集血液。献血者的身体健康条件由国务院卫生行政部门规定。

血站对献血者每次采集血液量一般为二百毫升，最多不得超过四百毫升，两次采集间隔期不少于六个月。

严格禁止血站违反前款规定对献血者超量、频繁采集血液。

第十条 血站采集血液必须严格遵守有关操作规程和制度，采血必须由具有采血资格的医务人员进行，一次性采血器材用后必须销毁，确保献血者的身体健康。

血站应当根据国务院卫生行政部门制定的标准，保证血液质量。

血站对采集的血液必须进行检测；未经检测或者检测不合格的血液，不得向医疗机构提供。

第十一条 无偿献血的血液必须用于临床，不得买卖。血站、医疗机构不得将无偿献血的血液出售给单采血浆站或者血液制品生产单位。

第十二条 临床用血的包装、储存、运输，必须符合国家规定的卫生标准和要求。

第十三条 医疗机构对临床用血必须进行核查，不得将不符合国家规定标准的血液用于临床。

第十四条 公民临床用血时只交付用于血液的采集、储存、分离、检验等费用；具体收费标准由国务院卫生行政部门会同国务院价格主管部门制定。

无偿献血者临床需要用血时，免交前款规定的费用；无偿献血者的配偶和直系亲属临床需要用血时，可以按照省、自治区、直辖市人民政府的规定免交或者减交前款规定的费用。

第十五条 为保障公民临床急救用血的需要，国家提倡并指导择期手术的患者自身储血，动员家庭、亲友、所在单位以及社会互助献血。

为保证应急用血，医疗机构可以临时采集血液，但应当依照本法规定，确保采血用血安全。

第十六条 医疗机构临床用血应当制定用血计划，遵循合理、科学的原则，不得浪费和滥用血液。

医疗机构应当积极推行按血液成份针对医疗实际需要输血，具体管理办法由国务院卫生行政部门制定。

国家鼓励临床用血新技术的研究和推广。

第十七条 各级人民政府和红十字会对积极参加献血和在献血工作中做出显著成绩的单位和个人，给予奖励。

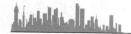

第十八条 有下列行为之一的,由县级以上地方人民政府卫生行政部门予以取缔,没收违法所得,可以并处十万元以下的罚款;构成犯罪的,依法追究刑事责任:

(一)非法采集血液的;

(二)血站、医疗机构出售无偿献血的血液的;

(三)非法组织他人出卖血液的。

第十九条 血站违反有关操作规程和制度采集血液,由县级以上地方人民政府卫生行政部门责令改正;给献血者健康造成损害的,应当依法赔偿,对直接负责的主管人员和其他直接责任人员,依法给予行政处分;构成犯罪的,依法追究刑事责任。

第二十条 临床用血的包装、储存、运输,不符合国家规定的卫生标准和要求的,由县级以上地方人民政府卫生行政部门责令改正,给予警告,可以并处一万元以下的罚款。

第二十一条 血站违反本法的规定,向医疗机构提供不符合国家规定标准的血液的,由县级以上人民政府卫生行政部门责令改正;情节严重,造成经血液途径传播的疾病传播或者有传播严重危险的,限期整顿,对直接负责的主管人员和其他直接责任人员,依法给予行政处分;构成犯罪的,依法追究刑事责任。

第二十二条 医疗机构的医务人员违反本法规定,将不符合国家规定标准的血液用于患者的,由县级以上地方人民政府卫生行政部门责令改正;给患者健康造成损害的,应当依法赔偿,对直接负责的主管人员和其他直接责任人员,依法给予行政处分;构成犯罪的,依法追究刑事责任。

第二十三条 卫生行政部门及其工作人员在献血、用血的监督管理工作中,玩忽职守,造成严重后果,构成犯罪的,依法追究刑事责任;尚不构成犯罪的,依法给予行政处分。

第二十四条 本法自 1998 年 10 月 1 日起施行。

医疗机构管理条例

（1994 年国务院第 149 号令颁布）

第一章 总 则

第一条 为了加强对医疗机构的管理,促进医疗卫生事业的发展,保障公民健康,制定本条例。

第二条 本条例适用于从事疾病诊断、治疗活动的医院、卫生院、疗养院、门诊部、诊所、卫生所(室)以及急救站等医疗机构。

第三条 医疗机构以救死扶伤,防病治病,为公民的健康服务为宗旨。

第四条 国家扶持医疗机构的发展,鼓励多种形式兴办医疗机构。

第五条 国务院卫生行政部门负责全国医疗机构的监督管理工作。

县级以上地方人民政府卫生行政部门负责本行政区域内医疗机构的监督管理工作。

中国人民解放军卫生主管部门依照本条例和国家有关规定,对军队的医疗机构实施监督管理。

第二章 规划布局和设置审批

第六条 县级以上地方人民政府卫生行政部门应当根据本行政区域内的人口、医疗资源、医疗需求和现有医疗机构的分布状况,制定本行政区域医疗机构设置规划。

机关、企业和事业单位可以根据需要设置医疗机构,并纳入当地医疗机构的设置规划。

第七条 县级以上地方人民政府应当把医疗机构设置规划纳入当地的区域卫生发展规划和城乡建设发展总体规划。

第八条 设置医疗机构应当符合医疗机构设置规划和医疗机构基本标准。

医疗机构基本标准由国务院卫生行政部门制定。

第九条 单位或者个人设置医疗机构,必须经县级以上地方人民政府卫

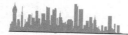

生行政部门审查批准,并取得设置医疗机构批准书,方可向有关部门办理其他手续。

第十条　申请设置医疗机构,应当提交下列文件:

(一)设置申请书;

(二)设置可行性研究报告;

(三)选址报告和建筑设计平面图。

第十一条　单位或者个人设置医疗机构,应当按照以下规定提出设置申请:

(一)不设床位或者床位不满100张的医疗机构,向所在地的县级人民政府卫生行政部门申请;

(二)床位在100张以上的医疗机构和专科医院按照省级人民政府卫生行政部门的规定申请。

第十二条　县级以上地方人民政府卫生行政部门应当自受理设置申请之日起30日内,作出批准或者不批准的书面答复;批准设置的,发给设置医疗机构批准书。

第十三条　国家统一规划的医疗机构的设置,由国务院卫生行政部门决定。

第十四条　机关、企业和事业单位按照国家医疗机构基本标准设置为内部职工服务的门诊部、诊所、卫生所(室),报所在地的县级人民政府卫生行政部门备案。

第三章　登　记

第十五条　医疗机构执业,必须进行登记,领取《医疗机构执业许可证》。

第十六条　申请医疗机构执业登记,应当具备下列条件:

(一)有设置医疗机构批准书;

(二)符合医疗机构的基本标准;

(三)有适合的名称、组织机构和场所;

(四)有与其开展的业务相适应的经费、设施、设备和专业卫生技术人员;

(五)有相应的规章制度;

(六)能够独立承担民事责任。

第十七条　医疗机构的执业登记,由批准其设置的人民政府卫生行政部

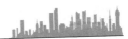

门办理。

按照本条例第十三条规定设置的医疗机构的执业登记，由所在地的省、自治区、直辖市人民政府卫生行政部门办理。

机关、企业和事业单位设置的为内部职工服务的门诊部、诊所、卫生所(室)的执业登记，由所在地的县级人民政府卫生行政部门办理。

第十八条 医疗机构执业登记的主要事项：

(一) 名称、地址、主要负责人；

(二) 所有制形式；

(三) 诊疗科目、床位；

(四) 注册资金。

第十九条 县级以上地方人民政府卫生行政部门自受理执业登记申请之日起45日内，根据本条例和医疗机构基本标准进行审核。审核合格的，予以登记，发给《医疗机构执业许可证》；审核不合格的，将审核结果以书面形式通知申请人。

第二十条 医疗机构改变名称、场所、主要负责人、诊疗科目、床位，必须向原登记机关办理变更登记。

第二十一条 医疗机构歇业，必须向原登记机关办理注销登记。经登记机关核准后，收缴《医疗机构执业许可证》。

医疗机构非因改建、扩建、迁建原因停业超过1年的，视为歇业。

第二十二条 床位不满100张的医疗机构，其《医疗机构执业许可证》每年校验1次；床位在100张以上的医疗机构，其《医疗机构执业许可证》每3年校验1次。校验由原登记机关办理。

第二十三条 《医疗机构执业许可证》不得伪造、涂改、出卖、转让、出借。

《医疗机构执业许可证》遗失的，应当及时申明，并向原登记机关申请补发。

第四章 执 业

第二十四条 任何单位或者个人，未取得《医疗机构执业许可证》，不得开展诊疗活动。

第二十五条 医疗机构执业，必须遵守有关法律、法规和医疗技术规范。

第二十六条 医疗机构必须将《医疗机构执业许可证》、诊疗科目、诊疗时

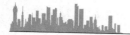

间和收费标准悬挂于明显处所。

第二十七条　医疗机构必须按照核准登记的诊疗科目开展诊疗活动。

第二十八条　医疗机构不得使用非卫生技术人员从事医疗卫生技术工作。

第二十九条　医疗机构应当加强对医务人员的医德教育。

第三十条　医疗机构工作人员上岗工作,必须佩带载有本人姓名、职务或者职称的标牌。

第三十一条　医疗机构对危重病人应当立即抢救。对限于设备或者技术条件不能诊治的病人,应当及时转诊。

第三十二条　未经医师(士)亲自诊查病人,医疗机构不得出具疾病诊断书、健康证明书或者死亡证明书等证明文件;未经医师(士)、助产人员亲自接产,医疗机构不得出具出生证明书或者死产报告书。

第三十三条　医疗机构施行手术、特殊检查或者特殊治疗时,必须征得患者同意,并应当取得其家属或者关系人同意并签字;无法取得患者意见时,应当取得家属或者关系人同意并签字;无法取得患者意见又无家属或者关系人在场,或者遇到其他特殊情况时,经治医师应当提出医疗处置方案,在取得医疗机构负责人或者被授权负责人员的批准后实施。

第三十四条　医疗机构发生医疗事故,按照国家有关规定处理。

第三十五条　医疗机构对传染病、精神病、职业病等患者的特殊诊治和处理,应当按照国家有关法律、法规的规定办理。

第三十六条　医疗机构必须按照有关药品管理的法律、法规,加强药品管理。

第三十七条　医疗机构必须按照人民政府或者物价部门的有关规定收取医疗费用,详列细项,并出具收据。

第三十八条　医疗机构必须承担相应的预防保健工作,承担县级以上人民政府卫生行政部门委托的支援农村、指导基层医疗卫生工作等任务。

第三十九条　发生重大灾害、事故、疾病流行或者其他意外情况时,医疗机构及其卫生技术人员必须服从县级以上人民政府卫生行政部门的调遣。

第五章　监 督 管 理

第四十条　县级以上人民政府卫生行政部门行使下列监督管理职权:

(一)负责医疗机构的设置审批、执业登记和校验;

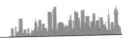

（二）对医疗机构的执业活动进行检查指导；

（三）负责组织对医疗机构的评审；

（四）对违反本条例的行为给予处罚。

第四十一条 国家实行医疗机构评审制度，由专家组成的评审委员会按照医疗机构评审办法和评审标准，对医疗机构的执业活动、医疗服务质量等进行综合评价。

医疗机构评审办法和评审标准由国务院卫生行政部门制定。

第四十二条 县级以上地方人民政府卫生行政部门负责组织本行政区域医疗机构评审委员会。

医疗机构评审委员会由医院管理、医学教育、医疗、医技、护理和财务等有关专家组成。评审委员会成员由县级以上地方人民政府卫生行政部门聘任。

第四十三条 县级以上地方人民政府卫生行政部门根据评审委员会的评审意见，对达到评审标准的医疗机构，发给评审合格证书；对未达到评审标准的医疗机构，提出处理意见。

第六章 罚 则

第四十四条 违反本条例第二十四条规定，未取得《医疗机构执业许可证》擅自执业的，由县级以上人民政府卫生行政部门责令其停止执业活动，没收非法所得和药品、器械，并可以根据情节处以 1 万元以下的罚款。

第四十五条 违反本条例第二十二条规定，逾期不校验《医疗机构执业许可证》仍从事诊疗活动的，由县级以上人民政府卫生行政部门责令其限期补办校验手续；拒不校验的，吊销其《医疗机构执业许可证》。

第四十六条 违反本条例第二十三条规定，出卖、转让、出借《医疗机构执业许可证》的，由县级以上人民政府卫生行政部门没收非法所得，并可以处以5000 元以下的罚款；情节严重的，吊销其《医疗机构执业许可证》。

第四十七条 违反本条例第二十七条规定，诊疗活动超出登记范围的，由县级以上人民政府卫生行政部门予以警告、责令其改正，并可以根据情节处以3000 元以下的罚款；情节严重的，吊销其《医疗机构执业许可证》。

第四十八条 违反本条例第二十八条规定，使用非卫生技术人员从事医疗卫生技术工作的，由县级以上人民政府卫生行政部门责令其限期改正，并可以处以 5000 元以下的罚款；情节严重的，吊销其《医疗机构执业许可证》。

第四十九条　违反本条例第三十二条规定,出具虚假证明文件的,由县级以上人民政府卫生行政部门予以警告;对造成危害后果的,可以处以 1000 元以下的罚款;对直接责任人员由所在单位或者上级机关给予行政处分。

第五十条　没收的财物和罚款全部上交国库。

第五十一条　当事人对行政处罚决定不服的,可以依照国家法律、法规的规定申请行政复议或者提起行政诉讼。当事人对罚款及没收药品、器械的处罚决定未在法定期限内申请复议或者提起诉讼又不履行的,县级以上人民政府卫生行政部门可以申请人民法院强制执行。

第七章　附　则

第五十二条　本条例实施前已经执业的医疗机构,应当在条例实施后的 6 个月内,按照本条例第三章的规定,补办登记手续,领取《医疗机构执业许可证》。

第五十三条　外国人在中华人民共和国境内开设医疗机构及香港、澳门、台湾居民在内地开设医疗机构的管理办法,由国务院卫生行政部门另行制定。

第五十四条　本条例由国务院卫生行政部门负责解释。

第五十五条　本条例自 1994 年 9 月 1 日起施行。1951 年政务院批准发布的《医院诊所管理暂行条例》同时废止。

消毒管理办法

(2002 年卫生部第 27 号令发布)

第一章 总 则

第一条 为了加强消毒管理,预防和控制感染性疾病的传播,保障人体健康,根据《中华人民共和国传染病防治法》及其实施办法的有关规定,制定本办法。

第二条 本办法适用于医疗卫生机构、消毒服务机构以及从事消毒产品生产、经营活动的单位和个人。

其他需要消毒的场所和物品管理也适用于本办法。

第三条 卫生部主管全国消毒监督管理工作。

铁路、交通卫生主管机构依照本办法负责本系统的消毒监督管理工作。

第二章 消毒的卫生要求

第四条 医疗卫生机构应当建立消毒管理组织,制定消毒管理制度,执行国家有关规范、标准和规定,定期开展消毒与灭菌效果检测工作。

第五条 医疗卫生机构工作人员应当接受消毒技术培训、掌握消毒知识,并按规定严格执行消毒隔离制度。

第六条 医疗卫生机构使用的进入人体组织或无菌器官的医疗用品必须达到灭菌要求。各种注射、穿刺、采血器具应当一人一用一灭菌。凡接触皮肤、粘膜的器械和用品必须达到消毒要求。

医疗卫生机构使用的一次性使用医疗用品用后应当及时进行无害化处理。

第七条 医疗卫生机构购进消毒产品必须建立并执行进货检查验收制度。

第八条 医疗卫生机构的环境、物品应当符合国家有关规范、标准和规定。排放废弃的污水、污物应当按照国家有关规定进行无害化处理。运送传染病病人及其污染物品的车辆、工具必须随时进行消毒处理。

第九条 医疗卫生机构发生感染性疾病暴发、流行时,应当及时报告当地

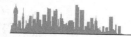

卫生行政部门,并采取有效消毒措施。

第十条 加工、出售、运输被传染病病原体污染或者来自疫区可能被传染病病原体污染的皮毛,应当进行消毒处理。

第十一条 托幼机构应当健全和执行消毒管理制度,对室内空气、餐(饮)具、毛巾、玩具和其他幼儿活动的场所及接触的物品定期进行消毒。

第十二条 出租衣物及洗涤衣物的单位和个人,应当对相关物品及场所进行消毒。

第十三条 从事致病微生物实验的单位应当执行有关的管理制度、操作规程,对实验的器材、污染物品等按规定进行消毒,防止实验室感染和致病微生物的扩散。

第十四条 殡仪馆、火葬场内与遗体接触的物品及运送遗体的车辆应当及时消毒。

第十五条 招用流动人员 200 人以上的用工单位,应当对流动人员集中生活起居的场所及使用的物品定期进行消毒。

第十六条 疫源地的消毒应当执行国家有关规范、标准和规定。

第十七条 公共场所、食品、生活饮用水、血液制品的消毒管理,按有关法律、法规的规定执行。

第三章 消毒产品的生产经营

第十八条 消毒产品应当符合国家有关规范、标准和规定。

第十九条 消毒产品的生产应当符合国家有关规范、标准和规定,对生产的消毒产品应当进行检验,不合格者不得出厂。

第二十条 消毒剂、消毒器械、卫生用品和一次性使用医疗用品的生产企业应当取得所在地省级卫生行政部门发放的卫生许可证后,方可从事消毒产品的生产。

第二十一条 省级卫生行政部门应当自受理消毒产品生产企业的申请之日起一个月内作出是否批准的决定。对符合《消毒产品生产企业卫生规范》要求的,发给卫生许可证;对不符合的,不予批准,并说明理由。

第二十二条 消毒产品生产企业卫生许可证编号格式为:(省、自治区、直辖市简称)卫消证字(发证年份)第 ×××× 号。

消毒产品生产企业卫生许可证的生产项目分为消毒剂类、消毒器械类、卫

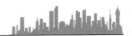

生用品类和一次性使用医疗用品类。

第二十三条　消毒产品生产企业卫生许可证有效期为四年,每年复核一次。

消毒产品生产企业卫生许可证有效期满前三个月,生产企业应当向原发证机关申请换发卫生许可证。经审查符合要求的,换发新证。新证延用原卫生许可证编号。

第二十四条　消毒产品生产企业迁移厂址或者另设分厂(车间),应当按本办法规定向生产场所所在地的省级卫生行政部门申请消毒产品生产企业卫生许可证。

产品包装上标注的厂址、卫生许可证号应当是实际生产地地址和其卫生许可证号。

第二十五条　取得卫生许可证的消毒产品生产企业变更企业名称、法定代表人或者生产类别的,应当向原发证机关提出申请,经审查同意,换发新证。新证延用原卫生许可证编号。

第二十六条　卫生用品和一次性使用医疗用品在投放市场前应当向省级卫生行政部门备案。备案时按照卫生部制定的卫生用品和一次性使用医疗用品备案管理规定的要求提交资料。

省级卫生行政部门自受理申请之日起十五日内对符合要求的,发给备案凭证。备案文号格式为:(省、自治区、直辖市简称)卫消备字(发证年份)第××××号。不予备案的,应当说明理由。

备案凭证在全国范围内有效。

第二十七条　进口卫生用品和一次性使用医疗用品在首次进入中国市场销售前应当向卫生部备案。备案时按照卫生部制定的卫生用品和一次性使用医疗用品备案管理规定的要求提交资料。必要时,卫生部可以对生产企业进行现场审核。

卫生部自受理申请之日起十五日内对符合要求的,发给备案凭证。备案文号格式为:卫消备进字(发证年份)第××××号。不予备案的,应当说明理由。

第二十八条　生产消毒剂、消毒器械应当按照本办法规定取得卫生部颁发的消毒剂、消毒器械卫生许可批件。

第二十九条　生产企业申请消毒剂、消毒器械卫生许可批件的审批程序是:

(一)生产企业应当按卫生部消毒产品申报与受理规定的要求,向所在地

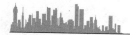

省级卫生行政部门提出申请,由省级卫生行政部门对其申报资料和样品进行初审;

(二)省级卫生行政部门自受理之日起一个月内完成对申报资料完整性、合法性和规范性的审查,审查合格的方可报卫生部审批;

(三)卫生部自受理申报之日起四个月内作出是否批准的决定。

卫生部对批准的产品,发给消毒剂、消毒器械卫生许可批件,批准文号格式为:卫消字(年份)第××××号。不予批准的,应当说明理由。

第三十条 申请进口消毒剂、消毒器械卫生许可批件的,应当直接向卫生部提出申请,并按照卫生部消毒产品申报与受理规定的要求提交有关材料。必要时,卫生部可以对生产企业现场进行审核。

卫生部应当自受理申报之日起四个月内作出是否批准的决定。对批准进口的,发给进口消毒剂、消毒器械卫生许可批件,批准文号格式为:卫消进字(年份)第××××号。不予批准的,应当说明理由。

第三十一条 消毒剂、消毒器械卫生许可批件的有效期为四年。有效期满前六个月,生产企业或者进口产品代理商应当按照卫生部消毒产品申报与受理规定的要求提出换发卫生许可批件申请。获准换发的,卫生许可批件延用原批准文号。

第三十二条 经营者采购消毒产品时,应当索取下列有效证件:

(一)生产企业卫生许可证复印件;

(二)产品备案凭证或者卫生许可批件复印件。

有效证件的复印件应当加盖原件持有者的印章。

第三十三条 消毒产品的命名、标签(含说明书)应当符合卫生部的有关规定。

消毒产品的标签(含说明书)和宣传内容必须真实,不得出现或暗示对疾病的治疗效果。

第三十四条 禁止生产经营下列消毒产品:

(一)无生产企业卫生许可证、产品备案凭证或卫生许可批件的;

(二)产品卫生质量不符合要求的。

第四章 消毒服务机构

第三十五条 消毒服务机构应当向省级卫生行政部门提出申请,取得省

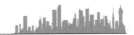

级卫生行政部门发放的卫生许可证后方可开展消毒服务。

消毒服务机构卫生许可证编号格式为:(省、自治区、直辖市简称)卫消服证字(发证年份)第××××号,有效期四年,每年复核一次。有效期满前三个月,消毒服务机构应当向原发证机关申请换发卫生许可证。经审查符合要求的,换发新证。新证延用原卫生许可证编号。

第三十六条 消毒服务机构应当符合以下要求:

(一)具备符合国家有关规范、标准和规定的消毒与灭菌设备;

(二)其消毒与灭菌工艺流程和工作环境必须符合卫生要求;

(三)具有能对消毒与灭菌效果进行检测的人员和条件,建立自检制度;

(四)用环氧乙烷和电离辐射的方法进行消毒与灭菌的,其安全与环境保护等方面的要求按国家有关规定执行;

(五)从事用环氧乙烷和电离辐射进行消毒服务的人员必须经过省级卫生行政部门的专业技术培训,以其他消毒方法进行消毒服务的人员必须经过设区的市(地)级以上卫生行政部门组织的专业技术培训,取得相应资格证书后方可上岗工作。

第三十七条 消毒服务机构不得购置和使用不符合本办法规定的消毒产品。

第三十八条 消毒服务机构应当接受当地卫生行政部门的监督。

第五章 监 督

第三十九条 县级以上卫生行政部门对消毒工作行使下列监督管理职权:

(一)对有关机构、场所和物品的消毒工作进行监督检查;

(二)对消毒产品生产企业执行《消毒产品生产企业卫生规范》情况进行监督检查;

(三)对消毒产品的卫生质量进行监督检查;

(四)对消毒服务机构的消毒服务质量进行监督检查;

(五)对违反本办法的行为采取行政控制措施;

(六)对违反本办法的行为给予行政处罚。

第四十条 有下列情形之一的,省级以上卫生行政部门可以对已获得卫生许可批件和备案凭证的消毒产品进行重新审查:

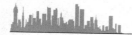

（一）产品配方、生产工艺真实性受到质疑的；

（二）产品安全性、消毒效果受到质疑的；

（三）产品宣传内容、标签（含说明书）受到质疑的。

第四十一条 消毒产品卫生许可批件的持有者应当在接到省级以上卫生行政部门重新审查通知一个月内，按照通知的有关要求提交材料。超过上述期限未提交有关材料的，视为放弃重新审查，省级以上卫生行政部门可以注销产品卫生许可批准文号或备案文号。

第四十二条 省级以上卫生行政部门自收到重新审查所需的全部材料之日起一个月内，应当作出重新审查决定。有下列情形之一的，注销产品卫生许可批准文号或备案文号：

（一）擅自更改产品名称、配方、生产工艺的；

（二）产品安全性、消毒效果达不到要求的；

（三）夸大宣传的。

第四十三条 消毒产品检验机构应当经省级以上卫生行政部门认定。未经认定的，不得从事消毒产品检验工作。

消毒产品检验机构出具的检验和评价报告，应当客观、真实，符合有关规范、标准和规定。

消毒产品检验机构出具的检验报告，在全国范围内有效。

第四十四条 对出具虚假检验报告或者疏于管理难以保证检验质量的消毒产品检验机构，由省级以上卫生行政部门责令改正，并予以通报批评；情节严重的，取消认定资格。被取消认定资格的检验机构二年内不得重新申请认定。

第六章 罚 则

第四十五条 医疗卫生机构违反本办法第四、五、六、七、八、九条规定的，由县级以上地方卫生行政部门责令限期改正，可以处 5000 元以下罚款；造成感染性疾病暴发的，可以处 5000 元以上 20 000 元以下罚款。

第四十六条 加工、出售、运输被传染病病原体污染或者来自疫区可能被传染病病原体污染的皮毛，未按国家有关规定进行消毒处理的，应当按照《传染病防治法实施办法》第六十八条的有关规定给予处罚。

第四十七条 消毒产品生产经营单位违反本办法第三十三、三十四条规

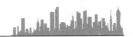

定的,由县级以上地方卫生行政部门责令其限期改正,可以处5000元以下罚款;造成感染性疾病暴发的,可以处5000元以上20 000元以下的罚款。

第四十八条 消毒服务机构违反本办法规定,有下列情形之一的,由县级以上卫生行政部门责令其限期改正,可以处5000元以下的罚款;造成感染性疾病发生的,可以处5000元以上20 000元以下的罚款:

(一)消毒后的物品未达到卫生标准和要求的;

(二)未取得卫生许可证从事消毒服务业务的。

第七章 附 则

第四十九条 本办法下列用语的含义:

感染性疾病:由微生物引起的疾病。

消毒产品:包括消毒剂、消毒器械(含生物指示物、化学指示物和(灭菌物品包装物)、卫生用品和一次性使用医疗用品。

消毒服务机构:指为社会提供可能被污染的物品及场所、卫生用品和一次性使用医疗用品等进行消毒与灭菌服务的单位。

医疗卫生机构:指医疗保健、疾病控制、采供血机构及与上述机构业务活动相同的单位。

第五十条 本办法由卫生部负责解释。

第五十一条 本办法自2002年7月1日起施行。1992年8月31日卫生部发布的《消毒管理办法》同时废止。

八、病媒生物预防控制类

全国病媒生物预防控制管理规定

（全爱卫发〔2009〕9号）

第一条 为了防止传染病的发生与流行，保障人民群众身体健康，根据《中华人民共和国传染病防治法》，制订本规定。

第二条 本规定所称病媒生物是指能够将病原体从人或者其他动物传播给人的下列生物：

（一）蚊；

（二）蝇；

（三）蟑螂；

（四）鼠；

（五）省级以上爱国卫生运动委员会（以下简称爱卫会）规定的其它病媒生物。

第三条 县级以上爱卫会要将病媒生物预防控制纳入爱卫会工作规划，负责对病媒生物预防控制工作进行指导、监督。

爱卫会各成员单位在各自职责范围内负责病媒生物的预防控制工作。

第四条 全国爱卫会办公室负责全国病媒生物控制的统筹规划、综合协调和宏观管理工作。

省、自治区、直辖市爱卫会负责本行政区域的病媒生物预防控制工作，并履行下列职责：

（一）组织开展病媒生物预防控制宣传教育；

（二）组织开展病媒生物预防控制活动；

（三）组织开展病媒生物预防控制工作检查；

（四）表彰奖励病媒生物预防控制先进单位和个人；

（五）省级人民政府规定的其他职责。

347

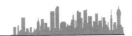

第五条 病媒生物预防控制工作遵循以环境治理为主的综合预防控制原则，坚持政府组织与全社会参与相结合、鼓励个人和家庭搞好居家卫生的方针。

第六条 病媒生物预防控制工作实行单位责任制。机关、企业、事业单位和居民委员会、村民委员会等要建立日常的病媒生物预防控制制度，采取有效措施，控制病媒生物密度，清除病媒生物孳生地，防止病媒生物孳生、繁殖和扩散，避免和减少病媒生物危害的发生。

第七条 省、自治区、直辖市爱卫会要根据本行政区域人口分布、病媒生物密度、传染病流行等情况确定病媒生物重点预防控制地区、场所，并提出具体的预防控制目标和要求。

第八条 省、自治区、直辖市爱卫会可以根据当地病媒生物活动高峰规律，组织集中、统一的病媒生物预防控制活动。

机关、企业、事业单位和居民委员会、村民委员会等要按照当地爱卫会的部署，积极参加病媒生物预防控制活动。

第九条 医院、宾馆、机场、港口、火车站、汽车站、交通工具等人员集中的场所和食品生产经营单位、建筑工地、农副产品市场、废品收购站、垃圾转运站、垃圾处理场、粮库等易招致或者孳生病媒生物的场所，要指定人员负责病媒生物的预防控制工作，并设置病媒生物防范和消杀设施。

第十条 城镇建设规划要包括治理蚊蝇孳生地等病媒生物预防控制工作。

建筑物管线、市政管井和下水道系统要设有防范病媒生物侵害的设施。

第十一条 农村地区要结合改厕、环境改造、垃圾与粪便管理等工作，在清除孳生地的基础上，开展病媒生物预防控制工作。

第十二条 病媒生物预防控制使用的药物、器械必须符合国家的相关规定，禁止使用违禁药品。

第十三条 县级以上地方爱卫会要组织专业机构对病媒生物预防控制效果进行评估，对发现的问题要及时采取措施予以解决；有责任单位的，要及时责令整改。

第十四条 县级以上疾病预防控制机构要开展病媒生物监测工作，并及时将监测结果报告当地爱卫会。

疾病预防控制机构要协助爱卫会开展病媒生物预防控制的技术指导和专业培训工作。

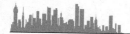

第十五条　鼓励病媒生物预防控制服务机构为单位和个人提供符合质量安全要求、收费合理的病媒生物预防控制服务。

第十六条　对具备以下条件的病媒生物预防控制服务机构,省、自治区、直辖市爱卫会办公室可以建立公示制度,以方便需要服务的单位和个人选择:

(一)有合法资质;

(二)有完整的病媒生物预防控制操作规程;

(三)有与业务量相适应的专业知识和技能培训合格的技术人员;

(四)有符合要求的经营场所、库房、专用药物与器械;

(五)收费合理。

第十七条　各级爱卫会要将病媒生物预防控制所需经费纳入工作预算。

第十八条　鼓励和支持开展病媒生物预防控制技术的研究,鼓励和支持推广应用先进的病媒生物预防控制技术、方法和药械。

第十九条　各级爱卫会要对在病媒生物预防控制工作中做出突出贡献的单位和个人予以表彰和奖励。

第二十条　本规定自 2010 年 1 月 1 日起施行。

附　　录

国家卫生城市标准(2014版)
相关法律法规和标准规范目录清单

标准项目	相关法规标准规范	备注
一、健康教育和健康促进	学校体育工作条例	国家教体委第8号令
	全国健康教育专业机构工作规范	卫妇社发〔2010〕42号
	全民健康素养促进行动规划(2014—2020年)	
	国家基本公共卫生服务规范——健康教育服务规范	卫妇社发〔2011〕48号
	中小学健康教育指导纲要	教体艺〔2008〕12号
	中小学健康教育规范	GB/T 18206—2011
	学生心理健康教育指南	GB/T 29433—2012
	世界卫生组织烟草控制框架公约	2003年日内瓦第56届世界卫生组织大会通过
	控烟健康教育核心信息	
	国家卫生计生委关于进一步加强控烟履约工作的通知	
	教育部办公厅、卫生部办公厅关于进一步加强学校控烟工作的通知	
	教育部关于在全国各级各类学校禁烟有关事项的通知	教基一函〔2014〕1号
	关于2011年起全国医疗卫生系统全面禁烟的决定	卫妇社发〔2009〕48号

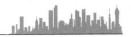

续表

标准项目	相关法规标准规范	备注
二、市容环境卫生	城市容貌标准	GB 50449—2008
	城市环境卫生质量标准	建城〔1997〕21 号
	环境卫生设施设置标准	CJJ 27—2012
	城市道路清扫保洁质量与评价标准	CJJ/T 126—2008
	生活垃圾填埋场污染控制标准	GB 16889—2008
	生活垃圾填埋场无害化评价标准	CJJ/T 107—2005
	生活垃圾渗沥液处理技术规范	CJJ 150—2010
	生活垃圾卫生填埋技术规范	GB 50869—2013
	城市公共厕所设计标准	CJJ 14—2005
	城市公共厕所卫生标准	GB/T 17217—1998
	生活垃圾转运站技术规范	CJJ 47—2006
	生活垃圾转运站评价标准	CJJ/T 156—2010
	生活垃圾收集运输技术规程	CJJ 205—2013
	城市水域保洁作业及质量标准	CJJ/T 174—2013
	建筑垃圾处理技术规范	CJJ 134—2009
	建筑施工现场环境与卫生标准	JGJ 146—2013
	城镇污水处理厂污染物排放标准	GB 18918—2002
	粪便无害化卫生要求	GB 7959—2012
	餐厨垃圾处理技术规范	CJJ 184—2012
三、环境保护	国家突发环境事件应急预案	国办函〔2014〕119 号
	环境空气质量标准	GB 3095—2012
	关于加快推进农作物秸秆综合利用的意见	国办发〔2008〕105 号
	声环境质量标准	GB 3096—2008
	中华人民共和国水法	主席令第 74 号
	地表水环境质量标准	GB 3838—2002

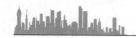

标准项目	相关法规标准规范	备注
三、环境保护	地下水质量标准	GB/T 14848—93
	饮用水水源保护区污染防治管理规定	〔89〕环管字第 201 号
	中华人民共和国固体废物污染环境防治法	主席令第 31 号
	危险废物贮存污染控制标准	GB 18597
	危险废物经营许可证管理办法	国务院令第 408 号
	医疗机构水污染物排放标准	GB 18466—2005
四、重点场所卫生	中华人民共和国职业病防治法	主席令第 52 号
	职业健康监护技术规范	GB Z188—2014
	旅店业卫生标准	GB 9663—1996
	文化娱乐场所卫生标准	GB 9664—1996
	公共浴室卫生标准	GB 9665—1996
	理发店、美容店卫生标准	GB 9666—1996
	中共中央 国务院关于加强青少年体育增强青少年体质的意见	中发〔2007〕7 号
	中小学校设计规范	GB 50099—2011
	中小学校教师采光和照明卫生标准	GB 7793—2010
	学校课桌椅功能尺寸	GB/T 3976—2002
	中小学生健康检查表规范	GB 16134—2011
	学生健康检查技术规范	GB/T 26343—2010
	学校卫生综合评价	GB/T 18205—2012
五、食品和生活饮用水安全	关于实施餐饮服务食品安全监督量化分级管理工作的指导意见	国食药监食〔2012〕5 号
	餐饮服务食品安全操作规范	国食药监食〔2011〕395 号
	食品生产通用卫生规范	GB 14881—2013
	粮食流通管理条例	国务院令 407 号
	生活饮用水集中式供水单位卫生规范	
	涉及饮用水卫生安全产品生产企业卫生规范	
	生活饮用水卫生标准	GB 5749—2006
	二次供水设施卫生规范	GB 17051—1997
	饮用净水水质标准	CJ 94—2005

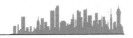

续表

标准项目	相关法规标准规范	备注
六、公共卫生与医疗服务	中华人民共和国传染病防治法实施办法	卫生部令第 17 号
	突发公共卫生事件应急条例	国务院令第 376 号
	慢性非传染性疾病综合防控示范区工作指导方案	卫办疾控发〔2010〕172 号
	疾病预防控制中心建设标准	建标 127—2009
	医疗机构管理条例实施细则	卫生部令第 35 号
	城市社区卫生服务中心、站基本标准	卫医发〔2006〕240 号
	乡镇卫生院建设标准	建标 107—2008
	国家基本公共卫生服务规范(2011 年版)	卫妇社发〔2011〕38 号
	预防接种工作规范	卫疾控发〔2005〕373 号
	疫苗储存和运输管理规范	卫疾控发〔2006〕104 号
	慢性非传染性疾病综合防控示范区管理办法	卫办疾控发〔2011〕35 号
	省、地、县级疾病预防控制中心实验室建设指导意见	卫办疾控发〔2004〕108 号
七、病媒生物预防控制	病媒生物密度控制水平 鼠类	GB/T 27770—2011
	病媒生物密度控制水平 蚊虫	GB/T 27771—2011
	病媒生物密度控制水平 蝇	GB/T 27772—2011
	病媒生物密度控制水平 蜚蠊	GB/T 27773—2011
	病媒生物综合管理技术规范 城镇	GB/T 27775—2011
	病媒生物密度监测方法 蜚蠊	GB/T 23795—2009
	病媒生物密度监测方法 蝇类	GB/T 23796—2009
	病媒生物密度监测方法 蚊虫	GB/T 23797—2009
	病媒生物密度监测方法 鼠类	GB/T 23798—2009
	蚊虫抗药性检测方法 生物测定法	GB/T 26347—2010
	蝇类抗药性检测方法 家蝇生物测定法	GB/T 26350—2010
	蜚蠊抗药性检测方法 德国小蠊生物测定法	GB/T 26352—2010

参与编写人员（按姓氏笔画排序）

马 宁　马 军　马吉祥　王凯珍　叶 兵　刘秀荣　刘懿卿

许立凡　齐宏亮　何爱华　佟 颖　张 宏　张 岚　张 勇

李 静　陈博文　罗春竹　姚 辉　赵银慧　徐惠民　高 婷

高启发　崔春明　梅 扬　黄汉林　曾晓芃　廉 洁